全国高等教育自学考试指定教材

精神障碍护理学

［含：精神障碍护理学自学考试大纲］

（2024 年版）

全国高等教育自学考试指导委员会　组编

主　　编　司天梅

副 主 编　马　莉　蒲城城

编　　者　（按姓名汉语拼音排序）

安凤荣	陈宝玉	陈　超	陈景旭
陈　娟	陈　林	陈琼妮	邓佳慧
董　敏	董　平	耿淑霞	黄冰洁
李春月	李　洁	李　丽	李丽霞
栗雪琪	廖金敏	廖雪梅	刘　琦
柳学华	骆　蕾	马　莉	马　宁
潘伟刚	蒲城城	邱宇甲	任　峰
邵　静	司飞飞	司天梅	苏允爱
孙　伟	王小鸥	王晓丝	王　涌
徐建芳	赵　静	张振清	

北京大学医学出版社

JINGSHEN ZHANG'AI HULIXUE

图书在版编目（CIP）数据

精神障碍护理学 / 司天梅主编 .—北京：北京大
学医学出版社，2024.4
ISBN 978-7-5659-3112-3

Ⅰ.①精⋯　Ⅱ.①司⋯　Ⅲ.①精神障碍 - 护理学 - 高
等教育 - 自学考试 - 教材　Ⅳ.①R473.74

中国国家版本馆 CIP 数据核字（2024）第 059525 号

精神障碍护理学

主　　编： 司天梅
出版发行： 北京大学医学出版社
地　　址：（100191）北京市海淀区学院路 38 号　北京大学医学部院内
电　　话： 发行部 010-82802230；图书邮购 010-82802495
网　　址： http://www.pumpress.com.cn
E - m a i l： booksale@bjmu.edu.cn
印　　刷： 北京瑞达方舟印务有限公司
经　　销： 新华书店
责任编辑： 刘云涛　　**责任校对：** 靳新强　　**责任印制：** 李　啸
开　　本： 787 mm×1092 mm　1/16　**印张：** 19　**字数：** 485 千字
版　　次： 2024 年 4 月第 1 版　2024 年 4 月第 1 次印刷
书　　号： ISBN 978-7-5659-3112-3
定　　价： 59.00 元

组编前言

21世纪是一个变幻难测的世纪，是一个催人奋进的时代。科学技术飞速发展，知识更替日新月异。希望、困惑、机遇、挑战，随时随地都有可能出现在每一个社会成员的生活之中。抓住机遇，寻求发展，迎接挑战，适应变化的制胜法宝就是学习——依靠自己学习、终生学习。

作为我国高等教育组成部分的自学考试，其职责就是在高等教育这个水平上倡导自学、鼓励自学、帮助自学、推动自学，为每一个自学者铺就成才之路。组织编写供读者学习的教材就是履行这个职责的重要环节。毫无疑问，这种教材应当适合自学，应当有利于学习者掌握和了解新知识、新信息，有利于学习者增强创新意识，培养实践能力，形成自学能力，也有利于学习者学以致用，解决实际工作中所遇到的问题。具有如此特点的书，我们虽然沿用了"教材"这个概念，但它与那种仅供教师讲、学生听，教师不讲、学生不懂，以"教"为中心的教科书相比，已经在内容安排、编写体例、行文风格等方面都大不相同了。希望读者对此有所了解，以便从一开始就树立起依靠自己学习的坚定信念，不断探索适合自己的学习方法，充分利用自己已有的知识基础和实际工作经验，最大限度地发挥自己的潜能，达成学习的目标。

欢迎读者提出意见和建议。

祝每一位读者自学成功。

全国高等教育自学考试指导委员会

2023年1月

目　录

精神障碍护理学
自学考试大纲

全国高等教育自学考试指导委员会　制定

大纲前言

为了适应社会主义现代化建设事业的需要，鼓励自学成才，我国在 20 世纪 80 年代初建立了高等教育自学考试制度。高等教育自学考试是个人自学、社会助学和国家考试相结合的一种高等教育形式。应考者通过规定的专业课程考试并经思想品德鉴定达到毕业要求的，可获得毕业证书；国家承认学历并按照规定享有与普通高等学校毕业生同等的有关待遇。经过 40 多年的发展，高等教育自学考试为国家培养造就了大批专门人才。

课程自学考试大纲是规范自学者学习范围、要求和考试标准的文件。它是按照专业考试计划的要求，具体指导个人自学、社会助学、国家考试及编写教材的依据。

为更新教育观念，深化教学内容方式、考试制度、质量评价制度改革，更好地提高自学考试人才培养的质量，全国高等教育自学考试指导委员会各专业委员会按照专业考试计划的要求，组织编写了课程自学考试大纲。

新编写的大纲在层次上，本科参照一般普通高校本科水平，专科参照一般普通高校专科或高职院校的水平；新编写的大纲在内容上，及时反映学科的发展变化以及自然科学和社会科学近年来研究的成果，以更好地指导应考者学习使用。

全国高等教育自学考试指导委员会

2024 年 1 月

I 课程性质与课程目标

一、课程性质和特点

精神障碍护理学课程是全国高等教育自学考试护理学专业（专升本）的考试课程之一，是为辅导和检验自学考生的精神障碍护理学的基本理论、基础知识和基本技能而设置的一门专业课。

二、课程目标

通过本课程的学习，学生能够全面、系统掌握精神障碍护理学的基本理论知识和技能，包括常见精神障碍的病因、临床表现、防治原则和护理方法，其中疾病护理重点强调对精神障碍患者护理问题的识别和护理干预的实施。学生能够运用护理程序，全面评估精神障碍患者及其家庭的需要，对临床护理问题做出正确判断，为精神障碍患者及家庭提供及时、安全、有效的整体护理。

三、与相关课程的联系与区别

精神障碍护理学是护理专业临床课程的重要组成部分。医学基础课程如生理学、病理生理学、药理学、健康评估，医学人文课程如沟通交流、护理心理学，这些课程的学习均是学好精神障碍护理学的重要基础和保障。

四、课程的重点和难点

本课程的重点是：不同精神障碍的常用护理技术，常见精神障碍的概念、病因、临床表现、治疗原则和护理措施。本课程的难点是：精神障碍护理学课程内容覆盖了神经发育障碍、焦虑障碍、抑郁障碍、双相障碍、精神分裂症等多种精神障碍，内容较多；另外，不同精神障碍临床特征不同，所涉及的健康保健和疾病护理内容也存在差异，需要在学习中注意相互的联系和区别。

Ⅱ 考核目标

本大纲在考核目标中，按照识记、领会、简单应用和综合应用四个层次规定考生在学习后应达到的能力层次要求。四个能力层次是递进关系，各能力层次的含义是：

识记（Ⅰ）：要求考生能够识别和记忆本课程中有关精神障碍护理学基础知识的主要内容（如精神疾病的概念、临床表现、治疗原则、护理措施），并能够根据考核的不同要求，做正确的选择和表述。

领会（Ⅱ）：要求考生能够领悟和理解本课程中精神障碍护理学的基本理论和基本技能，如疾病的护理评估、护理措施，理解相关知识的区别和联系，并能根据考核的不同要求进行逻辑推理和论证，做出正确的判断和解释。

简单应用（Ⅲ）：要求考生在识记和领会精神障碍护理学基本理论知识和技能的基础上，能够根据实际的情景或案例，运用本课程中的相关知识点，通过分析得出正确的结论或做出正确的判断，解决精神障碍患者及其家庭面临的一般实际问题。

综合应用（Ⅳ）：要求考生在识记和领会精神障碍护理学基本理论知识和技能的基础上，能够根据较复杂的实际情景或案例，运用本课程中的综合知识和技能，通过分析得出正确的结论或做出正确的判断，解决精神障碍患者及其家庭面临的较复杂的实际问题。

Ⅲ 课程内容与考核要求

第一章 精神障碍护理学概述

一、学习目的与要求

通过本章的学习，学生能够掌握精神障碍护理学的基本概念，熟悉精神障碍护理学的发展及学科特点、精神障碍一般护理内容；主要掌握一般护理中护理问题及护理措施的具体内容。

二、课程内容

第一节 精神障碍护理学的基本概念及学科特点

第二节 精神障碍护理学的发展简史

第三节 精神障碍患者的一般护理

（一）基础护理

包括生活护理、饮食护理、排泄护理、睡眠护理4个方面。

（二）症状护理

（三）治疗护理

包括药物治疗和物理治疗的护理。

（四）安全护理

包括患者安全、物品安全、环境安全3个方面。

（五）心理护理

心理护理的概念，识别几种心理护理的概念和区别。

（六）康复护理

康复护理的概念，领会康复护理的理念和方法。

（七）健康教育

三、考核知识点及考核要求

1. 精神障碍护理学的基本概念及学科特点

领会：精神障碍护理学的基本概念；精神障碍护理学的学科特点。

2. 精神障碍患者的一般护理

识记：精神障碍患者的一般护理内容。

第二章　护患沟通

一、学习目的与要求

通过本章学习，学生能够了解护患沟通的影响因素，熟悉护患沟通的概念、意义及基本原则、护患沟通的 4 个阶段以及应对冲突危机的基本沟通原则，掌握护患沟通的基础、护患沟通的基本技巧。

二、课程内容

第一节　护患沟通的概念、意义和基本原则

第二节　护患沟通的基础

（一）伦理准则

保密、不伤害、公平、有利原则。

（二）现行法律

沟通技巧是连接法律和伦理的桥梁，而法律规定是行为的底线。

（三）心理学基础

护患沟通需要对患者的心理状态有深入的了解，同时有赖于护士自身的心理健康水平。

第三节　影响护患沟通的因素

患者方面的因素、护理人员自身方面的因素、环境因素。

第四节　护患沟通的执行和技巧

（一）护患沟通的执行

准备阶段、开始阶段、深入阶段、结束阶段。

（二）护患沟通的基本技巧

共情、非言语沟通、观察、倾听、说话。

第五节　应对冲突危机的沟通原则

三、考核知识点及考核要求

1. 护患沟通的概念、意义和基本原则

识记：护患沟通的概念；护患沟通的基本原则。

领会：护患沟通的意义。

2. 护患沟通的基础

领会：护患沟通的基础。

3. 护患沟通的执行和技巧

简单应用：护患沟通的基本技巧；护患沟通的 4 个阶段。

第三章　精神障碍的病因与分类

一、学习目的与要求

通过本章学习，学生能够从生物 - 心理 - 社会医学模式的角度了解精神障碍的常见病因，掌握精神障碍的概念，熟悉常用的精神障碍诊断分类系统以及精神障碍诊断原则。

二、课程内容

第一节　精神障碍的概念与病因

（一）精神障碍是指在生物、心理和社会因素影响下，人体出现的各种精神活动紊乱，表现为具有临床诊断意义的认知、思维、情感和行为等方面的异常，可伴有痛苦体验和（或）功能损害。

（二）精神障碍发生的有关因素

第二节　精神障碍的分类与诊断原则

三、考核知识点及考核要求

1. 精神障碍的概念

识记：精神障碍的概念。

领会：精神障碍发生的有关因素。

2. 精神障碍的分类与诊断原则

领会：精神障碍的诊断原则。

第四章　精神障碍的症状学

一、学习目的与要求

通过本章的学习，学生能够了解精神症状的特点，掌握常见的精神症状名称、定义和临床意义，举例说明常见的精神症状综合征。

二、课程内容

第一节　概述

精神障碍症状学概念、精神症状共同特点、症状基本要素。

第二节　常见精神症状

（一）感知觉障碍

幻觉定义和各类幻觉的表现；内感性不适与感知综合障碍的鉴别。

（二）思维障碍

思维奔逸、思维迟缓、思维贫乏、思维散漫的定义；妄想的定义以及常见妄想症状；掌握超价观念、强迫观念的定义。

（三）注意障碍

注意增强、注意减退的概念与举例。

（四）记忆障碍

顺行性遗忘、逆行性遗忘、近事遗忘、界限性遗忘的概念，掌握错构与虚构的鉴别。

（五）智能障碍

区别精神发育迟滞与痴呆。

（六）定向力

定向力与定向障碍的概念。

（七）情感障碍

几种常见的情感障碍。

（八）意志障碍

意志增强、意志减退、意志缺乏的定义。

（九）精神运动性障碍

精神运动性兴奋与精神运动性抑制的定义、分类以及特点。熟悉刻板动作、模仿动作与作态的含义。

（十）意识障碍

环境意识障碍与自我意识障碍的概念以及各自的分类表现。

（十一）自知力

自知力的概念以及判断层次。

第三节　常见精神障碍综合征

兴奋状态、抑郁状态、妄想状态、紧张症、衰退状态、强迫状态、柯萨可夫综合征。

三、考核知识点及考核要求

常见精神症状

识记：各类精神症状与综合征的定义。

简单应用：能够根据精神障碍案例判断症状性质。

第五章　精神科风险评估

一、学习目的及要求

通过本章学习，学生能够了解精神科常见风险的种类及概念，熟悉精神科常见风险的评估要点，包括危险因素评估、征兆评估和常用工具；熟悉精神科常见风险的护理问题，掌握护理问题所对应的护理措施的具体内容。

二、课程内容

第一节　暴力行为的防范与管理

（一）暴力行为的危险因素、暴力行为的发生征兆及评估工具。

（二）暴力行为预防措施、发生时及发生后的干预措施。

第二节　自杀行为的防范与管理

（一）自伤、自杀及非自杀性自伤的概念及区别。

（二）自伤、自杀行为发生的危险因素及评估方法。

（三）针对自伤、自杀风险患者的护理措施。

第三节　出走行为的防范与管理

（一）出走行为的危险因素及征兆。

（二）出走行为的预防措施及患者发生出走后的处理措施。

三、考核知识点及考核要求

1. 暴力行为的防范与管理

识记：暴力行为的发生征兆。

简单应用：判断患者存在的暴力行为风险及需采取的护理措施。

2. 自杀行为的防范与管理

识记：自杀发生的危险因素。

简单应用：判断患者存在的自杀风险及需采取的护理措施。

3. 出走行为的防范与管理

识记：出走行为的危险因素。

简单应用：判断患者是否存在出走风险及需采取的护理措施。

第六章　精神障碍的药物治疗

一、学习目的与要求

通过本章学习，学生能够熟悉常见抗精神病药物、抗抑郁药物、心境稳定剂、抗焦虑药物的种类、名称、药物副作用。

二、课程内容

第一节　抗精神病药物

（一）常见的口服抗精神病药

（二）长效抗精神病药

（三）不良反应及处理

第二节　抗抑郁药物

（一）抗抑郁药物的种类

（二）不良反应及处理

（三）抗抑郁药使用需要注意的其他问题

第三节　心境稳定剂

第四节　抗焦虑药与镇静催眠药

（一）苯二氮䓬类

（二）非苯二氮䓬类

第五节　抗痴呆药物

三、考核知识点和考核要求

1. 抗精神病药物

识记：抗精神病药物的种类。

领会：抗精神病药物的名称及常见药物副作用。

2. 抗抑郁药物

识记：抗抑郁药物的种类。

领会：抗抑郁药物的名称及常见药物副作用。

3. 心境稳定剂

识记：心境稳定剂的种类。

领会：心境稳定剂的名称及常见药物副作用。

4. 抗焦虑药与镇静催眠药

识记：抗焦虑药与镇静催眠药的种类。

领会：抗焦虑药与镇静催眠药的名称及常见药物副作用。

第七章　精神障碍的心理治疗

一、学习目的与要求

通过本章学习，学生能够掌握心理治疗的概念及工作原则，熟悉心理治疗的主要流派和技术方法（精神分析、行为治疗、认知治疗、以人为中心疗法等），熟悉心理治疗的作用、适应证、起作用的方式以及影响疗效的因素。

二、课程内容

第一节　心理治疗概论

（一）心理治疗的概念和基本工作原则。

（二）影响心理治疗疗效的因素。

第二节　心理治疗的主要理论流派和技术方法

（一）精神分析及动力学派

（二）行为治疗

（三）认知治疗

（四）以人为中心疗法

（五）家庭治疗

（六）正念疗法

三、考核知识点及考核要求

1. 心理治疗概论

识记：心理治疗的概念和工作原则。

2. 心理治疗的主要理论流派和技术方法

领会：各种心理治疗的适应证。

简单应用：针对不同的心理问题，建议选择合适的心理治疗方法。

第八章　精神障碍的物理治疗

一、学习目的及要求

通过本章学习，掌握电休克疗法、重复经颅磁刺激疗法、经颅直流电刺激疗法的概念，熟悉不同物理治疗技术的作用原理、技术操作、适应证、不良反应及处理等。

二、课程内容

第一节　电休克疗法

（一）概念

（二）电休克疗法的适应证和禁忌证

（三）治疗操作流程

（四）不良反应及处理

第二节　重复经颅磁刺激疗法

（一）概念

（二）治疗原理和适应证、禁忌证

（三）治疗操作流程

（四）不良反应及处理

第三节　经颅直流电刺激疗法

（一）概念

（二）治疗原理和适应证、禁忌证

（三）治疗操作流程

（四）不良反应及处理

三、考核知识点及考核要求

电休克疗法

识记：电休克疗法的概念。

领会：电休克疗法的不良反应和处理。

简单应用：电休克疗法的护理注意事项。

第九章　精神康复及社区精神障碍护理

一、学习目的及要求

通过本章学习，学生能够掌握康复、精神康复、复元的概念，精神康复的目标和原则，熟悉常见的精神康复的内容与方法。

二、课程内容

第一节　概述

（一）康复的概念

（二）精神康复的概念

第二节　精神康复的理念和原则

（一）全程

（二）全面

（三）优势

（四）复元

复元是精神康复中较新的一个理念，是指一种生活方式，即使个体受到疾病的限制，依然要过一种满意的、充满希望的和有所贡献的生活。

第三节　精神康复的对象与内容方法

第四节　家庭护理的目标和内容

三、考核知识点及考核要求

1. 概述

识记：精神康复的概念。

2. 精神康复的理念和原则

领会：精神康复的目标和原则。

3. 精神康复的对象与内容方法

简单应用：针对具体患者，提供适当的康复治疗技术。

第十章　神经发育障碍及其护理

一、学习目的和要求

通过本章学习，学生能够掌握注意缺陷与多动障碍、抽动障碍的典型临床表现与治疗原则，熟悉智力发育障碍、孤独症谱系障碍的临床表现，熟悉儿童神经发育障碍的一般护理特点和护理措施。

二、课程内容

第一节　智力发育障碍
智力发育障碍的概念、临床表现和护理措施等。
第二节　孤独症谱系障碍
孤独症谱系障碍的概念、临床表现和护理措施等。
第三节　注意缺陷多动障碍
注意缺陷多动障碍的概念、临床表现和护理措施等。
第四节　抽动障碍
抽动障碍的概念、临床表现和护理措施等。

三、考核知识点及考核要求

1. 智力发育障碍
识记：智力发育障碍的概念。
领会：智力发育障碍的临床表现。
简单应用：智力发育障碍的护理措施。
2. 孤独症谱系障碍
识记：孤独症谱系障碍的概念。
领会：孤独症谱系障碍的临床表现。
简单应用：孤独症谱系障碍的护理措施。
3. 注意缺陷多动障碍
识记：注意缺陷多动障碍的概念。
领会：注意缺陷多动障碍的临床表现。
简单应用：注意缺陷多动障碍的护理措施。
4. 抽动障碍
识记：抽动障碍的概念。
领会：抽动障碍的临床表现。
简单应用：抽动障碍的护理措施。

第十一章　精神分裂症和其他原发性精神病性障碍及其护理

一、学习目的及要求

通过本章学习，学生掌握精神分裂症的概念、主要临床特征和治疗原则，熟悉精神分裂症的护理评估、护理问题、护理目标、护理措施以及护理评价的相关内容。

二、课程内容

第一节　精神分裂症

概述、流行病学、病理机制、临床表现、临床分型、诊断与鉴别诊断、治疗原则和预后等。

第二节　妄想障碍

概述、临床表现、诊断与治疗等。

第三节　分裂情感性障碍

概述、临床表现、诊断与治疗等。

第四节　精神分裂症护理

三、考核知识点及考核要求

精神分裂症

识记：精神分裂症的概念、临床表现。

领会：精神分裂症的治疗原则。

综合应用：根据患者临床症状提出护理问题，制定护理措施。

第十二章　双相障碍及其护理

一、学习目的及要求

通过本章学习，了解双相障碍的病因及发病机制，掌握双相障碍临床表现和双相障碍患者的护理问题和护理措施，熟悉双相障碍的诊断要点及治疗原则。

二、课程内容

第一节　双相障碍临床特点

双相障碍的概述、临床表现、诊断要点和治疗原则等。

第二节　双相障碍患者的护理

（一）护理评估

（二）护理问题

（三）护理措施

基础护理、症状护理、治疗护理、安全护理、心理护理。

三、考核知识点及考核要求

1. 双相障碍临床特点

识记：双相障碍的概念。

领会：双相障碍的临床表现、治疗原则。

2. 双相障碍患者的护理

综合应用：根据患者临床症状提出护理问题，制定护理措施。

第十三章　抑郁障碍及其护理

一、学习目的及要求

通过本章学习，学生能够了解抑郁障碍的流行病学、病因与发病机制；掌握抑郁障碍的概念、主要临床表现、治疗要点和护理要点；熟悉抑郁障碍的诊断及鉴别诊断。

二、课程内容

第一节　概述

概念、流行病学、临床表现、评估要点、诊断及鉴别诊断、病程及预后、治疗目标、原则及方法等。

第二节　抑郁障碍患者的护理

（一）护理评估

依从性的评估、抑郁相关症状的评估、常见药物不良反应的评估。

（二）护理问题

自伤自杀的风险、睡眠紊乱、营养失调。

（三）护理措施

基础护理、有自杀风险患者的护理、安全护理、治疗护理、心理护理、社会方面的护理。

三、考核知识点及考核要求

1. 概述

识记：抑郁障碍的概念。

领会：抑郁障碍临床表现、治疗原则。

2. 抑郁障碍患者的护理

综合应用：根据患者临床症状提出护理问题，制定护理措施。

第十四章　焦虑障碍及其护理

一、学习目的及要求

通过本章学习，学生掌握焦虑障碍的共同特征、不同亚型焦虑障碍临床表现的核心特征，了解各自的治疗原则，熟悉焦虑障碍患者的护理评估、护理问题、护理措施的相关内容。

二、课程内容

第一节　惊恐障碍

概念、临床表现、诊断和治疗等。

第二节　广泛性焦虑障碍

概念、临床表现、诊断和治疗等。

第三节　社交焦虑障碍

概念、临床表现、诊断和治疗等。

第四节　焦虑障碍患者的护理

（一）护理评估

躯体评估、心理社会评估、症状评估。

（二）护理问题

焦虑、社交障碍、舒适改变、睡眠形态紊乱、部分生活自理缺陷、个人应对无效。

（三）护理措施

基础护理、症状护理、治疗护理、安全护理、心理护理、康复护理、健康教育。

三、考核知识点及考核要求

1. 惊恐障碍

识记：惊恐障碍的概念。

领会：惊恐障碍的临床表现。

2. 广泛性焦虑障碍

识记：广泛性焦虑障碍的概念。

领会：广泛性焦虑障碍的临床表现。

3. 社交焦虑障碍

识记：社交焦虑障碍的概念。

领会：社交焦虑障碍的临床表现。

4. 焦虑障碍患者的护理

综合应用：根据患者临床症状提出护理问题，制定护理措施。

第十五章　强迫障碍及其护理

一、学习目的及要求

通过本章学习，学生能够掌握强迫障碍的临床表现和护理常规，理解强迫障碍的治疗原则，能够运用强迫障碍的健康教育内容及主要实施方法。

二、课程内容

第一节　强迫障碍的流行病学和病理机制

第二节　强迫障碍的临床表现和诊断

强迫障碍的基本症状是强迫思维和强迫行为。

第三节　强迫障碍的治疗

第四节　强迫障碍的护理

护理评估、护理问题、护理措施。

第五节　强迫障碍的预防与康复

三、考核知识点及考核要求

1. 强迫障碍的临床表现和诊断

识记：强迫障碍的强迫思维和强迫行为。

2. 强迫障碍的治疗

领会：强迫障碍的治疗原则。

3. 强迫障碍的护理

综合应用：根据患者临床症状提出护理问题，制定护理措施。

第十六章　躯体痛苦障碍及其护理

一、学习目的及要求

通过本章学习，学生能够掌握躯体痛苦障碍的概念、临床表现和治疗原则，能够运用护理程序提出患者现存的护理问题，并制定相应的护理措施。

二、课程内容

概述、流行病学、病理机制、临床表现、诊断及鉴别诊断、治疗和预后、护理。

临床表现主要包括疼痛、胃肠道症状、性功能障碍、假性神经症状四类躯体症状和患病观念、就医行为等伴随症状。

护理主要包括护理评估、护理问题和护理措施。

（一）护理评估

躯体方面、社会心理方面、药物治疗方面。

（二）护理问题

个人应对无效、慢性疼痛、焦虑、知识缺乏。

（三）护理措施

症状护理、心理护理、康复护理、健康教育。

三、考核知识点及考核要求

识记：躯体痛苦障碍的概念。

领会：躯体痛苦障碍的临床表现、治疗原则。

简单应用：根据患者临床症状提出护理问题，制定护理措施。

第十七章　分离障碍及其护理

一、学习目的及要求

通过本章学习，学生能够掌握分离障碍的概念、各型分离障碍的典型临床表现，能够运用护理程序提出患者现存的护理问题，并制定相应的护理措施。

二、课程内容

第一节　分离障碍的临床特点

（一）概述

（二）病因和病理机制

（三）分离性神经症状障碍

临床表现、诊断要点、鉴别诊断、治疗和预后。

（四）分离性遗忘

临床表现、诊断要点、鉴别诊断、治疗和预后。

（五）人格解体 - 现实解体障碍

临床表现、诊断要点、鉴别诊断、治疗和预后。

（六）分离性身份障碍

临床表现、诊断要点、鉴别诊断、治疗和预后。

第二节　分离障碍的护理

（一）护理评估

风险因素评估、特异性症状评估、精神状况和行为方式评估、生理功能评估、心理应对方式评估和认知评估、社会功能评估。

（二）护理问题

个人应对无效、焦虑、睡眠形态紊乱。

（三）护理措施

基础护理、症状护理、治疗护理、安全护理、心理护理、康复护理、健康教育。

三、考核知识点及考核要求

1. 分离障碍的临床特点

识记：分离障碍的概念。

领会：分离障碍的临床特点。

2. 分离障碍的护理

简单应用：根据患者临床症状提出护理问题，制定护理措施。

第十八章　应激相关障碍及其护理

一、学习目的及要求

通过本章学习，学生能够了解应激相关障碍的临床特点，掌握创伤后应激障碍、适应障碍的概念和临床表现，能够运用护理程序提出患者现存的护理问题，并制定相应的护理措施。

二、课程内容

第一节　应激相关障碍的临床特点

（一）概述

（二）病因和病理机制

（三）创伤后应激障碍

临床表现、诊断要点、鉴别诊断、治疗和预后。

临床表现主要表现为三大核心症状群：再体验创伤性事件、持续回避、警觉性增高。

（四）延长哀伤障碍

临床表现、诊断要点、鉴别诊断、治疗和预后。

（五）适应障碍

临床表现、诊断要点、鉴别诊断、治疗和预后。

第二节　应激相关障碍的护理

（一）护理评估

应激源评估、症状评估、功能评估、应对方式评估。

（二）护理问题

焦虑、恐惧、睡眠形态紊乱、部分自理能力缺陷、个人应对无效。

（三）护理措施

脱离应激源、保证安全、支持性护理、暴露疗法技术、应对方式指导、健康教育。

三、考核知识点及考核要求

1. 应激相关障碍的临床特点

识记：创伤后应激障碍、适应障碍的概念。

领会：创伤后应激障碍、适应障碍的临床表现。

2. 应激相关障碍的护理

简单应用：根据患者临床症状提出护理问题，制定护理措施。

第十九章　进食障碍及其护理

一、学习目的及要求

通过本章学习，学生能够了解进食障碍的概念，掌握神经性厌食、暴食障碍的概念、临床表现和治疗原则，能够运用护理程序提出患者现存的护理问题，并制定相应的护理措施。

二、课程内容

第一节　神经性厌食

概述、病因及病理机制、临床表现、诊断和鉴别诊断、治疗、病程和预后。

临床表现主要包括：对"肥胖"的强烈恐惧和对体形、体重的过度关注，以及体重过低。

第二节　神经性贪食

概述、病因及病理机制、临床表现、诊断和鉴别诊断、评估、治疗、病程和预后。

临床表现主要包括：暴食冲动、躯体损害、抑郁情绪。

第三节　暴食障碍

概述、病因及病理机制、临床表现、诊断和鉴别诊断、治疗、病程和预后。

临床表现主要包括：暴食、抑郁情绪、肥胖。

第四节　进食障碍的护理

（一）护理评估

（二）护理问题

营养失调、体像改变、焦虑、便秘、不合作。

（三）护理措施

基础护理、症状护理、治疗护理、安全护理、心理护理、康复护理、健康教育。

三、考核知识点及考核要求

1. 神经性厌食

识记：神经性厌食的概念。

领会：神经性厌食的临床表现、治疗原则。

2. 暴食障碍

识记：暴食障碍的概念。

领会：暴食障碍的临床表现、治疗原则。

3. 进食障碍护理

简单应用：根据患者临床症状提出护理问题，制定护理措施。

第二十章　睡眠障碍及其护理

一、学习目的及要求

通过本章学习，学生能够掌握睡眠障碍的概念和临床表现，能够运用护理程序提出患者现存的护理问题，并制定相应的护理措施。

二、课程内容

第一节　失眠障碍

概述、病因、临床表现、诊断要点、治疗。

第二节　阻塞性睡眠呼吸暂停低通气综合征

概述、病因、临床表现、诊断要点、治疗。

第三节　快速眼动睡眠行为障碍

概述、病因、临床表现、诊断要点、治疗。

第四节　睡眠障碍的护理

（一）护理评估

生理评估、精神症状评估。

（二）护理问题

睡眠形态紊乱、疲乏、焦虑、个人应对无效。

（三）护理措施

基础护理、症状护理、治疗护理、安全护理、心理护理、健康教育。

三、考核知识点及考核要求

1. 失眠障碍

识记：睡眠障碍的概念。

领会：睡眠障碍的临床表现。

2. 睡眠障碍的护理

简单应用：根据患者临床症状提出护理问题，制定护理措施。

第二十一章　人格障碍及其护理

一、学习目的及要求

通过本章学习，学生能够了解人格障碍的临床特点，重点掌握人格障碍的概念、分类及其主要临床特征。

二、课程内容

第一节　人格障碍的临床特点

概述、流行病学、病理机制、临床表现、诊断及鉴别诊断、治疗和预后。

人格障碍的常见分类与临床表现：偏执型人格障碍、分裂样人格障碍、分裂型人格障碍、反社会型人格障碍、边缘型人格障碍、表演型人格障碍、自恋型人格障碍、强迫型人格障碍、回避型人格障碍、依赖型人格障碍。

第二节　人格障碍的护理

（一）护理评估

生理状况、精神症状、心理社会状况。

（二）护理问题

有对他人施行暴力的危险、有自杀/自伤的危险、个人应对无效。

（三）护理措施

基础护理、症状护理、治疗护理、安全护理、心理护理、康复护理、健康教育。

三、考核知识点及考核要求

人格障碍的临床特点

识记：人格障碍的概念。

领会：人格障碍分类及其主要临床特征。

第二十二章　神经认知障碍及其护理

一、学习目的及要求

通过本章学习，学生能够了解神经认知障碍的概念，掌握谵妄、痴呆的概念、临床表现和治疗原则，能够运用护理程序提出谵妄、痴呆患者现存的护理问题，并制定相应的护理措施。

二、课程内容

第一节　概述

神经认知障碍为一组障碍，主要包括谵妄、轻型神经认知障碍及痴呆，其主要临床缺陷为认知功能损害，且是获得性的而非发育性的。

第二节　谵妄

概述、流行病学、病理机制、临床表现、诊断及鉴别诊断、治疗和预后。

第三节　轻型神经认知障碍

概述、流行病学、病理机制、临床表现、诊断及鉴别诊断、治疗和预后。

第四节　痴呆

概述、流行病学、病理机制、临床表现、诊断及鉴别诊断、治疗和预后。

第五节　谵妄的护理

（一）护理评估

病史、身体评估、症状评估。

（二）护理问题

意识障碍、部分自理能力缺陷、有受伤的危险。

（三）护理措施

基础护理、症状护理、治疗护理、安全护理、心理护理、并发症预防及护理、健康教育。

第六节　轻型神经认知障碍和痴呆的护理

（一）护理评估

病史、身体评估、症状评估。

（二）护理问题

记忆功能障碍、生活自理缺陷、有走失的危险、有受伤/伤人的危险。

（三）护理措施

基础护理、症状护理、治疗护理、心理护理、康复护理、并发症预防及护理、健康教育。

三、考核知识点及考核要求

1. 谵妄

识记：谵妄的概念。

领会：谵妄的临床表现、治疗原则。

2. 痴呆

识记：痴呆的概念。

领会：痴呆的临床表现、治疗原则。

3. 谵妄的护理

简单应用：根据谵妄患者临床症状提出护理问题，制定护理措施。

4. 轻型神经认知障碍和痴呆的护理

简单应用：根据痴呆患者临床症状提出护理问题，制定护理措施。

第二十三章　精神活性物质使用所致障碍及其护理

一、学习目的及要求

通过本章学习，学生能够掌握依赖综合征、耐受性和戒断综合征的概念、酒精依赖及酒精所致的躯体损害的临床表现，能够运用护理程序提出酒精依赖患者现存的护理问题，并制定相应的护理措施。

二、课程内容

第一节　物质使用所致障碍

概述、流行病学、病理机制、临床表现、诊断及鉴别诊断、治疗和预后。

第二节　酒精使用所致障碍

概述、流行病学、病理机制、临床表现、诊断及鉴别诊断、治疗和预后。

第三节　酒精依赖患者的护理

（一）护理评估

戒断期护理评估：生理状况评估、戒断症状评估、心理社会评估。

康复期护理评估：戒酒动机的评估、对疾病认知的评估、心理社会支持系统的评估。

（二）常见的护理问题

戒断期护理问题：急性意识障碍、有暴力行为的危险、有摔伤的危险。

康复期护理问题：个人应对无效。

（三）护理措施

戒断期护理：基础护理、安全护理、心理护理、药物护理。

康复期护理。

（四）健康指导

对患者的健康指导、对家属的健康指导。

三、考核知识点及考核要求

1. 物质使用所致障碍

识记：依赖综合征、耐受性、戒断综合征的概念。

2. 酒精使用所致障碍

领会：酒精依赖及酒精所致的躯体损害的临床表现。

3. 酒精依赖患者的护理

简单应用：根据酒精依赖患者临床症状提出护理问题，制定护理措施。

IV 关于大纲的说明与考核实施要求

（一）自学考试大纲的目的和作用

课程自学考试大纲根据医药类专业自学考试计划的要求，结合自学考试的特点而确定，其目的是对个人自学、社会助学和课程考试命题进行指导和规定。

课程自学考试大纲明确了课程学习的内容以及深广度，规定了课程自学考试的范围和标准。因此，它是编写自学考试教材和辅导书的依据，是社会助学组织进行自学辅导的依据，是自学者学习教材、掌握课程内容知识范围和程度的依据，也是进行自学考试命题的依据。

（二）课程自学考试大纲与教材的关系

课程自学考试大纲是进行学习和考核的依据，教材是学习掌握课程知识的基本内容与范围，教材的内容是大纲所规定的课程知识和内容的扩展与发挥。课程内容在教材中可以体现一定的深度或难度。

大纲与教材所体现的课程内容保持一致；大纲里面的课程内容和考核知识点，教材均有具体描述。大纲的内容体现了教材的重点、难点，有助于学生的自学和社会助学。

（三）关于自学教材

《精神障碍护理学》，全国高等教育自学考试指导委员会组编，司天梅主编，北京大学医学出版社出版，2024 年版。

（四）关于自学要求和自学方法的指导

本大纲的课程基本要求是依据专业考试计划和专业培养目标而确定的。课程基本要求还明确了课程的基本内容，以及对基本内容掌握的程度。基本要求中的知识点构成了课程内容的主体部分。因此，课程基本内容掌握程度、课程考核知识点是高等教育自学考试考核的主要内容。

为有效地指导个人自学和社会助学，本大纲已指明了课程的重点和难点，在章节的基本要求中也指明了章节内容的重点和难点。

本课程共 5 学分。考生在学习本课程时，重点要放在对基本理论、基础知识和基本技能的掌握和理解，进行本科学习的考生一般具有一定的临床经验，建议考生在全面、系统掌握知识的基础上，密切结合自己的临床经验，提高独立思考和解决问题的能力。

（五）对考核内容的说明

本课程要求考生学习和掌握的知识点内容都作为考核的内容。课程中各章节的内容均由若干知识点组成，在自学考试中成为考核知识点。因此，课程自学考试大纲中所规定的考试内容是以分解为考核知识点的方式给出的。由于各知识点在课程中的地位、作用以及知识自身的特点不同，自学考试将对各知识点分别按四个认知层次确定其考核要求。

（六）关于考试方式和试卷结构的说明

1. 本课程的考试方式为闭卷，笔试，满分 100 分，60 分及格。考试时间为 150 分钟。

2. 本课程在试卷中对不同能力层次要求的分数比例大致为：识记占 40%，领会占 40%，简单应用占 10%，综合应用占 10%。

3. 要合理安排试题的难易程度，试题的难度可分为：易、较易、较难和难四个等级。必须注意试题的难易程度与能力层次有一定的联系，但两者不是等同的概念。在各个能力层次中对于不同的考生都存在着不同的难度。在大纲中要特别强调这个问题，应告诫考生切勿混淆。

4. 本课程考试采用的题型主要为单项选择题、简答题和论述题，在命题工作中必须按照本课程大纲中所规定的题型命制，考试试卷使用的题型可以略少，但不能超出本课程对题型的规定。题型的具体形式可参见大纲附录题型举例。

附录：题型举例

一、单项选择题（每小题 2 分，在每小题列出的备选项中只有一项是最符合题目要求的，请将其选出）

1. 以下不属于精神障碍患者症状护理措施的是
   A. 对处于兴奋状态、有伤人毁物行为的患者，应将其安置于单人隔离室，必要时遵医嘱执行保护性约束
   B. 对存在幻听症状的患者，掌握沟通技巧，尝试体验患者感受，不与其争辩幻觉内容的真实性，避免刺激患者
   C. 若患者将护士或其他患者视为妄想对象时，应和患者做好解释，消除患者妄想内容
   D. 强迫洗涤的患者应密切观察患者每日皮肤状况，并进行相应皮肤护理指导

2. 精神障碍的诊断原则为
   A. 病因学诊断　　B. 症状学诊断　　C. 解剖学诊断　　D. 病理学诊断

二、简答题（每小题 6 分）

请简述护患沟通的基本原则。

三、论述题（每小题 10 分）

请论述抑郁障碍的临床表现及护理措施。

大纲后记

　　《精神障碍护理学自学考试大纲》是根据《高等教育自学考试专业基本规范（2021年）》的要求，由全国高等教育自学考试指导委员会医药学类专业委员会组织制定的。

　　本大纲由全国高等教育自学考试指导委员会医药学类专业委员会组织审稿，根据审稿会意见由编者做了修改，最后由医药学类专业委员会定稿。

　　本大纲由北京大学司天梅教授负责编写，参加审稿并提出修改意见的有中山大学陶炯教授和北京回龙观医院许冬梅教授。

　　对参与本大纲编写和审稿的各位专家表示诚挚感谢。

全国高等教育自学考试指导委员会

医药学类专业委员会

2024 年 1 月

全国高等教育自学考试指定教材

精神障碍护理学

全国高等教育自学考试指导委员会　组编

编者的话

　　精神健康和心理健康，又称为精神卫生，是两个可以通用的词。精神健康和躯体健康相对应，被世界卫生组织（WHO）描述为："一种完好的状态、个体能够认识到个人的能力，能够应对日常生活中正常的压力、能够卓有成效地工作，能够对社会有所贡献"。心理健康和精神卫生问题是关系经济社会发展和人民健康幸福的重大公共卫生问题和社会问题。没有精神健康，就没有健康。精神障碍是一种医学诊断，指各种生物、心理、社会等因素所致的伴有痛苦体验和（或）功能损害的情感、认知、行为等方面改变的异常现象。目前精神障碍已经成为包括我国在内全球的高致残性疾病。习近平总书记在2016年全国卫生与健康大会上指出，要加大心理健康问题基础性研究，做好心理健康知识和心理疾病科普工作，规范发展心理治疗、心理咨询等心理健康服务。党的二十大提出"重视心理健康和精神卫生"的明确要求。加强精神障碍人群的规范诊疗和护理服务，为精神障碍患者全疾病周期的预防、诊断、治疗和康复服务是医护专业人员的重要责任。

　　精神障碍护理学是临床护理学重要的分支之一，一直以来，在临床护理人才队伍的教育培训中，引导着临床护理工作者根据不同人群、不同临床特征患者的护理需求，发现护理问题，提供恰当的护理评估和综合的护理措施等。

　　和躯体疾病相比，精神障碍的主要特点表现为病因未明、高患病率、高致残率、低治疗率和低求医率，病情的进行性发展演变给患者及家庭、社会带来沉重的经济负担和社会危害。然而，迄今为止，绝大多数精神障碍仍未能找到明确病因，目前还缺乏生物学早期检测指标和辅助诊断的技术手段。大多数精神障碍的预防缺乏病因学措施，而主要通过精神科专业人员对患者思维、情感、行为等精神症状的掌握和分析进行识别和诊断，多数的诊断标准是根据现象学而非病因学，治疗措施则主要是针对疾病的症状控制而非发病因素。因此，对于非精神科专业的医疗及护理人员来讲，对精神疾病的病因病理、临床特点、治疗策略、患者转归及护理措施和服务等理解起来可能会比较抽象。本版《精神障碍护理学》在修订过程中，考虑到精神障碍的学科专业性和疾病特色，对全书进行了更新。全书构架分为总论和各论：

　　总论9章，包括精神障碍护理学概述、护患沟通、精神障碍的病因与分类、精神障碍的症状学、精神科风险评估、常见治疗策略（药物治疗、心理治疗和物理治疗）以及社区康复护理。将精神障碍的主要特点、诊疗现况和社会心理康复进行凝练，并从精神障碍全疾病周期防、诊、疗和康方面，进行综合全程护理评估和护理服务。新增3个章节：①精神科风险评估。列出了精神科最常见的四种极端风险行为，暴力、自杀、非自杀性自伤以及出走行为，介绍护理评估、护理问题及护理措施，以降低患者对个人、他人及环境的风险。②精神障碍的物理治疗。根据治疗进展，介绍了常用精神障碍的物理治疗方法，如MECT、重复经颅磁刺激和重复经颅直流电刺激疗法，并依据不同疗法的应用及常见问题，提供系统的护理服务。③精神障碍的康复及社区康复护理。精神障碍治疗和护理的最终目的是实现患者的社会心理康复，本节重点介绍康复的理念及原则、康复内容、方法及社区康复的护理。

各论 14 章，按照国际疾病分类第 11 版（ICD-11）精神障碍诊断分类系统，各论将常见的精神障碍疾病特点、诊疗进展及其护理服务进行重点介绍。在内容上较上一版有较大补充，更新了疾病知识进展和诊疗技术应用。在形式上，每一章不同类型的精神障碍，通过一个代表性的临床案例导入，呈现其核心特征和护理问题，同时附上具体的护理评估、核心护理问题及关键护理措施内容，以帮助读者更容易理解每一类精神障碍的疾病特点，并找出重点护理问题和提供综合护理措施。在体例上，沿用了上一版的风格，兼顾每类精神障碍特色的发展内容和读者对象为日常工作繁重的临床一线护理人员，秉承本书的"可读、可参考、好用"原则。

本版教材的编写成员包括来自全国主要精神卫生机构的骨干精神卫生医疗专业和护理专业人员。他们结合自己的实际工作经验和精神医学的发展前沿，以生物 - 心理 - 社会的综合视角，认真地完成了每一节内容，为从事精神障碍护理和共患精神症状或精神障碍的躯体疾病患者护理，提供专业化和人性化的指导。在此，谨向《精神障碍护理学》历版编写人员致以崇高的敬意，感谢每一位编写人员的辛苦付出！感谢每一位审阅专家对全书的认真审核。由于编者自身的能力与精力有限，而且精神病学正在快速发展中，本书可能还存在不足和遗漏，不能满足护理自考的全部需求，这将是我们需要努力的动力和目标，敬请大家批评指正！

司天梅　马　莉

2023 年 12 月

第一章　精神障碍护理学概述

第一节　精神障碍护理学的基本概念及学科特点

一、精神障碍护理学的基本概念

精神障碍护理学是建立在临床精神医学基本理论和一般护理学基础上的专科护理学。从生物、心理、社会三方面研究和帮助人类处理现存的或潜在的异常精神活动和行为问题，从而促进护理对象健康恢复、良好适应社会和承担社会角色。

1. "生物 - 心理 - 社会"医学模式的提出和发展，强调了人的整体性，更加注重心理和社会因素对疾病的影响。

2. 对精神病学学科的不断研究，使得精神科疾病的范畴和服务人群拓宽，护理服务对象从患者变化为患者和健康人群。

3. 关于健康的含义，世界卫生组织（WHO）提出"健康是一种身体上、精神上的完满状态以及良好的适应力，而不仅仅是没有疾病和衰弱的状态。"对精神障碍患者的护理目标也更加强调社会功能的恢复。

二、精神障碍护理学的学科特点

2022 年，世界卫生组织发布了《2022 年世界精神卫生报告》。报告指出：全世界有 9.7 亿人患有精神（心理）障碍，占全球总人口的 13%，导致了沉重的疾病负担。精神障碍患者除了承受主观的痛苦体验外，还因疾病造成躯体功能、社会功能受损，主要表现为不能正常学习、工作、社交，难以承担自己的社会责任。对家庭的影响不仅仅是治疗、照顾的经济负担和时间成本，还使家庭成员忍受着社会歧视。

精神障碍患者一般具有以下四方面的特殊性：一是发病机制上多有神经生物学或遗传学基础；二是疾病诊断多缺乏客观的生物学诊断指标；三是在诊断标准上往往必须同时满足症状学标准和社会学标准；四是负担巨大，个人及家庭的经济及精神压力都很大。因此，精神障碍护理学这门学科也具有相应的特殊性。

1. 更加注重患者的心理体验，为其提供必要的心理支持，区别患者心理体验的性质和原因，对社会心理因素突出的患者更加深入了解其背景，采取必要的心理护理技术给予帮助，并提供健康教育和咨询。

2. 强调护患沟通及沟通技巧的运用。

3. 更加突出对患者自伤自杀、冲动攻击、外逃及躯体等风险因素的评估。精神障碍患者精神病理现象常见，而受症状影响会存在不同程度的各种风险。因此，精神科护理风险评估应该成为精神科临床护理的常规工作内容。

第二节　精神障碍护理学的发展简史

精神障碍护理学是随着精神医学的诞生而诞生、发展而发展的。系统的精神障碍护理学的形成相对比较晚。

一、国外精神障碍护理学发展简史

国外有关精神障碍护理的文字记载源于1814年希区（Hitch）在精神病疗养院使用受过专门训练的女护士进行专门的看护工作。国外精神障碍护理发展经历了萌芽期、成长期和成熟期。

萌芽期是指1890年以前，精神障碍患者的护理主要以看管、照顾为主。1860年，近代护理学创始人南丁格尔在英国伦敦创办了世界上第一所护理学校，意味着护理已成为一门专业，她在《人口卫生与卫生管理原则》一书中强调注意患者的睡眠和对患者的态度，阐述了防止精神障碍患者伤人伤己的看护方法。1873年美国琳达·理查兹女士由波士顿新英格兰妇婴医院附属护理学校毕业后从事精神科患者的照顾，她提出了护理精神病患者的系统护理方案。她强调护理精神科患者要像护理内科患者一样改善患者身体护理和生活护理的环境。由于她对精神科护理的贡献和影响，确定了精神科护理的基础模式，被称为美国精神科护理人员的先驱者。1882年，美国马萨诸塞州马克林医院开办了最早专门训练精神科护理人员的护理学校，主要培养具有保护及管理技能的精神科护士，它包含两年的课程，但是课程中很少有精神科方面的内容。当时的护理工作主要是以躯体的护理为主，如给药、保持个人卫生等。心理护理在当时的课程内容只是提到要有耐心及亲切地照顾精神上有障碍的患者。

1890—1940年为成长期，这一时期精神医学研究飞速发展，精神障碍护理的功能从协助患者日常生活扩展为协助观察患者的精神症状和行为，运用基础护理技术协助对精神障碍患者进行治疗。

1940年到现在为成熟期。这一时期，整体护理发展，工作范围扩大——从医院到社区，从治疗到康复，从封闭到开放，从治疗护理到预防保健。1954年苏联出版的《精神病护理》详细阐述了精神障碍患者的症状护理和基础护理，强调对患者应保持亲切、体贴、爱护、尊重的态度，强调废除约束，组织患者工娱治疗。随着1977年恩格尔提出的生物-心理-社会医疗模式，现代精神障碍护理学也逐渐从责任制护理发展为整体护理模式。罗伊、奥瑞姆等是这一护理模式的代表人物。当代临床路径模式的出现不仅提供了患者需要的高效优质护理服务，也迎合了医疗保险公司降低护理成本的要求，并被迅速应用于精神障碍护理。这种模式要求在非精神科也要重视精神方面的护理，在精神科要注重躯体方面的护理，同时更要关注患者社会功能的康复。

二、国内精神障碍护理学发展简史

据相关资料记载，清末民初，随着精神医学传入我国，修女们提供了大量的非专业的护理服务。我国第一所精神病医院创立于1897年。广州、天津、上海、长沙等大城市逐渐建立了专门的护士培训机构与精神障碍患者收容机构，开始由受过专门培训的护士进入收容机构提供专业的护理服务。

新中国成立后，精神障碍护理学事业逐渐受到重视，全国各地相继建立了各级精神病院，部分地区如上海、南京等陆续建立起了系统的精神障碍防治网。由卫生行政部门、民政部门和公安部门管理，相继建立了新的精神病院及康复医院，其主要任务是收治无家可归或影响社会治安的精神病患者。1958年我国主要精神病医院实行了开放式和半开放式管理制度，把患者从关押和约束中解放出来，组织他们参加工娱活动。1990年中华护理学会精神科护理专业委员会成立，制定了精神卫生保健护理等各项管理制度，定期举行全国性精神护理工作的学术交流，之后又相继引进了责任制护理、整体护理、临床路径护理模式。各地陆续成立了省市级的精神科护理专业委员会，护士知识结构和文化水平有了很大的提高。

目前临床已全面开展优质护理服务，为患者提供人文、科学、优质的护理。我国正逐步建立和完善适合我国国情的社区康复模式。在临床实践中开始对精神障碍患者提供出院后延续护理和个案管理，使精神障碍患者的护理延伸到患者家庭和社区。

第三节 精神障碍患者的一般护理

精神障碍患者受精神症状的影响，会出现各方面的问题。大部分患者在疾病急性期时常出现自知力受损、治疗依从性差；部分患者在幻觉、妄想等精神症状支配下出现自杀自伤、伤人毁物、拒食等异常行为；部分患者认知功能受损，交流中不能正确表达自己的感受；部分患者由于病程的迁延，在残留症状的影响下出现社会功能受损、自理能力缺陷、生活懒散、被动、人际交往困难等问题。护理人员应对这些问题给予足够重视和有效干预。

一、基础护理

个人卫生、饮食与营养、排泄、睡眠是精神障碍患者最基本的生理需求，是影响患者健康的重要因素。基础护理工作的重点是帮助患者建立并保持自理模式。

1. 生活护理　评估患者生活自理能力，帮助患者维持个人卫生及穿着得体、整洁。

（1）督促或协助患者进行晨晚间护理：洗脸、刷牙、洗脚、沐浴、梳理头发、修剪指（趾）甲、修剪胡须、更换衣物、整理床单位等。

（2）女性患者做好经期卫生护理。

（3）必要时做好皮肤护理：长期卧床患者定时更换体位，评估皮肤情况，保持皮肤干燥，避免压疮的发生。

2. 饮食护理　评估患者进食方面是否存在暴食、拒食、抢食、吞食异物、吞咽困难等问题。保证患者合理饮食入量，营养均衡和饮食安全，维持正常机体代谢。

（1）进餐前护理：提供宽敞、明亮、整洁的就餐环境，引导安全、有序的就餐秩序，准备清洁、安全的餐具，督促餐前手卫生。

（2）进餐时护理：病情稳定的患者采取集体进餐方式，吞咽困难、兴奋躁动、抢食、暴食、拒食患者应在照顾桌进食并重点看护，观察患者进食速度、进食量，给予个性化指导。年老体弱及药物不良反应造成的吞咽困难患者，指导进食速度，勿食用煎炸、过硬、团块、黏性食物，必要时进食流食或半流食，避免噎食的发生。无法自主进食需鼻饲的患者，掌握鼻饲技术，保证进食安全。

3. 排泄护理　评估患者排泄情况，是否存在尿潴留、便秘、腹泻、大小便失禁等情况，帮助患者建立良好的排泄习惯。

（1）观察患者排便情况：精神障碍患者常常因药物不良反应或疾病导致的意志活动减退而出现便秘，护士应督促患者白天多饮水，进食含膳食纤维丰富的水果、蔬菜，养成定时排便习惯，必要时遵医嘱服用药物辅助排便，或使用缓泻剂、甘油灌肠剂。酒精依赖患者戒断期间易出现胃肠道功能紊乱，多表现为腹泻，护士应动态观察并记录患者大便情况，必要时遵医嘱给予药物，如小檗碱、蒙脱石散等。

（2）观察患者排尿情况：精神障碍患者因抗精神病药物的不良反应、木僵状态、违拗等原因，可能出现排尿困难，甚至尿潴留。护士可采取物理方法联合言语暗示诱导排尿，例如让患者听流水声、用温水冲洗会阴部、热敷下腹部，同时配合语言鼓励和心理疏导，必要时遵医嘱肌内注射新斯的明或行导尿术。

（3）大小便失禁患者：针对失禁原因给予相应的指导。注意做好会阴部或臀部皮肤护理，保持会阴清洁干燥，定时更换衣裤，保持床单位清洁。

4. 睡眠护理　评估患者睡眠情况，是否存在入睡困难、早醒、睡眠节律紊乱等问题，给予相应指导。

（1）睡眠环境：提供温、湿度适宜，安静、舒适的睡眠环境。将兴奋躁动患者安排至单间，护士合理安排夜间治疗及特殊护理活动。

（2）合理作息：合理安排患者住院期间的作息制度并督促执行，午间休息 1～2 h，其余时间督促参加各种康复、工娱活动和体育锻炼，减少卧床时间。

（3）睡眠习惯：指导患者建立良好睡眠习惯，例如固定上下床时间；睡前不做剧烈运动，不参加容易引起情绪波动的娱乐活动；避免饮水过多导致反复如厕或饮用咖啡、浓茶、可乐等刺激性饮品；避免进食过多或过少导致胃部不适。

（4）睡眠技巧：睡前可采用诱导睡眠和放松身心的方法，例如温水泡脚、聆听轻音乐入眠、正念冥想或深呼吸放松等放松训练、乐眠操等。必要时应遵医嘱给予助眠药物辅助（午夜 02：00 后不建议再服用助眠药物）。

（5）加强巡视：根据患者护理级别进行巡视，对自伤自杀风险较高患者的睡眠情况做到心中有数。发现辗转反侧而不主动求助工作人员的患者，要及时询问患者情况，请示医生处理，避免意外事故的发生，保障患者安全。

二、症状护理

精神障碍患者常常出现幻觉、妄想等精神症状。不同类型疾病可有相同的精神症状，而相同精神症状的护理具有共性特征，可适用于精神障碍的护理。

1. 兴奋状态的护理 评估患者是否存在暴力风险，与患者保持一定距离，耐心倾听患者内心需求，适当妥协，避免激惹患者。密切观察患者病情变化，对有伤人毁物行为的患者，安置于单人隔离室，必要时遵医嘱给予药物治疗或执行保护性约束技术，并做好生活护理。

2. 幻觉状态的护理 判断患者幻听的性质，重点评估是否为命令性幻听以及患者的感受、应对方式。掌握与幻觉患者的沟通技巧，尝试体验患者感受，不与其争辩幻觉内容的真实性，避免刺激患者，给予陪伴和安慰。对幻觉支配下有自伤自杀、冲动毁物风险的患者，做好安全防范，必要时设置专人看护。

3. 妄想状态的护理 判断患者妄想的性质，重点评估患者对其妄想内容的应对方式。密切观察患者的病情变化，不主动提及和询问患者妄想内容。若患者主动谈及，护士应耐心倾听，保持接纳而不加评判的态度，也可适时提出自己没有同样感受等事实即可。若患者将护士或其他患者视为妄想对象，应嘱咐护士和患者尽量减少与其接触，不做过多解释，防止意外发生。

4. 焦虑抑郁状态的护理 密切观察患者有无强烈自杀观念和自杀行为，持续关注患者的情绪和行为变化，按时巡视，保证环境的安全和药物治疗的有效执行，警惕藏药行为的发生。必要时设专人看护。

5. 强迫状态的护理 合理应用倾听、观察等技巧，了解患者强迫发生原因和主要表现，帮助患者制订自理计划及惩罚措施并协助其完成。重点评估患者强迫状态对其躯体的损害，如强迫洗涤的患者密切观察患者每日皮肤状况，并进行相应皮肤护理指导。当患者出现自伤行为时，应及时予以制止，并设专人看护，防止意外的发生。

三、治疗护理

1. 药物治疗的护理 精神障碍患者服用精神药物后可能会出现不良反应，而在精神症状的支配下可能无法正确表述，也时常伴有治疗依从性差的问题。保证药物治疗的实施，避免严重药物不良反应的发生，护士应给予相应的指导和干预。

（1）治疗依从性：充分评估患者治疗依从性的情况，对拒绝药物治疗的患者应了解原因，避免强制执行，并做好解释工作。

（2）保证药物治疗的实施：发放口服药物时应遵循"服药入口"原则，检查口腔，严防患者藏药、吐药等行为。对于兴奋躁动的患者给予注射药物治疗时需固定好注射部位，防止折针。必要时进行静脉输液治疗，应专人看护，确保治疗安全。

（3）密切观察药物不良反应：观察不良反应并及时对症处理，防止意外事故的发生。

2. 物理治疗的护理 目前精神障碍患者的物理治疗方法主要包括电休克疗法、经颅磁刺激、深部脑刺激、迷走神经刺激等，护士在治疗前、中、后应协助治疗师给予相应的干预。电休克疗法作为控制精神障碍急性症状的有效方法之一，其治疗前、中、后的护理重点与其他物理治疗方法有所不同，具体内容详见本教材第八章第一节电休克疗法。

（1）治疗前：应向患者及家属做好治疗解释和治疗特殊注意事项的宣教，缓解紧张焦虑情绪。了解患者各项辅助检查结果及躯体情况，必要时进行生命体征的测量。准备治疗所需要的物品。

（2）治疗中：确认患者身份，协助治疗师进行治疗。给予患者心理安慰，减轻患者对治疗的恐惧。

（3）治疗后：观察患者治疗后反应，必要时进行生命体征监测。如有不适，及时报告治疗师或医生处理。

四、安全护理

精神障碍患者在精神症状支配下容易出现情绪不稳、暴力行为，危害自身和他人安全。护士应重点评估患者的风险种类和危险程度，保障安全。影响精神护理安全的因素包括患者本人、物品和环境等。

1. 患者安全的护理　密切观察患者病情变化，动态评估患者的风险种类和危险程度。定时巡视，对重点风险患者的去向做到心中有数，重点交接和记录。发现患者异常行为和情绪反应，及时询问和解释劝说，必要时请示医生并遵医嘱将患者单间隔离或给予保护性约束等措施。

2. 物品安全的护理　护士做好患者及家属的物品管理告知，禁止携带任何危险物品和贵重物品。护士每日进行安全检查，如发现危险物品，及时与患者和家属沟通进行收回保管。对患者必须使用的危险物品，例如水果刀、指甲刀、与治疗有关的约束带等应定时清点，专岗负责，必要时护士协助使用。

3. 环境安全的护理　病室环境、设施设置合理。定期检查病室环境、门锁和设施，如有损坏，及时维修。病室区域内的其他工作办公区域，如办公室、抢救室、药疗室、治疗室、配膳室、杂用间等的大门必须随手上锁，以防患者误入发生意外。

五、心理护理

心理护理是护士在护理活动中，通过运用心理学的理论、技能等各种方式和途径积极影响患者的心理活动，从而帮助患者恢复健康、促进健康，使他们获得最佳的身心状态。

1. 一般性心理护理　尊重患者，掌握沟通技巧，与患者建立良好的治疗性护患关系。创造良好的治疗护理环境，及时消除不良环境因素对患者的影响。护理过程中及时了解患者的心理需求和感受，尽量满足患者合理需求。对于不能解决的要求，应做好解释工作，征得患者的配合与接受。

2. 支持性心理护理　耐心聆听，使用共情技巧，结合患者的病情变化准确判断患者的情感反应。护士给予患者陪伴，支持与鼓励，适时为患者讲解相关疾病知识，帮助其纠正错误的想法，消除烦恼来源。

3. 干预性心理护理　护士结合患者病情，掌握其心理问题及主观体验。运用尊重、信任、共情、积极关注的方法，帮助患者接受治疗。运用治疗性语言，帮助患者认识自身疾病及问题，改变不良应对方式。

六、康复护理

精神障碍患者往往伴随着社会功能的减退，影响学习、工作、日常生活及人际交往。早期介入精神康复治疗，可实现患者社会功能最大化，避免精神残疾的发生。首次发病患者保持社会功能，复发患者提高社会功能，慢性重性精神病患者改善社会功能是其治疗和康复的重要目标。

1. 生活技能的康复训练　包括日常洗漱，保持个人卫生；按照气温变化增减衣物；做力所能及的劳动；学会使用基础公共设施等。根据患者疾病状态，设定康复训练方案，通过示范、观摩、互相交流等方式学习锻炼，以患者的最大愿望为刺激手段进行鼓励，定期进行检查和评价学习情况。

2. 职业技能的康复训练　训练可根据医院的条件、患者的疾病状态及个人特长，积极组织职业技能训练，包括简单的作业训练或简单劳动训练等。激发患者劳动的创造性和自我价值感，增强求职意愿和技能，减轻家庭和社会负担。

3. 社会交往技能的康复训练　包括如何正确表达自己的感受，学习不同场合的社交礼仪，如何维持与亲属、朋友的情感沟通交流，循序渐进，促进患者与外界的接触，融入社会。

4. 文体娱乐活动的训练　工娱室开展形式多样、种类齐全的工娱活动，例如书法、绘画、舞蹈、球类运动、棋牌桌游、读书角等，患者可根据自身疾病状态、兴趣爱好进行选择，转移患者的病理体验，缓解患者的负性情绪，丰富患者的精神生活，同时促进患者情绪的表达和交流。

七、健康教育

精神障碍患者的健康教育对象是患者及家属，以患者为主，可采用多种教育形式，要因人因病制宜，双向交流，满足患者的健康需求。住院患者的健康教育主要包括入院教育、住院教育、出院教育、出院后教育四个部分。

1. 入院教育　护士与患者和家属建立良好的护患关系。教育内容主要涉及医院和科室的各项规章制度，使患者和家属消除陌生环境带来的紧张、焦虑情绪，尽快适应环境，配合治疗和护理。

2. 住院教育　根据患者疾病不同阶段和治疗护理特点进行针对性教育。利用病区内的宣传栏、患者园地，科室开展的健康教育讲座以及主管医生、护士日常的健康教育等方式实施教育。内容包括疾病知识的讲解、药物的简单作用机制和常见不良反应和服药注意事项、特殊治疗的指导、自我情绪管理的方法等，改善患者治疗依从性，有效预防疾病复发。

3. 出院教育　多采取口头谈话或健康教育处方的形式。内容多为长期服药的必要性、自我药物管理、密切观察自身病情变化、常见病情复发征兆、定期复诊等，有效预防疾病复发。

4. 出院后教育　是出院健康教育的延伸，是医院延续护理和社区卫生服务的内容之一。多采取电话随访、家访等方式，内容主要包括了解患者目前情况，进行疾病评估以及照顾过程中存在的问题，及时解答并为康复进行指导；帮助患者和家属建立对疾病的科学认识，消除病耻感；对患者及家属进行心理和放松指导。

（马　莉　粟雪琪）

第二章　护患沟通

第一节　护患沟通的概念、意义和基本原则

一、护患沟通的概念

护患沟通是护士与患者及家属之间交流信息和互动，建立良好护患关系的过程。护患沟通的信息主要与护理服务和保健有关，同时也包括双方的思想、感情、愿望和要求等。由于护士与患者的接触较多，有更多的机会观察患者的病情变化和治疗反应，也有更多的时间和渠道了解患者的各种需求，以及家庭与社会方面的信息。因此，沟通对各科护理人员来说都是必备的能力，对精神障碍护理人员更为重要。精神症状，如抑郁、兴奋、幻觉、妄想、冲动、行为紊乱、思维破裂等的干扰，增加了护理人员与患者之间的沟通难度，这就要求精神障碍护理人员掌握熟练的沟通技巧。

二、护患沟通的意义

1. 收集信息　收集信息是护理工作的第一步，是制定治疗措施和护理方案的基础。通过沟通，护士可以了解患者必要的个人信息和与疾病有关的信息，患者也可以了解必要的医护人员信息、医院规章制度和与疾病相关的信息。

2. 证实信息　护士和患者通过沟通可以给予对方反馈和接收对方的反馈信息，也就是证实信息。证实信息可以确保信息的正确性和有效性，帮助护患双方对疾病有更深入的了解，并在此基础上调整、改善治疗措施和护理方案。

3. 分享信息、思想和情感　沟通不仅是信息的交流，也是思想和情感的分享，这是拉近护患双方的心理距离、相互信任和支持的前提。

4. 建立良好护患关系　良好沟通能够增强护患双方的理解和信任，不仅有助于建立良好的护患关系，而且能提高医疗效果，避免护患纠纷。真正体现"以人为本，以患者为中心"的整体化护理，满足患者的需求。

三、护患沟通的基本原则

1. 以患者为中心　护理工作应紧紧围绕患者的需求，提供优质的护理服务，做到方便患者，使者满意。

2. 保持关系的职业化特征　护患关系应当在平等、尊重的基础上建立相互信任的合作伙伴关系。

第二节　护患沟通的基础

在临床护理实践中，无论使用哪种沟通技巧，都必须建立在伦理准则、现行法律、患者的特殊心理基础之上，同时还要求护士本身具备良好的心理素质。

一、伦理准则

与护患沟通关系密切的一般医学伦理原则有：

1. 保密原则　护士与患者及家属的接触时间较多，比其他医务人员有更多机会发现和了解患者的生活隐私。无论是患者主动向护士披露的，还是护士无意中发现的，护士都应当秉承保密原则。由于中国传统文化对于"隐私"的理解偏于狭义，多集中在个人生活私密方面，对于生病及其医疗过程的有关事情通常不认为是"隐私"，因而往往不注意保密。随着社会的发展和患者法律意识的增强，相关的法律纠纷日渐增多。护士一定要注意改变以往对于隐私的狭义理解，将患者的诊断、治疗过程与其他生活方面的隐私同样看待，恪守保密原则，不在医疗护理范围之外进行扩散。

2. 不伤害原则　这是不容逾越的医学伦理的底线，任何行为都不能对患者的身体和心理造成伤害。从沟通的角度讲，通常造成伤害的不是躯体，而是心理，即所谓"恶语伤人"。

3. 公平原则　每一个人都具有平等合理享受卫生资源或享有公平分配的权利，享有参与卫生资源的分配和使用的权利。无论患者身份高低、贫贱富贵，都应当公平地受到关注。

4. 有利原则　一切针对患者的临床护理决定和行为，都应当以患者的利益为中心，最大程度地保护患者的利益。

二、现行法律

2008 年 5 月 12 日开始施行，2020 年 3 月修订的国务院令第 726 号《中华人民共和国护士管理条例》的有关规定如下：

第十七条：护士在执业活动中，发现患者病情危急，应当立即通知医师；在紧急情况下为抢救垂危患者生命，应当先行实施必要的紧急救护。

护士发现医嘱违反法律法规、规章或者诊疗技术规范规定的，应当及时向开具医嘱的医师提出；必要时，应当向该医师所在科室的负责人或者医疗卫生机构负责医疗服务管理的人员报告。

第十八条：护士应当尊重、关心、爱护患者，保护患者的隐私。

第三十一条：护士在执业活动中有下列情形之一的，由县级以上地方人民政府卫生主管部门依据职责分工责令改正，给予警告；情节严重的，暂停其 6 个月以上 1 年以下执业活动，直至由原发证部门吊销其护士执业证书：

（一）发现患者病情危急未立即通知医师的；

（二）发现医嘱违反法律法规、规章或者诊疗技术规范的规定，未依照本条例第十七条的规定提出或者报告的；

（三）泄露患者隐私的。

伦理和法律是约束护理工作日常行为的两个基本力量，两者相辅相成。伦理应当成为护士个人修养的一部分，而法律则应当成为日常护理工作中能够经常自觉意识到的自我约束。一般情况下，违背伦理的行为都会受到法律的进一步约束，比如泄露患者的隐私违背了保密原则，完全有可能受到法律的制裁。但临床中经常出现伦理和法律两难，以及伦理本身两难的情况，比如依法报告和依法保密就是两个经常面临的问题，此时沟通技巧就成为连接伦理和法律的桥梁，成为应对和解决两难境地的有效方法。比如一位车祸外伤骨折患者与护士建立了相互信任的关系，他对护士透露了自己曾吸毒，同时希望护士保密。依照伦理原则应当为他保密，依照有利原则和相关的法律规定，应当立即告知医生、家属等，此时沟通技巧就成为解决这个两难问题的重要手段。什么事情应当报告，什么事情应当保密，在什么情况下需要报告或者保密，都是在实际工作中需要经常进行讨论的问题。在目前的医疗环境中面临法律和伦理两难的情况下，沟通技巧是连接法律和伦理的桥梁，而法律规定是行为的底线。

三、心理学基础

护患沟通需要对患者的心理状态有深入了解，同时有赖于护士自身的心理健康水平。

（一）患者的心理特点和心理需求

1. 应激反应　生病对于绝大多数人来说都是一个确定的应激事件，都会产生不同程度的心理反应，比如沮丧、担心、焦虑、恐惧、抑郁等，严重者还可能出现符合精神障碍诊断标准的应激障碍。应激反应的程度与疾病性质、起病形式、病程与预后、患者的性格特点、应对方式、社会和家庭的支持等多种因素有关。

2. 角色转换　患者住院后，无论他以前的身份是什么，此时都转变为患者。一些患者很难适应这种身份的转变，在病房里依然按照他原来的角色进行交流，护士应当首先理解他的身份，在沟通中充分予以尊重，帮助他逐渐接受新的身份，否则就会在沟通中出现矛盾。

3. 信息需要　患者迫切需要知道与疾病有关的一切信息，从伦理和法律的角度，患者及其家属拥有知情权。在实际工作中，护士应当明确哪些是需要医生来与患者进行沟通的，哪些是可以由护士与患者进行交流的，通过医护之间的密切配合，最大程度地满足患者的这种心理需求。多数情况下，当患者得到充分的信息后，会更加积极主动地配合护理和治疗。

4. 被尊重和关注的需要　身体和心理都处于特殊状态下的患者，比平时更需要被尊重和关注。有些患者在接受护理时，有意无意地摆架子、出难题，这并非他们不配合护理，而是希望被关注的心理使然。护士应当充分理解患者的这种心理活动，一如既往地表现出对他的尊重和关注，很快就能赢得患者的尊重。

（二）护士的心理素质与心理状态

1. 共情能力　共情也称"同理心"，是一个心理学概念，指的是深入别人的内心，站在对方的角度来认识其思想，体验其情感，并产生共鸣。用通俗的话讲，就是"换位思考""将心比心"，这是护士的基本职业素质。同情心是共情的一部分，但远远不是共情。同情是一种情绪的表达，而共情是全方位地站在对方的角度来理解其思想、感情、行为，从而指导自己的认知、感情和行为的过程。比如一个身患癌症的患者多次向护士发脾气，提出不合理的要求。如果只有同情心，则这种同情很快就被她的脾气所淹没，并会影响到护士自身的情绪，产生不耐烦、厌恶，甚至愤怒，造成情感交流中的恶性循环。如果换位思考和理解，则能够调整自己的心态和行为——如果我像她那样身患癌症，夫妻不和，最近下岗，女儿要嫁人……我需要什么？希望什么？我需要的，就是患者需要的，这样就能从言语、行为上给予患者最大的支持，从而建立良好的护患关系。因此在改变护理观念的行动中要大力提倡"假如我是患者"的换位思考。

共情在护患关系中发挥作用，可以分为几个层次：

（1）护士换位思考和体验，感受和理解患者的情感和需求；

（2）护士通过言语和行为，表达对患者的感受和理解；

（3）患者感受到护士的理解，并产生积极的反馈；

（4）护患双方产生思想和情感的共鸣，表现为行为上的密切配合和默契。

2. 心理保健能力　护士的心理状态不仅影响患者的治疗和康复，而且影响整体护理质量以及护士的身心健康。关注护士的心理保健是建立良好的护患关系的重要环节。医疗机构应当积极开展护士心理保健培训，护士也应当积极接受培训，提高自我心理保健能力，保持心理健康状态。

第三节　影响护患沟通的因素

在临床工作中，影响护患沟通的因素很多，有患者方面的因素，也有护理人员自身方面的因素，还有环境因素等。

一、患者方面的因素

1. 生理因素　年龄（老年人可能存在听力、视力方面的障碍）、性别（如隐私方面的问题不愿和异性交流）、躯体的疼痛不适（如服药后疲乏）以及注意力不集中、言语表达不清、伴有的躯体疾病等都会影响护患沟通。

2. 心理因素　不同的疾病诊断和疾病的严重程度影响护患沟通。由于精神症状的影响，患者不能准确表达自己的观点和想法，也可能由于思维紊乱、词不达意，使护士无法理解患者的思想，还有可能由于自知力缺失或木僵状态，患者拒绝沟通。另外，焦虑、紧张、抑郁、悲伤、愤怒等情绪也会影响沟通。

3. 社会因素　不同的文化背景、知识水平、风俗习惯、语言种类、语言运用能力等使护患双方对沟通内容的理解也会产生差异。

4. 期望值过高　患者对护患双方的权利与义务缺乏了解，对护理效果期望值过高，也会影响沟通效果。

二、护士自身方面的因素

1. 耐心热情的态度　富于热情和耐心，会让患者感到和蔼可亲，产生信任，愿意对护士敞开心扉，畅所欲言。

2. 护士的知识面及操作水平　护士具有扎实的专业知识和操作水平，言谈举止中能自然流露，一开口就言简意赅、抓住重点，充满自信，能很快取得患者的信任和尊重。如护士专业技能、沟通技巧不熟练，加之知识面窄，无法满足患者的要求，则难以得到患者的信赖，将妨碍护患之间的良性沟通。

3. 护士的心理素质、身体素质及表达能力　一个情绪不稳定、心理不健康、身体处于亚健康状态的护士很难与患者有效沟通。护士在接触患者前，应该首先调整好自己的情绪，以免其不良情绪影响患者。注意保持谈话双方的平等地位，护士应避免审讯式的提问、过多地发表自己的意见或观点、说话直来直去。这些都会使患者产生被审问、被批评的感觉，或感到自己无知和无能力，从而阻碍与护士的交流。也要注意切勿不切实际的保证和与事实不符的形容与赞美，避免与患者争论和对患者进行说教。

4. 与患者沟通前的计划　护士在与患者沟通前未做好准备，无计划，使谈话零散、无重点，让患者感到护士不是真心想与之交谈，或认为护士根本不了解他，因而不愿意交谈。

5. 护士的非语言交流技巧　护士的仪表，是一种无声的语言。整齐的服装，大方的仪态，恰当的举止，可以使患者感到安全和可信赖；微笑的表情可以使患者感到被尊重；恰当的手势配合可以提高表现力和感应力。如当患者在病室大声喧哗时，护士做示指压唇的手势凝视对方，要比以口语批评喧闹者更为有效。

三、环境因素

外界的噪声、光线过强或过弱、温度过热或过冷、令人不悦的味道，无保护患者隐私的环境或有其他人在场等，都会影响与患者的沟通效果。

第四节　护患沟通的执行和技巧

国内外研究中的护患沟通的执行要素包括：沟通的计划和准备，沟通的启动，收集信息，给予信息，获得并理解患者的观点，结束。在沟通过程中主要运用的技巧有：注意外表，有礼貌地称呼对方，注意运用非言语交流，耐心倾听，鼓励患者反映情况，较好地运用反应技巧，良好的语言技巧等。结合护患沟通技巧的内容和操作程序，本章将护患沟通的执行程序确定为4个阶段：准备阶段，开始阶段，深入阶段，结束阶段。主要阐述5个基本技巧：共情，非言语沟通，观察，倾听，说话。

一、护患沟通的执行

（一）准备阶段

1. 仪表准备　第一印象往往至关重要，护士给患者的第一印象经常主导患者在随后的护理沟通中的态度，而且较难改变。仪表有静态的，如衣着整洁得体、头发、手部等暴露部位清洁等。首饰要符合身份，一般情况下，手上尽量不要戴饰品。动态仪表如站姿挺拔、行走从容、表情温和亲切等。

2. 心态准备　要保持良好的精神状态。如果心情实在不好而且自己无法调整，则应当向上级和同事求助，或者找心理保健专业人员帮助。

3. 环境准备　要保持安全、安静、清洁的环境。不要经常在谈话中被打扰，如接电话、被人叫走等。

4. 从打招呼开始　不要以床号或病历号招呼患者，也不宜直呼其名。可以询问患者平时别人怎样称呼他。打招呼时要有友善的目光接触。

（二）开始阶段

在开始阶段主要运用非言语沟通、观察、倾听、共情技巧。此阶段首要的沟通目的是建立护患之间的相互信任关系，另外一个重要目的是通过仔细的观察和耐心的倾听，初步了解患者的核心问题和需求，同时运用共情来理解其问题和需求。在开始阶段注意不要急于解释和提问。一个基本的原则是在你充分倾听之前，在患者感到充分表达或者发泄之前，在你充分了解和理解患者的言语、情感和行为之前，不要过早说话，更不要过早地开始解释或者表态。当然，需要开门见山地表明态度的特殊情况除外。

（三）深入阶段

深入阶段是沟通的主要阶段，几乎所有的沟通技巧在这个阶段都有所运用。此阶段的主要沟通任务是深入了解与沟通主题有关的所有信息，并理解这些信息对于护理的价值，作为最后决定的依据。在此阶段要继续认真地观察和倾听，运用共情来理解患者的需求，恰当地表达和反映自己对于患者的理解。在恰当的时机用合适的提问来澄清问题。对于明显偏离主题的谈话，要运用言语和行为的沟通技巧进行必要的控制和引导。

（四）结束阶段

结束阶段运用总结、核实、反馈技术与患者交流沟通的成果，应保留继续沟通的渠道。

二、护患沟通的基本技巧

1. 共情　详见本章第二节的相关论述。

2. 非言语沟通　包括表情、眼神、身体姿势、手势、语音语调语速、手的接触。眼睛是"心灵的窗户"，目光交流是任何沟通都不可缺少的技巧。表情、姿态、语调等，综合表现出来就反映了态度。患者对护士的态度所传达的信息的敏感甚至超过对言语信息的理解程度。一般来说，护士的手与患者身体的接触要多于医生，清洁温暖的手给患者很好的感觉。患者悲痛时，无声的抚摸是最好的安慰；患者紧张害怕时，握住他的手是最好的安全保证。

3. 观察　观察的重要性无论怎样强调都不过分，但是在实际工作中却最容易被忽视。观察是沟通的开始，也是判断护理风险的开始。有经验的护士从看见患者的第一眼就能正确判断出他（她）的情绪状态、护理难度等，从而及时调整自己的心态，采取最合理有效且安全的护理沟通方式。观察的内容包括患者的表情、眼神、姿势、说话与交流方式、穿着服饰、意识和一般躯体、精神状态等。每一项观察的结果对于护理及沟通都有实际的意义。另外还要注意对于家属和陪护者的观察，善于发现家庭、社会、心理因素，这对于建立良好的护患关系、预防护理风险具有很大意义。

4. 倾听　希望他人倾听是人性的需求，耐心的倾听是建立信任的最简单有效的方法，也是了解患者的心理状态和需求的最直接途径。倾听除了听取患者讲话的声音并理解其内容外，还需注意其音调、表情、体态等非言语行为所传递的信息。倾听还要与非言语交流相结合，恰当地反应和反馈，如变换表情和眼神，点头作"嗯、嗯"声等。倾听可以给患者表达自己意愿的机会，创造良好的气氛，使患者感受到与你的沟通愉快且获得尊重。但做一个安静的倾听者不是一件容易的事情，护士可能因自身的焦虑，或急于提供自己的意见而打断患者的谈话。与人沟通，首先要学会有耐心，带着同理心去听，顾及对方言谈、措词的意义，而且不随意中断对方的谈话，能全神贯注，有目光接触，适时地点头表示回应。这样，就能无形中传递你对患者的尊重，也鼓励了患者继续言语表达。

5. 说话　首先在语音、语调上要给人以温暖的感觉。语言内容应简洁易懂，尽量不用专业术语，就像日常生活中心情舒畅地与朋友聊天一样，不用生冷硬的伤人言语。

第五节　应对冲突危机的沟通原则

护患冲突是护患交往过程中发生的障碍，也是护患交往过程中的产物。护患冲突是影响护患关系正常发展的一种客观状态。护士在临床第一线工作，经常面对与沟通有关的冲突危机情景。尽管处理方式和参与的人员不同，但基本原则是一致的。

1. 正确使用降级技术　使用化解精神疾病患者愤怒和降低患者攻击行为的心理护理技巧，如言语沟通等。

2. 保证人员安全　所采取的安全措施不能激惹患者。对于护士个人来讲，观察是保证安全的第一道防线，冷静是第二道防线。

（安凤荣）

第三章 精神障碍的病因与分类

第一节 精神障碍的概念与病因

一、概述

精神障碍（mental disorder）是指在生物、心理和社会因素影响下引起的一系列临床可识别的精神活动紊乱，包括认知、思维、情感和行为等异常，会带来痛苦或影响个人功能，不包括没有个人功能障碍的社会偏离或冲突。

精神障碍病因复杂，目前其病因尚未被完全阐明。尽管遗传因素在精神障碍的发生中起重要作用，但遗传学并未发现某个基因的改变能直接导致某种精神障碍的发生。流行病学研究也发现精神障碍的发生与某些环境因素相关。目前有关共识认为精神障碍是生物学因素和心理社会因素交互作用的结果。

二、精神障碍的生物学因素

（一）遗传因素

精神障碍是由生物学和心理社会因素交互作用而产生的复杂性疾病，遗传因素是其中重要的生物学因素。尤其对于发育性障碍，研究提示遗传因素在其发病过程中起着至关重要的作用，如孤独症谱系障碍遗传度（heredity）高达 0.90，注意缺陷多动障碍的遗传度为 0.76。重性精神障碍精神分裂症和双相障碍的遗传度也高达 0.80（表 3-1）。

表 3-1 常见精神障碍的遗传度

疾病	遗传度
孤独症谱系障碍	0.80 ~ 0.90
精神分裂症	0.80
双相障碍	0.80
注意缺陷多动障碍	0.76
抑郁障碍	0.40
广泛性焦虑障碍	0.40
强迫障碍	0.27 ~ 0.49
酒精依赖	0.51 ~ 0.65（男性）；0.48 ~ 0.73（女性）

既往双生子及寄养子的研究发现不同的精神障碍遗传度不同。这些遗传度的发现使得不少学者认为精神障碍的遗传风险可能仅由为数不多的一些基因来决定。尽管已经对精神障碍的相关易感基因做了大量研究，但在过去数十年的有关精神障碍候选基因研究中，只有小部分可以得到验证，对各种精神障碍的确切遗传机制仍知之甚少。精神障碍遗传学研究进展的一大屏障是精神障碍病因极其复杂，且异质性强。多种遗传易感因素和环境易感因素发生复杂的交互作用，进而导致人体多条功能通路的基因、蛋白质、神经环路功能紊乱，最终导致精神障碍的发生。

全基因组关联研究（genome-wide association study，GWAS）分析发现在精神分裂症、抑郁障碍、双相障碍和神经性厌食患者中 miRNA 结合节段变异体（MBSVs）丰富，尤其是 miRNA 家族的靶基因中，包括 miR-335-5p、miR-21-5p/590-5p、miR-361-5p 和 miR-557，并且 miR-323b-3p 的 MBSVs 与精神分裂症风险呈显著相关，精神分裂症和双相障碍的突触基因集 MBSVs 之间存在关联。不同人群中的候选基因研究发现一些基因位点与不同精神障碍之间存在关联，如精神分裂症断裂基因 1（disrupted in schizophrenia 1，*DISC1*）与精神分裂症存在关联，多巴胺受体基因 4（dopamine receptor D4，*DRD4*）和 *DRD5* 与注意缺陷多动障碍存在关联等。

但遗憾的是，目前诊断标准下的疾病作为表型的分子遗传学研究效能仍然较为低下且难以重复。精神障碍与遗传因素关系密切，但是遗传因素如何导致这类疾病的发生，遗传因素与环境因素如何相互作用的，目前尚不明确，仍需要进一步的研究。如果我们能找到致病基因，则能进一步了解大脑发育如何被改变，也能找到更多干预精神疾病的有效方法。

（二）神经生化因素

神经递质传递异常在精神障碍的病理机制中起重要作用，大多数抗精神病药、抗抑郁药、抗焦虑药都是通过改变神经递质传递而发挥治疗作用的。神经递质包括单胺类、乙酰胆碱、氨基酸类、神经肽类等。其中，单胺类神经递质包括去甲肾上腺素（norepinephrine，NE）、多巴胺（dopamine，DA）、5- 羟色胺（5-hydroxytryptamine，5-HT）。

多巴胺系统与人类的精神活动密切相关。多巴胺系统功能异常假说认为精神分裂症的发病与 DA 功能异常有关。中脑边缘系统 DA 功能亢进可能与精神分裂症的阳性症状有关，前额叶 DA 功能不足可能与精神分裂症的阴性症状及认知损害有关。单胺假说认为抑郁障碍是由于 5-HT 和 NE 等功能下降导致的。选择性 5-HT 再摄取抑制剂（selective serotonin reuptake inhibitors，SSRIs）在治疗抑郁障碍中的作用被广泛认可，5-HT 系统能有效调整情绪、睡眠、饮食等，而这些方面的紊乱都是抑郁障碍常见的临床表现。利舍平（利血平）可以耗竭 5-HT 和 NE 导致抑郁。但这些神经递质都不是独立的，它们之间通过多种配体 - 受体间的作用而相互影响，在精神疾病的发生中起着复杂且重要的作用。未来仍需要更多的研究去证实和阐明神经递质在不同精神疾病中如何发挥作用。

（三）神经影像学研究

神经成像技术可以无创地观察大脑结构和功能，已在精神疾病中广泛应用。如已有大量神经影像学研究发现注意缺陷多动障碍患者存在大脑结构和功能异常。研究发现精神分裂症患者不仅存在大脑组织总体积变小、脑脊液容量增加、灰质体积变小，各脑区之间还普遍存在功能连接异常。双相障碍青少年患者脑容量减小或保持稳定，健康青少年则增加，青春期杏仁核体积减小可能与早发型双相障碍相关，而成人双相障碍患者存在皮质变薄和脑结构异常；功能神经影像学提示双相障碍患者额叶纹状体环路过度激活。但目前研究结果仍存在不一致性，有待于更多结构和功能影像学的研究以进一步阐明精神障碍的发病机制，并为更有效的治疗提供科学依据。

三、精神障碍的心理社会因素

（一）应激

应激事件多种多样，小到日常的家庭冲突、人际矛盾、考试失利、工作压力，大到危及人身安全的身体攻击、强奸，甚至地震、海啸等自然灾害。应激与多种精神障碍的发生有关。应激事件的共性是负性的，有时超过了个人所能承受的强度，给个体带来压力。尽管精神分裂症、双相障碍等是生物学因素影响比较强的疾病，但仍然与应激有很大关系，如应激事件可能是患者起病的诱因，也会在一定程度上加重病情或导致疾病复发。应激事件与抑郁障碍的发生关系密切。研究发现抑郁障碍患者经历的应激事件是普通人的 2.5 倍，80% 的患者抑郁发作前都有应激事件。

与精神分裂症或情感障碍相比，急性应激障碍和创伤后应激障碍（post-traumatic stress disorder，PTSD）与应激关系更密切。急性应激障碍在遭遇强烈的精神应激数分钟至数小时之内起病，持续时间相对短暂，多在几天到一周内消失，部分患者可持续 1 个月，临床表现差异很大，缺少特异性，分离性木僵、激越都可能出现。PTSD 是个体面临异常强烈的应激后延迟出现或持续存在的一类应激障碍，重大创伤性事件是 PTSD 发生的基本条件，患者主要表现为创伤性再体验症状、高度焦虑、回避创伤性事件相关的场景。此外，分离性障碍也常在应激事件后起病。总之，应激在精神障碍的发生、发展中起重要作用，并且应激事件存在与否与精神障碍的预后密切相关。

（二）家庭环境因素

除了应激外，家庭环境因素也与精神疾病的发生发展有一定关系，尤其对儿童。儿童的应对能力远未达到成人水平，某些小的家庭生活事件也可能带来精神创伤，如家庭暴力、亲子关系不良、同胞关系不良、被忽视、被虐待。家庭环境可能在抑郁障碍的发生中起重要作用。研究发现父母的抑郁症状、家庭凝聚力、家庭表达能力是儿童抑郁障碍的显著预测因子，当父母抑郁症状较轻时，家庭凝聚力和表达能力可以减少儿童的痛苦感，良好的家庭环境有助于降低抑郁障碍的发生。

（三）气质与人格

在精神病学中，人格即性格。性格（character）指个体对现实的态度和行为方式中比较稳定的、具有核心意义的个性心理特征。气质是个体典型的、稳定的心理过程中动力方面的特点，这些特点以同样的方式表现在各种活动中，不以活动的内容、目的和动机为转移。遗传因素和家庭环境因素共同影响着个体的气质与人格，而气质与人格与精神障碍关系密切。某些气质特征与抑郁障碍的发生相关，如容易情绪化、负性认知模式或行为方式，遇到事情容易情绪不稳定或感到自责，这样的个体会容易产生负面情绪。具有表演性人格的个体更容易患分离性障碍。

　　精神障碍的发生发展与多种因素相关，任何一种因素都很难完全解释疾病的发生，这些因素交互作用并非简单的叠加。具有高危遗传因素的个体暴露于不良的心理社会因素中，最终才可能导致疾病的发生。

第二节　精神障碍的分类与诊断原则

一、国际疾病分类系统

　　精神障碍的诊断分类有漫长的历史。18世纪末基于对精神障碍患者管理的需要及对临床观察的现象学描述，法国精神病学家皮奈尔将精神障碍患者分为四类：狂症、郁症、呆症、白痴。19世纪初，现代精神病学之父德国精神病学家克雷丕林（Kraepelin）提出了早发性痴呆（精神分裂症）、躁郁症和妄想狂的诊断分类，将精神分裂症和躁郁症作为两个独立的疾病单元。1900年在巴黎召开了第一次国际疾病死因分类修订会议，形成了第1版《国际疾病分类》（international classification of diseases，ICD）。每隔10年左右，法国政府支持修订一次。

　　1948年世界卫生组织（WHO）成立后，进行了第6次ICD的修订，也是在这一版中、精神疾病首次被纳入，第5章为"精神病、神经症和人格障碍"。1989年ICD-10获得通过，1993年1月1日起生效。32个国家参与了ICD-10的制定，我国的精神病学家也参与了这项工作。ICD-10完善了精神障碍的分类。2002年我国正式使用ICD-10进行疾病和死亡原因的统计分类，其中第5章为精神障碍。

　　2019年第72届世界卫生大会审议通过了ICD-11修订本。2022年2月11日，世界卫生组织（WHO）官网发布消息：ICD-11正式生效，ICD-11的最新版本于同一天线上发布。ICD-11简化了编码，首次采用全数字化版本，便于医务人员使用。ICD-11中文版线上网站（icd11.pumch.cn）已正式运行。

　　2023年6月由人民卫生出版社正式出版了《ICD-11精神、行为与神经发育障碍临床描述与诊断指南》纸质版本。

　　ICD-11包括各科疾病，其中第6章是关于精神、行为与神经发育障碍的分类，本章主要包括以下内容：

　　神经发育障碍，包括智力发育障碍、发育性言语和语言障碍、孤独症谱系障碍、发育性学习障碍、发育性运动协调障碍、注意缺陷多动障碍、刻板运动障碍、其他特定神经发育障碍等。

　　精神分裂症和其他原发性精神病性障碍，包括精神分裂症、分裂情感性障碍、分裂型障碍、急性短暂性精神病性障碍、妄想障碍、原发性精神病性障碍症状、其他特定的原发性精神病性障碍等。

　　紧张症，包括与其他精神障碍相关的、由物质或药物诱发的、继发性紧张性综合征。

　　心境障碍，包括双相及相关障碍、抑郁障碍等。

　　焦虑及恐惧相关障碍，包括广泛性焦虑障碍、惊恐障碍、场所恐惧症、特定恐惧症、社交焦虑障碍、分离焦虑障碍、选择性缄默症等。

强迫及相关障碍，包括强迫障碍、躯体变形障碍、嗅觉牵连障碍、疑病症、囤积障碍等。

应激相关障碍，包括创伤后应激障碍、复合性创伤后应激障碍、延长哀伤障碍、适应障碍、反应性依恋障碍、脱抑制性社会参与障碍等。

分离性障碍，包括分离性神经症状障碍、分离性遗忘症、出神障碍、附体出神障碍、分离性身份障碍、部分分离性身份障碍、人格解体 - 现实解体障碍等。

喂养及进食障碍，包括神经性厌食、神经性贪食、暴食障碍、回避 - 限制性摄食障碍、异食癖、反刍 - 反流障碍等。

排泄障碍，包括遗尿症、遗粪症。

躯体痛苦和躯体体验障碍，包括躯体痛苦障碍、身体完整性烦恼等。

物质使用和成瘾行为所致障碍，包括物质使用所致障碍、物质所致精神障碍、物质风险性使用、成瘾行为所致障碍。

冲动控制障碍，包括纵火狂、偷窃狂、强迫性性行为障碍、间歇性暴怒障碍等。

破坏性行为或去社会障碍，包括对立违抗障碍、去社会品行障碍等。

人格障碍及相关人格特质，包括人格障碍、突出显著的人格特质或模式。

性欲倒错障碍，包括露阴障碍、窥视障碍、恋童障碍、强制性性施虐障碍、摩擦障碍等。

做作障碍，包括对自身的做作障碍、对他人的做作障碍等。

神经认知障碍，包括谵妄、轻型神经认知障碍、遗忘障碍等。

影响归类他处的障碍或疾病的心理行为因素。

与归类他处的障碍或疾病相关的继发性精神行为综合征。

二、美国精神障碍分类系统

1918 年，由美国医学心理协会，即美国精神病学协会（american psychiatry association，APA）的前身和国家精神卫生委员会制定，列出 22 个障碍在所有精神服务机构收集的统计数据，形成了美国的第一个精神病学疾病分类学标准，即《精神疾病诊断与统计手册》（diagnostic and statistical manual of mental disorders，DSM）。1952 年 APA 又制定了修订版即 DSM-Ⅰ。1968 年的 DSM-Ⅱ做了少数诊断词汇的修改，没有实质性改变。1980 年，DSM-Ⅲ中的诊断标准有明确的可操作性，淡化了病因学诊断分类。1987 年修订了一版 DSM-Ⅲ-R。1994 年 DSM-Ⅳ正式出版。2013 年 DSM-5 正式出版，来自 13 个国家的 400 余位精神病学家参与了修订。疾病分类与编码尽量与 ICD-11 保持一致。

DSM-5 包括以下 3 个部分以及附录。

第一部分：DSM-5 基础。本部分简单介绍了 DSM-5 的目的、结构、内容及使用方法。

第二部分：诊断标准及编码。DSM-5 手册中列举的精神障碍诊断标准及分类，这部分的内容具有临床价值，但并不能作为精神障碍的官方诊断。

第三部分：新的测量工具及模型。本部分介绍了新的评估工具、与文化相关的评估、评估人格障碍的其他模型和需要进一步研究的临床情况。

与 DSM-Ⅳ 相比，DSM-5 取消了 5 轴诊断，将 DSM-Ⅳ 中的 5 轴诊断内容放到每类疾病当中。DSM-5 疾病诊断新增了 15 个，删除了 2 个，合并 28 个。主要包括以下 20 大类精神障碍：

第 1 章　神经发育障碍

第 2 章　精神分裂症谱系及其他精神病性障碍

第 3 章　双相及相关障碍

第 4 章　抑郁障碍

第 5 章　焦虑障碍

第 6 章　强迫及相关障碍

第 7 章　创伤及应激相关障碍

第 8 章　分离障碍

第 9 章　躯体症状及相关障碍

第 10 章　喂食和进食障碍

第 11 章　排泄障碍

第 12 章　睡眠 - 觉醒障碍

第 13 章　性功能障碍

第 14 章　性别烦躁

第 15 章　破坏性、冲动控制和品行障碍

第 16 章　物质相关和成瘾障碍

第 17 章　神经认知障碍

第 18 章　人格障碍

第 19 章　性欲倒错障碍

第 20 章　其他精神障碍

三、精神障碍的诊断原则

躯体疾病可以根据病因学、病理解剖特点及临床表现进行分类，但目前精神疾病仍缺乏特异性的病因学和病理学依据。无论是 ICD-11 还是 DSM-5，精神疾病的分类标准都不是病因学。精神障碍主要依据病史和精神检查获得的信息，首先确定患者的症状（symptom），并归纳为临床综合征（syndrome），即症状学诊断。然后，结合疾病的病程特点和起病因素等，按照诊断分类系统标准，进行临床诊断，并与有类似临床表现的疾病相鉴别，最终做出结论性诊断（diagnosis）。即遵循"症状 - 临床综合征 - 疾病诊断"的诊断原则。

但遗憾的是，并不是每一种精神疾病都存在独有的特征性症状，多数精神疾病都存在类似的临床症状，但不同疾病的临床综合征有所差异。

以 ICD-11 为例，每一类精神障碍都有相应的临床描述、诊断要点、鉴别诊断和排除标准。

四、精神障碍的诊断工具

（一）DSM-Ⅳ轴Ⅰ障碍的定式临床检查

定式临床检查（structured clinical interview for diagnosis，SCID）是美国 Michael First 等专为 DSM-Ⅳ配套而设计的半定式诊断量表，供精神科医生使用。SCID 中文版的量表协作组曾组织过效度和信度的评价以及专门的培训班。SCID-Ⅰ有两种版本，即 SCID-Ⅰ/R 研究版（SCID-Ⅰ/R）和 SCID-临床版（SCID-CV）。前者又分为用于检查患者的 SCID-Ⅰ/P、用于筛查患者的 SCID-Ⅰ/P 筛查版（SCID-Ⅰ/P/PSYCOTIC SCREEN），以及用于检查非患者的 SCID-Ⅰ-NP 三种。

（二）简明国际神经精神检查表

1990 年，美国 David Sheehan 和欧洲 Lecrubier Y 等联合基于 DSM-Ⅳ和 ICD-10 中精神障碍的诊断而设计了简明国际神经精神检查表（mini-international neuropsychiatric interview，MINI），这是一个简短结构式诊断交谈问卷，问卷条目明确具体，由精神科医生进行结构式精神检查，完成一份常规 MINI 问卷大约需要 15 min，适用于多中心临床试验和流行病学研究。

（三）儿童精神疾病诊断问卷

1. 学龄儿童情感障碍和精神分裂症问卷　学龄儿童情感障碍和精神分裂症问卷（the schedule for affective disorders and schizophrenia for school age children-present and lifetime version，K-SADS-PL）是一个半定式诊断检查工具，用于评定儿童和青少年当前以及既往精神障碍史，评定依据为 DSM-Ⅲ-R 和 DSM-Ⅳ。有探查问题和客观标准评定具体症状，每个问题并不一定必须照式照样询问，而是提供一种方法以收集每个条目所需要的必要信息。检查者可以根据孩子的发育水平调整询问方式。该工具可以对儿童期行为障碍、情感障碍、精神病性障碍等常见的精神病理现象进行诊断。初步测试显示，K-SADS-PL 的评定者间一致性为 93% ~ 100%，各类常见精神障碍的重测信度 k 系数范围为 0.63 ~ 1.00。

2. 儿童临床诊断性会谈量表　儿童临床诊断性会谈量表（clinical diagnostic interview scale，CDIS）由美国儿童障碍工作组编制。中文版已经由杨莉、王玉凤翻译和修订，初步测试灵敏度 97.2%，特异度 100%，重测信度 0.89。该量表以 DSM-Ⅳ诊断标准为依据，包括症状标准、病程标准、严重程度标准和排除标准，可以评定儿童期常见的精神和行为障碍，如注意缺陷多动障碍、对立违抗障碍、品行障碍、学习困难、抽动障碍、社交恐怖症、广泛性焦虑障碍、恶劣心境等。由精神科医生访谈儿童的病情知情者（父母、祖父母、教师等），广泛应用于儿童精神疾病的临床诊断和科研。

（司飞飞）

第四章 精神障碍的症状学

第一节 概　　述

一、精神障碍症状学概念

异常的精神活动通过人的外显行为，如言谈、书写、表情、动作等表现出来，称之为精神症状。研究精神症状及其产生机制的学科称为精神障碍症状学，又称精神病理学（psychopathology），它是精神医学的重要基础，掌握精神症状在临床工作中具有非常重要的意义。

二、精神症状共同特点

精神症状除了各自的特点和定义外，还有一些共同特点：
①不受患者主观意志的控制。
②症状的内容与周围客观环境不相称。
③症状带来不同程度的社会功能损害。

三、症状基本要素

描述一个症状，需要从症状的性质、内容、强度、持续时间、严重程度、与其他症状的关系、可能的影响因素、症状对情绪和行为的影响等方面进行评价。

例如：患者存在被害妄想（性质），他认为楼上的邻居想要通过下毒的方式来迫害自己（内容），这两个月来这种想法持续存在（持续时间），他很恐惧（症状对情绪的影响），甚至报警（症状对行为的影响），无法工作、整天待在家中什么都干不了（严重程度：对生活和社会功能的影响）。

第二节 常见精神症状

一、感知觉障碍

感觉是客观刺激作用于感觉器官所产生的对事物个别属性的反映，如形状、颜色、大小、质（重）量和气味等，例如，看到红色、摸到圆形、质地较硬、品尝有甜味，这些都是感觉。知觉是大脑对客观事物的各种不同属性进行综合，并结合以往的经验，形成对事物的整体印象，例如，以上红色圆形又硬又甜的信息综合起来，加上既往的学习经验和记忆，人脑形成了一个整体印象，是苹果。正常情况下感知觉与外界客观事物相一致。

（一）感觉障碍

感觉障碍（disorders of sensation）可见于多种精神障碍，包括抑郁障碍、焦虑障碍、器质性疾病所致的精神和行为障碍。

1. 感觉过敏（hyperesthesia） 是患者对外界的刺激感受性增高，如温度适宜的微风让患者感到瑟瑟发抖，或适中的电视音量感到嘈杂难忍等。

2. 感觉减退（hypoesthesia） 是患者对外界的很多刺激感受性减低，感觉阈值增高，比如患者走路的时候连拖鞋掉了都不知道。

3. 内感性不适（体感异常，senestopathia） 是患者躯体内部产生的各种难以描述、无法定位的不舒适感，比如患者觉得体内像串气或过电的感觉，但具体的部位却说不清。

（二）知觉障碍（ disturbance of perception ）

1. 错觉（illusion） 指对客观事物歪曲的知觉，比如杯弓蛇影，错把弓的影子看成蛇影。正常人疲倦时或意识障碍的患者都可以出现。

2. 幻觉（hallucination） 指没有现实刺激作用于感觉器官时出现的知觉体验，这是临床上常见的精神病性症状，常伴有妄想。根据所涉及的感官，幻觉分为幻听、幻视、幻嗅、幻味、幻触和内脏性幻觉。

（1）幻听（auditory hallucination）：最常见、诊断价值最高的幻觉是言语性幻听，患者凭空听到人说话的声音。根据声音内容可分为评论性幻听、争论性幻听、命令性幻听、思维化声，比如听到声音评价自己做事好坏（评论性）、声音为了一个问题产生争执（争论性）、声音对患者发出指令（命令性）、自己的思想变成了声音（思维化声），患者可能会表现出自语、自笑，甚至突然冲动毁物、自伤自杀。幻听是诊断精神分裂症的重要症状。

（2）幻视（visual hallucination）：较幻听少见，患者凭空看到画面或情景，比如意识障碍的患者看到猛兽来袭，精神分裂症患者凭空看到佛祖向自己微笑点头。

（3）幻嗅（olfactory hallucination）和幻味（gustatory hallucination）：通常同时出现，患者闻到难闻的气味或品尝出食物中的异常味道。可见于精神分裂症或癫痫。

（4）幻触（tactile hallucination）：患者感到皮肤或黏膜上有某种异常的感觉，如虫爬感、针刺感等，也可有性接触感，可见于精神分裂症或器质性疾病所致的精神和行为障碍。

（5）内脏性幻觉（visceral hallucination）：是患者对躯体内部某一部位或某一脏器的异常知觉体验，比如患者感到虫子从肺里穿过等，多见于精神分裂症及抑郁障碍。

幻觉按体验的来源分为真性幻觉和假性幻觉。

①真性幻觉（genuine hallucination）：患者体验到的幻觉形象鲜明，如同外界客观事物形象一样，存在于外部客观空间，是通过感觉器官而获得的。

②假性幻觉（pseudo hallucination）：幻觉形象不够鲜明生动，没有清晰的定位，不是通过感觉器官而获得，比如肚子里有说话的声音。

3. 感知综合障碍（psychosensory disturbance）　患者对客观事物整体的感知是正确的，但对这一事物的某些个别属性，如形状、大小、位置、距离及颜色等的感知与实际情况不符，比如患者可能看到自己的鼻子变大了、舌头变黑了，见于精神分裂症、抑郁障碍、器质性疾病所致的精神和行为障碍等。

二、思维障碍

思维是在感觉和知觉的基础上产生的，通过对事物的分析、比较、综合、判断、推理抽象和概括来反映事物本质。思维障碍的临床表现多种多样，主要包括思维形式障碍和思维内容障碍两大类。

（一）思维形式障碍

思维形式障碍（disorders of the thinking form）包括思维联想障碍和思维逻辑障碍。

1. 思维联想障碍

（1）思维奔逸（flight of thought）又称观念飘忽：指联想速度加快、数量增多、内容丰富生动。患者表现出说话滔滔不绝、口若悬河，他人难以打断，患者自己也体验到脑子转得快、嘴跟不上脑子。说话的主题极易随环境而改变（随境转移），也可有音韵联想（音联），或字意联想（意联）。多见于躁狂症。

（2）思维迟缓（inhibition of thought）：患者联想速度减慢、数量减少和联想困难。患者表现言语缓慢、语量减少、语音变低、反应迟钝，患者自己体验到"脑子不灵了""脑子迟钝了"，多见于抑郁障碍。

（3）思维贫乏（poverty of thought）：指联想数量减少，概念与词汇贫乏，脑子空洞无物。患者表现为沉默少语，答话时简单作答，多用"是""否"来回答，谈话内容单调空洞。见于精神分裂症、器质性疾病所致的精神和行为障碍及精神发育迟滞。

（4）思维散漫（looseness of thought）：又称思维松弛，是指患者在意识清晰的情况下，思维活动缺乏主题思想，内容和结构都散漫无序，对问话的回答不切题，尽管患者的每句话都完整通顺，意思可以理解，但上下文、前后语句缺乏联系，让听者费解。

（5）思维破裂（splitting of thought）：指概念之间联想的断裂，建立联想的各种概念内容之间缺乏内在联系，表现为患者的言语或书写内容的句子之间含意互不相关，变成语句堆积，令人不能理解。严重时，言语支离破碎，成了语词杂拌（word salad）。多见于精神分裂症。

（6）思维不连贯（incoherence of thought）：在意识障碍的背景下出现语词杂拌。

2. 思维逻辑障碍

（1）象征性思维（symbolic thinking）：患者用无关的具体概念或行动代表某一抽象概念，不经患者解释，旁人无法理解。如某患者戴上白色珍珠项链，用来表示自己身处白色恐怖中，常见于精神分裂症。正常人可以有象征性思维，如以鸽子象征和平，但这种象征是以传统和约定俗成的习惯为基础，亚文化群体能够理解，而且不会把象征当作现实。

（2）语词新作（neologism）：指概念的融合、浓缩以及无关概念的拼凑，患者会自创符号、图形、文字或语言并赋予特殊的概念，不经患者本人解释，别人难明其意。比如，患者用"犭市"代表狼心狗肺；用"+/-"代表离婚，多见于精神分裂症。

（3）逻辑倒错性思维（paralogism）：患者推理缺乏逻辑性，既无前提，也无根据，或因果倒置，推理离奇古怪，不可理解。例如，患者说"因为有机物变成了二氧化碳和水，所以我马上就要死了"，可见于精神分裂症。

（二）思维内容障碍

1. 妄想（delusion）是一种病理性的歪曲信念，具有以下特征：①思维内容缺乏客观现实基础，患者对自己的想法深信不疑，不能被事实所纠正，与其所接受的教育和所处的社会文化背景不相称；②妄想内容均涉及患者本人，总是与个人利害有关；③妄想具有个人独特性，其亚文化群体的其他人无法理解和接受。

妄想按其起源与其他心理活动的关系可分为原发性妄想（primary delusion）和继发性妄想（secondary delusion）。

原发性妄想是突然发生的，没有明显的社会心理因素，与患者当时的心理活动和所处环境毫无关系，一旦出现患者会绝对坚信。原发性妄想对诊断精神分裂症具有重要价值。继发性妄想是指在其他病态体验的基础上产生并发展起来的妄想，可继发于幻觉、情绪、异己体验、智能损害等精神障碍，其内容只是对原发障碍的解释和说明。

临床上通常按妄想的内容进行归类，常见的有：

（1）被害妄想（delusion of persecution）：是最常见的妄想，患者毫无根据地坚信周围某些人或某些团体对自己进行打击、迫害，方式多种多样，可以是施毒、监视、跟踪、造谣诽谤等。患者在妄想支配下可能会出现拒食、报警、逃跑、自卫、自伤、伤人等行为，可见于多种精神疾病。

（2）关系妄想（delusion of reference）：是患者认为环境中与他无关的事物或周围人都与他有关。比如，认为路人咳嗽是暗示患者，他人言谈举止都与自己有关，常与被害妄想伴随出现，可见于多种精神疾病。

（3）物理影响妄想（delusion of physical influence）又称被控制感：患者觉得自己的思想、情感、意志行为受到某种外界力量的控制，比如患者认为自己大脑被人用无线网络、磁场、引力波等控制，自己想法受外界的遥控。

（4）夸大妄想（grandiose delusion）：指夸大自己的才智、容貌、财富、名誉、权势和血统等，常因时间、环境、患者的文化水平和经历不同而表现各异，可见于躁狂发作、精神分裂症、器质性疾病所致的精神和行为障碍。

（5）非血统妄想（non-special descent delusion）：指患者坚信父母不是自己的亲生父母，多见于精神分裂症，为原发性妄想。

（6）罪恶妄想（delusion of guilt）又称自罪妄想：患者坚信自己犯了严重错误、不可宽恕的罪恶，应受严厉的惩罚，要求法律的制裁或自残、自杀。主要见于抑郁障碍，也可见于精神分裂症。

（7）疑病妄想（hypochondriacal delusion）：指患者毫无根据地坚信自己患了某种严重躯体疾病或不治之症，为此到处求医，即使通过反复详细的检查都无法改变患者的信念。比如患者认为肠道长有肿瘤，全身各部位均被癌细胞侵犯，心脏已经停止搏动等。

（8）虚无妄想（delusion of negation）：指患者认为"自己内脏腐烂了""脑子变空了""血液停滞了"，多见于精神分裂症、更年期及老年期精神障碍。

（9）钟情妄想（delusion of love）：指患者坚信自己被某人钟情，因此，患者采取自己的方式向对方表达爱意，即使遭到对方严词拒绝，患者仍认为是对方在考验自己对爱情的忠诚，主要见于精神分裂症、妄想障碍等。

（10）嫉妒妄想（delusion of jealousy）：指患者坚信自己的配偶对自己不忠，另有外遇。为此患者跟踪监视配偶的日常活动或偷看配偶的手机，以寻觅私通情人的证据，可见于精神分裂症、妄想障碍等。

（11）思维被揭露感（experience of being revealed）或被洞悉感：患者觉得自己的思想还未表达就已被人知道，但说不清别人怎么知道的。

其他妄想：

（12）躯体被动体验（somatic passivity experience）：在说话或活动肢体时，患者感到运动不受自己控制，而是某种无形的力量引起的运动。

（13）冲动被动体验（impulsive passive experience）：当发生某种内心冲动时，患者感到这不是他本人发动的，不是出自他的意志，而是某种无形的力量作用的结果。

（14）情感被动体验（emotional passive experience）：患者感到自己脸上的表情并不属于自己，而是某种外力强加在他身上的。

2. 超价观念（overvalued idea）　是指在一定的性格基础和强烈的情感色彩基础上，对某些事实做出超乎寻常的评价，并予以坚持而影响行为。超价观念的发生一般有事实依据，多与切身利益有关，若了解患者的生活背景则可以理解。它与妄想的区别在于没有逻辑推理错误，可以被事实纠正，具有社会可接受性，其信念可与其他人所共有，多见于人格障碍或应激相关障碍。比如，患者认为长期家庭关系不和的妻子有了其他的情人，对自己态度恶劣是因为想要逼迫自己离婚，因此跟踪妻子单位的男同事。

3. 强迫观念（obsessive idea）　或称强迫思维，指在患者头脑中反复出现毫无意义的概念或想法，明知没有必要，但无法摆脱，伴有主观的被强迫感觉和痛苦感。强迫思维可表现为反复回忆某句话或场景（强迫性回忆，比如患者反复回想自己刚才说过的那句话）、反复思索毫无意义的问题（强迫性穷思竭虑，比如患者反复思考超市那瓶酸奶价签为什么标注出 9.2 元的价格，而不是 8.2 元或 10.2 元等），脑中总是出现一些对立的思想（强迫性对立思维，比如患者认为偷东西是违法的，同时又认为偷东西是合法的），总是怀疑自己的行动是否正确（强迫性怀疑，比如患者反复怀疑没有锁门）。强迫性思维常伴有强迫性动作，多见于强迫性障碍。

三、注意障碍

注意（attention）是指个体的精神活动集中地指向于一定对象的过程。注意障碍通常有以下表现：

1. 注意增强（hyperprosexia）　为主动注意的增强，如有妄想观念的患者，对环境保持高度的警惕，总认为别人的一举一动是针对他的；有疑病观念的患者注意增强，指向身体的各种细微变化，过分地注意自己的健康状态。见于神经症、精神分裂症等。

2. 注意涣散（aprosexia）　是主动注意不易集中，注意的稳定性降低，如精神分裂症患者谈话过程中眼神游移不定，医生总是需要反复提问，但仍很难使患者注意力集中并保持。儿童多动综合征也可见该症状。

3. 注意减退（hypoprosexia） 是主动及被动注意兴奋性减弱。注意的广度缩小，注意的稳定性也显著下降。多见于神经衰弱、脑器质性精神障碍及伴有意识障碍时。

4. 注意转移（transference of attention） 表现为主动注意不能持久，注意稳定性降低，很容易受外界环境的影响而注意的对象不断转换。可见于躁狂发作。

5. 注意狭窄（narrowing of attention） 指注意范围的显著缩小，当注意集中于某一事物时，不能再注意与之有关的其他事物，见于意识障碍或精神发育迟滞。

四、记忆障碍

记忆（memory）为既往事物经验的重现，包括识记、保持、再认或回忆 3 个基本过程，按时间分为瞬时记忆、近事记忆和远事记忆。

临床上常见的记忆障碍如下：

1. 记忆增强（hypermnesia） 指对病前不能够回忆且不重要的事都能回忆起来，主要见于躁狂发作和偏执状态的患者。比如躁狂发作的患者能讲出一周前无意看到的电视剧中一段台词。

2. 记忆减退（hypomnesia） 是指记忆的 4 个基本过程普遍减退，轻者表现为回忆的减弱，如患者记不住刚见过面的人和刚吃过的饭。严重时远记忆力也减退，如回忆不起个人经历等，可见于较严重的痴呆患者。神经衰弱患者和正常老年人记忆减退都较轻。

3. 遗忘（amnesia） 指部分或全部地不能回忆以往的经历，一段时间的经历全部丧失称作完全性遗忘，仅仅是对部分经历或事件不能回忆称作部分性遗忘。

（1）顺行性遗忘（anterograde amnesia）：即紧接着疾病发生以后一段时间的经历不能回忆，遗忘的产生是由于意识障碍而导致识记障碍，不能感知外界事物和经历，如脑震荡、脑挫伤的患者回忆不起受伤后一段时间内的事。

（2）逆行性遗忘（retrograde amnesia）：指回忆不起疾病发生之前某一阶段的事件，多见于脑外伤、脑卒中发作后，遗忘阶段的长短与外伤的严重程度及意识障碍的持续时间长短有关。

（3）界限性遗忘（circumscribed amnesia）：指对生活中某一特定阶段的经历完全遗忘，通常与这一阶段发生的不愉快事件有关，又称心因性遗忘（psychogenic amnesia）。见于应激相关障碍和分离性障碍。

（4）近事遗忘（recent amnesia）与远事遗忘（remote amnesia）：对当日或近期内新发生的事情不能回忆称近事遗忘，对往事的遗忘称远事遗忘。脑器质性损害所致遗忘是先近事遗忘，随着病情发展，出现远事记忆损害或远事遗忘。

4. 错构（paramnesia） 是记忆的错误，对过去曾经历过的事件，在发生的地点、情节，特别是在时间上出现错误回忆，并深信不疑，多见于老年性痴呆、动脉硬化性痴呆、脑外伤性痴呆和酒精中毒性精神障碍。

5. 虚构（confabulation） 是指由于遗忘，患者以想象的、未曾亲身经历过的事件来填补自身经历的记忆缺损。由于患者存在严重的记忆障碍，虚构的内容自己也不能再记住，所以其叙述的内容常常变化，且容易受暗示的影响。多见于各种原因引起的痴呆。

五、智能障碍

智能（intelligence）是智慧与能力的合称，是与先天素质和后天训练密切相关的一种复杂的、综合性的精神活动，包括运用既往获得的知识和经验解决新问题、形成新概念的能力。智能涉及感知、记忆、注意和思维等一系列认知过程。临床上常常用一些简单检查来判断患者的理解能力、抽象概括能力、判断力、一般常识的保持、计算力、记忆力等方面是否存在损害。另外，可通过智力测验方法得出智商（intelligent quotient，IQ），对智能进行定量评价。智能障碍可分为精神发育迟滞及痴呆两大类型。

（一）精神发育迟滞

精神发育迟滞（mental retardation）发生在胎儿期、围产期、儿童期等大脑发育成熟阶段之前，由于遗传、染色体畸变、感染、中毒、颅脑外伤、内分泌异常、脑病和各种原因引起的脑缺氧等因素致使大脑发育受阻，智力发育停留在某个阶段上，随年龄增长，智力明显低于同龄的正常儿童。

（二）痴呆

痴呆（dementia）是指大脑发育已基本成熟，智力发育达到正常之后，由各种有害因素引起大脑器质性损害或大脑功能抑制，导致智力障碍，主要表现为创造性思维受损，抽象、理解、判断推理能力下降，记忆力、计算力下降，后天获得的知识丧失，工作和学习能力下降或丧失，甚至生活不能自理，并伴有行为精神症状，如情感淡漠、行为幼稚及本能意向亢进等。根据大脑病理变化的性质和所涉及的范围大小的不同，可分为全面性痴呆及部分性痴呆。

1. 全面性痴呆 大脑呈弥散性病理性损害，智能活动的各个方面均有减退，从而影响患者全部精神活动，常出现人格改变、定向力障碍及自知力缺乏。可见于阿尔茨海默病和麻痹性痴呆等。

2. 部分性痴呆 大脑的病变呈局限性，如侵犯大脑血管的周围组织，患者只产生记忆力减退，理解力削弱等，但其人格仍保持良好，定向力完整，有一定的自知力，可见于脑外伤后以及血管性痴呆的早期。但当痴呆严重时，临床上很难区分是全面性还是部分性痴呆。

3. 假性痴呆 在强烈的精神创伤后可产生一种类似痴呆的表现，而大脑组织结构无任何器质性损害，预后较好，可见于分离性障碍及应激相关障碍。

六、定向力

定向力（orientation）指一个人对周围环境（时间、地点、人物）的辨认能力以及自身状态的识别能力。定向障碍（disorientation）是患者对环境或自身状况的辨认能力丧失或错误，多见于意识障碍或精神发育迟滞患者。定向力障碍是意识障碍的重要标志，但有定向力障碍不一定有意识障碍，例如酒精中毒性脑病患者可以出现定向力障碍而没有意识障碍。双重定向，即对周围环境的时间、地点、人物出现双重体验，其中一种体验是正确的，而另外一种体验与妄想有关，是妄想性的判断或解释。如一患者认为医院既是医院又是监狱，或认为这里表面上是医院而实际上是监狱等。

七、情感障碍

（一）概念

情感（affection）和情绪（emotion）在精神医学中常作为同义词，它是指个体对客观事物的态度和因之而产生的相应内心体验。心境（mood）是指一种较微弱而持续的情绪状态。

（二）分类

1. 心境高涨（elation） 情感活动明显增强，表现为与环境不相符的自我感觉良好，过分地兴高采烈，喜笑颜开，眉飞色舞，有的患者称自己达到"人生巅峰"的体验。常见于躁狂状态。常伴有思维奔逸、夸大观念、活动增多等。

2. 欣快（euphoria） 患者经常面带微笑，似乎十分满意和幸福愉快，但说不清高兴的原因，表情单调刻板，难以引起周围人的共鸣，给人以痴笑的感觉，多见于脑器质性精神障碍、醉酒状态、精神发育迟滞或衰退期精神分裂症。

3. 心境低落（depression） 患者情绪低沉，整日闷闷不乐、郁郁寡欢、愁眉不展，严重者感到悲观绝望，认为自己一无是处，自责、自罪，甚至出现自杀观念和自杀企图，主要见于抑郁状态。常伴有思维迟缓、活动减少。

4. 焦虑（anxiety） 在缺乏相应客观危险的情况下，患者表现为惴惴不安、紧张恐惧，似有大祸临头，惶惶不可终日，伴有心悸、出汗、手抖、尿频等自主神经功能紊乱症状。

5. 惊恐（panic attack） 即急性焦虑发作，无明显诱因，突然体验到濒死感、失控感，伴有呼吸困难、心搏加快等自主神经功能紊乱症状，一般发作持续数分钟至十几分钟。多见于惊恐障碍。

6. 恐惧（phobia） 在面对特殊事物或身临某些场景会表现为超乎客观危险的紧张、害怕，伴有明显的自主神经功能紊乱症状，如心悸、出汗、四肢发抖、尿频，常伴随回避。

7. 情感脆弱（emotional fragility） 情感容易波动。反应迅速，有时也较强烈，比如患者看到风吹落叶就能泪流满面，难以克制，一会儿吃到了甜食显得兴奋激动，无法克制，显得喜怒无常，常见于器质性疾病所致的精神和行为障碍。

8. 情感淡漠（apathy） 患者内心体验贫乏或缺如，表情呆板，面对外界任何刺激都缺乏相应情感反应，比如一位精神分裂症患者，听闻家人病重的消息，仍然无动于衷，毫无伤感之情。

9. 易激惹（irritability） 极易因小事而引起较强烈的情感反应，表现为激动、愤怒、争吵，持续时间一般较短暂，可见于多种精神障碍，如脑器质性精神障碍、躁狂状态、精神分裂症等。

10. 病理性激情（pathological affect） 患者没有可理解的原因突然冲动，攻击他人或自身，行为残酷粗暴，后果严重，却不能自知，也不能对其发作加以控制，事后可能出现遗忘。多见于癫痫、颅脑外伤所致精神障碍，也可见于精神分裂症。

11. 强制性哭笑（forced weeping and laughing） 患者在没有任何外界因素的影响下，突然出现不能自控的哭或笑，表情奇特、愚蠢，缺乏任何内心体验。常见于器质性疾病所致精神和行为障碍。

八、意志障碍

（一）概念

意志（will）是指人们自觉地确定目标，用自己的行动克服困难、实现目标的心理过程。意志与认知活动、情感活动及行为紧密相连而又相互影响。在意志过程中，受意志支配和控制的行为称作意志行为。

（二）分类

1. 意志增强（hyperbulia）　意志活动增多。在病态情感或思维的支配下，患者可以坚持某些行为，表现出极大的顽固性，例如有嫉妒妄想的患者坚信配偶有外遇，长期对配偶进行跟踪、监视；有疑病妄想的患者反复多次进行身体检查；有夸大妄想的患者，制订很多计划，从事很多活动。

2. 意志减退（hypobulia）　指意志活动的减少，表现为动机不足，常与心境低落有关。比如一位科研工作者，病前有较大的科研成果，但生病后整日呆坐或卧床不起，严重时日常生活都懒于料理，患者自己能够体会到这种差距，从而会更为自责，多见于抑郁障碍。

3. 意志缺乏（abulia）　指意志活动缺乏，表现为对任何活动都缺乏动机和要求，生活处处需要别人督促和管理，严重时本能的要求也没有，行为孤僻、退缩，多见于衰退期精神分裂症及痴呆。

九、精神运动性障碍

（一）概念

单个简单的随意和不随意行动称为动作，一系列有联系、有目的的复杂运动称为行为，动作行为障碍又称为精神运动性障碍。

（二）分类

1. 精神运动性兴奋（psychomotor excitement）　是指动作和行为增加，可分为协调性和不协调性精神运动性兴奋。

（1）协调性精神运动性兴奋：动作和行为的增加与思维、情感活动协调一致，并和环境密切配合，患者的行为有目的性和可理解性，整个精神活动是协调的，多见于躁狂发作。

（2）不协调性精神运动性兴奋：患者的言语动作增多与思维及情感活动不相协调，患者动作单调杂乱，无动机及目的性，使人难以理解，所以精神活动是不协调的。如谵妄的患者思维可以是杂乱、片段的妄想，行为可能冲动、怪异，较正常时活动量有增加。

2. 精神运动性抑制（psychomotor inhibition）　指行为动作和言语活动的减少，包括以下症状。

（1）木僵（stupor）：指动作行为和言语的抑制或减少。患者经常保持一种固定姿势，不语、不动、不食，面部表情固定，大小便潴留，对刺激缺乏反应，如不予治疗，可维持很长时间。严重的木僵见于精神分裂症，称为紧张性木僵（catatonic stupor）。

（2）亚木僵：轻度的木僵，表现为问之不答、唤之不动、表情呆滞，但在无人时能自动进食，能自动大小便。亚木僵可见于严重抑郁障碍、应激相关障碍及器质性疾病所致的精神和行为障碍。

（3）蜡样屈曲（waxy flexibility）：在木僵的基础上出现。患者的肢体任人摆布，即使是不舒服的姿势，也较长时间似蜡塑雕像一样维持不动。如将患者头部抬高似枕着枕头的姿势，患者的头部也可以维持很长时间不落下，称为"空气枕头"。此时患者意识清楚，病好后能回忆，见于精神分裂症。

（4）违拗（negativism）：患者对于要求他做的动作不做出行为反应，称作被动违拗（passive negativism）；不但不执行，反而做出相反的行为，称作主动违拗（active negativism），例如要求患者站立时，他保持坐着，要求患者坐着时，他会起身站立。多见于精神分裂症。

（5）刻板动作（stereotyped act）：是指患者机械刻板地重复某一单调的动作，常与刻板言语同时出现。比如，患者每天除了必需的活动外，其他时间总是边走边鼓掌，有时口中还会反复说"是你吗"，行为语言没有目的。多见于精神分裂症。

（6）模仿动作（echopraxia）：是指患者无目的地模仿别人的动作，常与模仿言语同时存在，比如见到医生扶了下眼镜，患者也做出扶眼镜的动作，医生起身，患者也起身。见于精神分裂症。

（7）作态（mannerism）：是指患者做出古怪的、愚蠢的、幼稚做作的动作、姿势、步态与表情，如做怪相、扮鬼脸等。多见于精神分裂症。

十、意识障碍

（一）概念

在临床医学上，意识（consciousness）是指患者对周围环境及自身的认识和反应能力。意识障碍时，精神活动普遍抑制，表现为：①感知觉清晰度降低、迟钝、感觉阈值升高；②注意难以集中，记忆减退，出现遗忘或部分性遗忘；③思维变得迟钝、不连贯；④理解困难，判断能力降低；⑤情感反应迟钝、茫然；⑥动作行为迟钝，缺乏目的性和指向性；⑦出现定向障碍，对时间、地点、人物定向不能辨别。

（二）分类

1. 环境意识障碍

（1）意识清晰度降低

1）嗜睡（drowsiness）：在安静环境下常处于睡眠状态，较强刺激能唤醒，并能进行简短的交谈或完成一些简单的动作，刺激一旦消失又入睡。

2）意识混浊（confusion）：患者反应迟钝、思维缓慢，注意、记忆、理解都有困难，有周围环境定向障碍，能回答简单问题，但对复杂问题茫然不知所措。此时吞咽、角膜、对光反射尚存在，可出现原始动作如舔唇、伸舌、强握、吸吮和病理反射等。

3）昏睡（sopor）：患者对一般刺激没有反应，只有强痛刺激才引起防御性反射，如压眶时，可引起面肌防御反射。此时角膜、睫毛等反射减弱，对光反射、吞咽反射仍存在，深反射亢进，病理反射阳性。可出现不自主运动及震颤。

4）昏迷（coma）：意识完全丧失，以痛觉反应和随意运动消失为特征。对任何刺激均无反应，吞咽、防御，甚至对光反射均消失，可引出病理反射。

（2）意识范围缩小

1）朦胧状态（twilight state）：患者的意识活动集中于较窄而孤立的范围之内，只对范围内的体验能够感知。患者可有相对正常的感知觉，以及协调连贯的复杂行为，但表现为联想困难，表情呆板或迷惘，有定向障碍，片断的幻觉、错觉、妄想以及相应的行为。常忽然发生，突然中止，反复发作，持续数分钟至数小时，事后遗忘或部分遗忘。多见于癫痫性精神障碍、脑外伤、脑缺氧及癔症。

2）漫游自动症（ambulatory automatism）：是意识朦胧状态的一种特殊形式，以不具有幻觉、妄想和情绪改变为特征。其中，梦游症（somnambulism）又称睡行症，患者多在入睡后 1~2 h 突然起床，但并未觉醒，做些简单而无目的的动作，持续数分钟至数十分钟后突然入睡，翌晨醒来，完全遗忘。神游症（fugue）多发生于白天或于晨起时突然发作，患者无目的地外出漫游或外地旅行，持续数小时至 1 天或更长时间，突然清醒，事后有部分遗忘，见于癫痫、分离性障碍和应激相关障碍等。

（3）意识内容改变

1）谵妄（delirium）：在意识水平降低的背景上出现生动的错觉与幻觉，以幻视居多，如见到昆虫、猛兽等，伴有紧张、恐惧等情绪反应，兴奋不安，思维不连贯，喃喃自语，定向力全部或部分丧失。谵妄状态往往昼轻夜重，持续数小时或数天不等，意识恢复后可有部分或完全遗忘。见于感染、中毒、脑外伤及躯体疾病所致精神障碍。

2）梦样状态（oneiroid state）：指在意识清晰程度降低的同时伴有梦样体验。患者完全沉湎于幻觉幻想中，与外界失去联系，但外表好像清醒，对其幻觉内容过后并不完全遗忘，持续数日或数月。常见于感染中毒性精神障碍和癫痫性精神障碍。

2. 自我意识障碍

（1）人格解体（depersonalization）：患者丧失了对自我存在的真实体验，感到自己不是原来的自己，或者自己已经不复存在。例如认为自己的灵魂脱离躯体而存在，或身体两侧不属于同一机体等，可见于神经症、抑郁状态或精神分裂症。

（2）双重人格（double personality）：患者在同一时间内表现为完全不同的两种人格，例如患者一方面以甲的身份、语调、行为出现，而另一方面又以乙的身份出现，多见于分离性障碍，亦见于精神分裂症。

（3）交替人格（alternating personality）：同一患者在不同时间内表现为两种完全不同的人格，在不同时间内交替出现，多见于分离性障碍，也见于精神分裂症。

十一、自知力

（一）概念

自知力（insight）又称内省力，是指患者对自己精神疾病认识和判断的能力。自知力缺乏是精神病特有的表现，自知力完整是精神病病情痊愈的重要指标之一。

（二）自知力的判断

包含以下 3 个层次

1. 感到自己跟以前不一样了，或者跟周围大多数人不一样了。

2. 认识到这种不一样是由于患精神疾病的结果，而不是身体不适或者环境所致。

3. 认识到这种疾病状态需要治疗，而不是通过休息、改变膳食或者改变环境就能奏效。

在临床工作中，要尽可能帮助患者达到以上的 3 个层次，才可以称为"自知力完整"，否则，只能是好转。自知力不完整可能会给今后的病情复发留下隐患。

第三节　常见精神障碍综合征

精神疾病的症状常常不是孤立存在的，而是相互联系、以一组症状组合成某些综合征或症候群同时出现的。这些状态对诊断无特异性，同一状态可见于不同病因所致的疾病。在诊断尚未明确时，以某种状态来描述患者症状的主要特点，有助于诊断的深入探讨。

常见的精神状态综合征

（一）兴奋状态

兴奋状态（excitement state）为精神活动整体水平的过高或者过剩，主要表现为思维联想过程加快、情感活跃、意志行为增多。协调性精神运动性兴奋表现为思维奔逸、自我评价过高、情感高涨、意志增强，多见于躁狂状态；不协调性精神运动性兴奋表现为思维散漫甚至破裂、情感躁动不安、言语和行为杂乱无章，多见于精神分裂症。

（二）抑郁状态

抑郁状态（delusive state）下情感低落、兴趣缺乏、思维迟缓、自卑自责、悲观厌世、言语减少、动作缓慢，多见于抑郁障碍。

（三）妄想状态

妄想状态（delusive state）以妄想为主要表现内容，可以是被害、夸大、疑病、钟情等，可伴有幻听及相应的情感与行为变化。多见于妄想障碍和精神分裂症。

（四）紧张症

紧张症（catatonia）表现为木僵、违拗、被动服从、蜡样屈曲、作态，以及刻板言语、刻板动作等，有时又表现为突发的兴奋、冲动行为。见于精神分裂症。

（五）衰退状态

衰退状态（deterioration）以思维贫乏、情感淡漠、意志缺乏为核心症状，表现为言语简单、面无表情、生活懒散、无欲无求。认知功能可以有各式各样的缺陷，但不是痴呆，在临床相中也不占突出地位。见于慢性精神分裂症。

（六）强迫状态

强迫状态（obsessive state）以强迫思维、强迫意向或强迫动作为主要表现，多为重复无意义的思想、要求和行动，内心痛苦，希望摆脱却欲罢不能，见于强迫性障碍。

（七）柯萨可夫综合征

柯萨可夫综合征（Korsakov syndrome）又称遗忘综合征，表现为近事遗忘、错构、虚构和定向障碍，多见于慢性酒精中毒性精神障碍、颅脑外伤后精神障碍及其他脑器质性疾病所致精神和行为障碍。

（邱宇甲）

第五章 精神科风险评估

精神障碍患者常由于情绪的波动或精神症状的影响等原因出现各种急性事件，如暴力行为、自伤自杀行为、出走行为、噎食，不仅影响患者健康和安全，也会危害他人安全和社会秩序，应通过对潜在的风险进行全面的评估和管理，最大限度地消除不良后果。

第一节 暴力行为的防范与管理

暴力行为（violent behavior）指患者在精神疾病、心理因素、社会因素影响下，突发的伤害自己或他人、损毁财物等冲动行为，是精神障碍患者常见的临床表现，具有突发性、破坏性、隐蔽性、反复性的特点。对患者的暴力行为风险进行评估，可对潜在发生的暴力行为进行预防和管理，对他人的安全、社会秩序以及患者自身的健康和安全，具有重要意义。

一、护理评估

（一）暴力行为的主要危险因素评估

1. 疾病因素　研究发现，精神分裂症是患者发生暴力行为最常见的精神障碍，主要受幻觉、妄想影响所致。除精神分裂症患者，躁狂发作、精神活性物质所致精神障碍、人格障碍、意识障碍、精神发育迟滞患者也是冲动和暴力行为的高危人群。

2. 心理、社会学因素　患者早期的心理发育或生活经历、个体的应对方式、行为反应方式、性格特征、个人信仰、家庭支持系统等均会影响患者暴力行为的发生。许多研究均证实，既往有暴力行为史是预测是否再次发生暴力行为的重要预测因素，因为习惯用暴力行为来解决问题的个体最可能再次发生暴力行为。在评估前还需将文化、宗教和习俗差异纳入评估范围，确保风险评估客观性。

（二）暴力行为发生的征兆评估

1. 言语征兆　对环境表现出明显不满，拒绝沟通；语调及音量升高；使用言语威胁、谩骂、挑衅、抗议、质问等。

2. 行为征兆　怒目相对、频繁变换身体姿势、踱步、坐立不安、紧握拳头或用拳捶墙、扔东西及击打自己、手势威胁等。

3. 情感状态　需注意易导致暴力的情绪，如愤怒、异常焦虑、激动、失望、异常欣快或情绪不稳等。在情绪的作用下使总体唤起水平升高，如呼吸及心率加快、肌肉抽动、瞳孔扩大。

4. 意识状态　思维混乱、精神状态突然改变、谵妄状态、定向力差等也提示暴力行为可能发生。

（三）暴力行为的评估工具

研究发现，攻击行为多发生在入院后 1 周内，因此对新入院患者的风险评估尤为重要。临床常用的是护理三级评估，即责任护士、责任组长和护士长分别在患者入院时进行评估，若病情波动则随时评估，根据评估结果实施不同的管理方案。经验性评估是临床中常用的临床评估方法，但其受自身知识和经验的影响，因此临床中也可借助评估量表进行评估。如布罗赛特暴力风险评估量表（broset violence checklist，BVC）、暴力发作史、临床、风险评估量表 -20（historical，clinical，risk management-20，HCR-20），攻击风险筛查量表 -10（violence risk screening -10，V-Risk-10）等。

二、护理问题

有对他人施行暴力的风险　与幻觉、妄想、焦虑、器质性损伤等因素有关。

三、护理措施

（一）暴力行为的预防

1. 优化病区环境　建议改善或优化病区环境，如简化病房布局，保证充足的光照，保持安静的环境，减少噪声的刺激。床位安排合理，避免情绪不稳定的患者住在同一病室。危险物品严格管理，定期安全检查，禁止玻璃制品、锋利物品、长绳等带入病区。

2. 控制精神症状　临床实践表明，药物治疗（口服药物和针剂）可有效地控制和减少患者冲动和暴力行为。建议对患者进行多模式干预，如改良电休克疗法、药物治疗、认知行为疗法与康复训练等。

3. 建立良好护患关系　与患者沟通时，要注意沟通技巧，建立良好护患沟通关系。对拒绝住院治疗、极不合作或自知力缺乏的患者，避免使用命令性、生硬、刺激性的言语，态度要和蔼、语气温和、耐心解释，从关心、关爱、体贴患者的角度，给其心理上的安慰，让患者接纳和信任护士，避免暴力行为的发生。良好护患关系的建立，也有利于病情的观察，使患者愿意暴露内心体验，可及时发现暴力行为发生的先兆。工作中，适当满足患者的合理需求。在提供治疗及护理前，充分告知患者，尊重患者。

4. 加强人员培训　定期对医护人员进行教育培训，包括危险因素、发生征兆、暴力行为评估能力、沟通技能、防暴技能、暴力降阶技术等。提高工作人员应对能力及自身防护能力。

5. 设置警报系统　可在护士站、病房、工作的其他区域设置警报器，并进行定期检查和维护，定期进行应用和演练，保证警报系统有效性。

（二）暴力行为发生时的干预

1. 常规护理干预

（1）沉着冷静，有效控制局面：护理人员应沉着冷静，对其进行语言劝导使其冷静。

最好采用非对抗的方式、关怀和接纳的态度，缓解患者激动的情绪，避免与患者发生正面冲突，尽量满足患者的合理要求，避免暴力升级，使暴力损伤的程度降至最低，迅速控制混乱的场面。

（2）抓住时机，及时寻求帮助：呼叫其他工作人员寻求援助，保持与患者的安全距离，若正面站立应站在1 m以外。接触患者时要侧身站立，双手自然放于腰间，保持防护意识。

2. 特殊护理干预　若暴力行为无法得到控制，医生已与家属签订知情同意书的前提下，可采取保护性约束，并开医学性保护约束的医嘱，保护过程中严格执行保护性约束护理常规，待患者情绪稳定后及时解除约束。若住院过程中使用约束，要及时电话告知家属约束情况。

（三）暴力行为发生后的干预

1. 对患者要积极进行心理护理　暴力行为控制后，以尊重、关心的态度询问患者冲动原因和经过，分析暴力行为发生的影响因素，以便进一步制定防范措施。帮助患者了解病情，缓解其不良情绪，增进自控力，学会用非暴力方式应对出现的问题，满足其合理要求，建立良好的护患关系。对进行保护性约束的患者及时进行评估，及时解除约束。

2. 及时给予护理人员心理支持　任何形式的暴力行为都会使护士情绪产生波动、心理健康遭受损伤，造成一系列应激反应。暴力也成为产生职业倦怠的重要因素，进而影响到其对护理职业的选择。有研究发现，暴力发生后，来自管理者、家人、同事、朋友和从业人员的情感支持、心理干预和医疗救治均有助于护士的身心恢复。

第二节　自杀行为的防范与管理

自伤、自杀是精神科较为常见的危机事件之一。世界卫生组织对自杀的定义为"有意识地企图伤害自己的身体，以达到结束自己生命的行为"。自杀行为按照结果的不同，可分为自杀意念、自杀未遂、自杀死亡三类。非自杀性自伤（non-suicidal self injury，NSSI）是指个体不以死亡为目的，故意、反复损害自身组织、器官的行为，如咬伤、切割伤、烧伤等，且此种行为不被社会文化所接纳。目前NSSI已经被归入《精神疾病诊断与统计手册》（第5版）（DSM-5）的第三部分"进一步研究的疾患"当中，作为一个独立的部分被讨论，其研究多集中在流行病学、危险因素及神经生物学机制等方面，对于该行为的评估、治疗和健康管理目前尚无统一共识。有研究表明，NSSI与情绪管理失调有关，它是应对负性情绪的一种方式，不同精神障碍的NSSI的心理病理机制可能是同质性的，涉及情感体验、情绪调节、认知动机等。

对于自伤、自杀行为的预防和干预，护士应基于患者病情做好自伤、自杀的风险评估，从而将干预关口前移，有效预防危机行为的发生。

一、护理评估

（一）自伤、自杀行为发生的危险因素

1. 疾病因素　精神疾病患者因受症状影响会增加自伤、自杀的风险。与其有关的精

神症状主要包括抑郁情绪、幻觉、妄想等。抑郁障碍患者由于情绪低落而又无法自行调节、无助、无望而产生自伤、自杀意念，其行为往往会有计划性，隐匿而不易察觉；而精神分裂症患者往往在幻觉、妄想症状支配下出现突发的冲动性自伤自杀行为。

2. 药物因素　许多药物可导致抑郁，如抗精神病药、抗高血压药等可引发药源性抑郁，出现严重的焦虑、静坐不能而导致自伤、自杀。

3. 生物学、社会心理学因素

（1）遗传因素：研究表明自杀行为有一定遗传基础，亲属中有自杀行为的患者往往自杀风险较一般人群更高。

（2）个性特征：一般来说多疑、自卑、偏执、易冲动等心理特征患者，在应激事件刺激下容易发生自伤、自杀行为。

（3）社会心理因素：主要包括家庭因素、社会因素和负性生活事件等，如家庭关系不和睦、亲友离世、失业、失恋、离婚、升学不顺等，此时患者缺少社会支持时容易产生情绪问题，发生自伤、自杀行为。

（二）自伤、自杀行为发生的评估

大多数自伤、自杀行为的发生是可预测和防范的，临床中一般采用综合评估的方法，即量表的使用结合患者的临床表现进行风险分析，判断风险及严重程度。

1. 量表的使用　借助评估工具进行评估，如贝克抑郁量表、抑郁自评量表、自杀评估量表等。从既往家族史、自杀史、目前所存在的严重精神病性症状、服用药物、生活事件、家庭支持系统等方面进行全面评估。量表的分值在一定程度上能反映患者自杀观念的强烈程度。

2. 临床表现的观察和评估　大多数自伤、自杀的患者实施行为前会伴有行为方式的突然改变，例如情绪突然激动、易激惹；长时间情绪低落突然出现无理由的开心；不善交际突然闷闷不乐、发呆；整理自己物品并向他人无偿馈赠；过分关注和收集自伤、自杀工具（塑料袋、尖锐物品），甚至有意无意透露和发表死亡的言论。

二、护理问题

有自伤、自杀的风险　与严重悲观情绪、无价值感、幻听等因素有关。

三、护理措施

1. 密切观察患者病情变化　了解患者既往应对疾病症状的方式，掌握自伤、自杀行为的规律，对患者自伤、自杀风险进行动态评估，对风险程度较高的患者加强监护和巡视，对患者去向做到心中有数，必要时专人看护。

2. 治疗护理　保证患者遵医嘱服药，确保治疗安全，严防藏药、吐药；其他治疗措施无法阻止患者危险行为时遵医嘱执行保护性约束，做好约束期间患者的基础护理。

3. 安全护理　提供安全的病室环境，保证日常生活设施的安全，避免成为自杀工具；严格管理危险物品和执行检查制度；使用安全治疗协议（口头不伤害或不自杀协议），在一定程度上预防患者自伤、自杀行为的发生。

4. 心理护理　护士应与患者建立良好的治疗性关系，尊重患者，倾听和引导患者表达内心需求和感受并给予解释和指导；鼓励患者参加团体治疗和康复活动，学习调节情绪管理的方法和技巧，了解求助医疗护理帮助的方法，使患者在活动中增加治疗信心；与患者签订安全契约。

5. 健康教育　加强对患者及家属疾病知识的教育和宣传；鼓励患者参加康复及集体活动，学习发泄和调节负性情绪的方法和技巧；动员家属营造和谐的家庭氛围和良好的支持系统，培养患者家庭生活和社会交往技能，建立生活信心。

第三节　出走行为的防范与管理

出走行为（flee behavior）是指没有准备或告诉亲属而突然离家外出。对精神疾病患者而言，出走行为是指患者在住院期间，未经医护人员准许，通过非正常途径擅自离开医院的行为，是精神科安全管理中的高危事件。

由于精神疾病患者的行为会受情绪或精神症状的支配，且部分患者社会功能受损，一旦出走成功患者就会中断治疗，不仅影响其症状康复，更会危及其个人安全及社会治安，存在极大安全隐患。因此，护理人员应掌握患者出走行为的防范和管理，严防出走行为的发生。

一、护理评估

（一）出走行为的危险因素评估

1. 疾病因素　存在妄想、幻觉、有自杀观念、意识障碍、活性物质滥用的精神疾病患者最常发生出走行为。受幻觉、妄想的支配，患者认为住院环境不安全、担心家人不安全等，设法离开；有严重自杀观念的患者，因住院期间达不到自杀目的而离开医院；活性物质滥用的患者，因无法获取活性物质和无法忍受戒断症状而擅自离院；自知力缺乏的非自愿住院患者，因否认有精神疾病，常因拒绝接受治疗而出现出走的行为。

2. 心理、社会学因素　精神专科医院多为封闭管理模式，对物品管理严格，有些患者会感到单调、受限制或不自由；有些患者可能思念家人；有些患者为非自愿住院，不愿接受药物治疗或电抽搐治疗；也有患者担心住在精神病院，以后会受到社会的歧视，影响自己的学业或工作。

（二）出走行为发生的征兆评估

1. 言语征兆　观察患者是否表达出病区环境不安全或担心家人不安全，不想住院，不想接受治疗，格外想念家人的语言，这些可能是患者出走行为发生的动力或原因，患者可能会寻找外走的机会。

2. 行为征兆　患者在门口附近徘徊，出现推门、推窗、找门的行为，可能在寻找出走的机会。

3. 情感状态　患者表现为焦虑、担心、坐卧不安。

4. 意识状态　谵妄或意识不清的患者，常出现无目的、无计划的出走。

二、护理问题

有受伤害的危险　与自我防御能力下降、意识障碍等因素有关。

三、护理措施

（一）出走行为的预防

1. 建立治疗性信任关系，掌握患者心理动态　观察患者存在精神病性症状，对疾病是否有自知力，是否愿意住院治疗，既往是否有外走史。如有外走意向，做好耐心细致的疏导工作，鼓励参加工娱活动，丰富患者生活，分散患者注意力，使其安心住院治疗。同时，还应保证患者按医嘱服药，改善患者症状。

2. 做好巡视工作，加强看护　对高走失风险患者重点关注，加强巡视，动态评估。外出治疗或检查时，应专人陪护，禁止单独外出。

3. 发现安全隐患及时纠正　发现门窗不牢固等隐患及时报修。新同事及进修人员加强安全意识宣教，及时锁门，避免患者尾随。

（二）出走行为发生后的急救处理

1. 保持冷静，立即寻找　发现患者走失后，护理人员应保持镇静，立即报告，与家属取得联系，分析和判断患者出走的时间、方式、去向，组织人员寻找。

2. 消除隐患　管理好病区内其他患者，消除安全隐患。

3. 防止再次出走　找回患者后，不要埋怨、训斥和责备患者，了解患者出走目的，给予疏导，加强护理。

4. 寻找帮助　遇到困难时，可寻求公安部门或其他人员予以协助。

（李春月　栗雪琪）

第六章 精神障碍的药物治疗

药物治疗是改善精神障碍的基本措施之一，对于严重的精神障碍，它是主要的治疗手段。凡对中枢神经有高度亲和力，能改善认知、情感及行为的药物均属于精神药物。精神药物（psychotropic drug）有时也被称为精神治疗药物（psychotherapeutic drug）。精神药物的种类繁多，有不同分类系统，目前分类仍以临床应用为主，化学结构或药理作用为辅。根据药物的临床作用特点主要分为：①用于治疗精神病性障碍的抗精神病药；②用于治疗抑郁障碍的抗抑郁药；③用于治疗双相障碍的抗躁狂药或心境稳定剂；④用于治疗焦虑障碍的抗焦虑药；⑤用于治疗老年痴呆相关疾病的抗痴呆药，也被称为"认知改善药"。

第一节 抗精神病药物

抗精神病药物可分为第一代抗精神病药（典型抗精神病药）与第二代抗精神病药（非典型抗精神病药）两大类。第一代抗精神病药的作用机制以及临床疗效有很大的相似性，主要通过阻断脑内多巴胺（dopamine，DA）受体发挥其抗精神病疗效，因此被称为 DA 受体拮抗剂。第二代抗精神病药是一类作用机制和临床疗效差异较大的药物，受体结合方面具有较高的 5- 羟色胺（5-HT）2A 受体阻断作用，称为 DA-5-HT 受体拮抗剂，对中脑边缘系统的作用比对纹状体系统的作用更具有选择性。

一、常见的口服抗精神病药物

（一）利培酮

利培酮（risperidone）有很强的中枢 5-HT 尤其是 5-HT_{2A} 和 D_2 受体拮抗作用，对 D_2 受体的拮抗作用与典型药物氟哌啶醇相似，此外还表现出对 α_1 和 α_2 受体的高亲和性，但是对 β 受体和毒蕈碱样胆碱能受体的亲和性较低。因此对阳性症状的疗效与典型药物相似，且低剂量时锥体外系不良反应少，对阴性症状的疗效好，镇静作用小，没有明显的抗胆碱能不良反应。利培酮适用于急慢性精神病的临床治疗。临床试验中导致停药的最常见不良反应包括恶心、思睡、镇静、呕吐、头晕和静坐不能。催乳素的增加导致闭经、溢乳、男性乳房女性化，也是药物治疗依从性差的常见原因。口服剂型有片剂、口崩片、分散片、胶囊、口服液。常用剂量范围：每天给药 1 ~ 2 次，推荐的剂量范围为每日 4 ~ 8 mg。

（二）奥氮平

奥氮平（olanzapine）为多受体作用药物，特异地阻断 5-HT_{2A}、D_2 以及 D_1 和 D_4 受体，另外还阻断 M_1、H_1、5-HT_{2c}、5-HT_3、α_1 受体。它的 5-HT 阻断大约是其多巴胺阻断作用的 8 倍。奥氮平受体作用与氯氮平相似，但较少出现粒细胞缺乏等不良反应。对阳性和阴性症状明显有效，并能改善认知功能。在治疗剂量范围，除轻微的静坐不能外，锥体外系不良反应少见。半衰期长，可每天 1 次给药。因耐受性好，可高剂量开始或很快滴定到最有效的剂量。常见不良反应为困倦、镇静、体重增加和血糖血脂代谢异常。剂型包括常规片剂、口溶片、口腔速溶膜。常用剂量范围 5～20 mg/d。

（三）喹硫平

喹硫平（quetiapine）对 5-HT_2、H_1、5-HT_6、α_1 和 α_2 受体有很高的亲和性，与 D_2 和 σ 受体有中度亲和性，对 D_1 受体只有很低亲和性，对 M_1 和 D_4 受体有极低亲和性。因为常规片剂的半衰期短，通常每天 2 次给药。主要的不良反应有思睡、头晕、头痛、口干、戒断（中止治疗）症状、血清三酰甘油水平升高、总胆固醇水平升高、体重增加、血红蛋白减少、直立性低血压、锥体外系症状。常用剂量范围（包括片剂、缓释片）：治疗精神分裂症每日 150～750 mg，治疗躁狂发作时每日 400～800 mg。

（四）齐拉西酮

齐拉西酮（ziprazidone）是 5HT_{2A} 和 D_2 受体的强拮抗剂，对 5HT_{2A} 和 D_2 受体的作用比值为 11：1。齐拉西酮对 D_3 受体有强亲和性，对 D_4 受体有中等程度的亲和性，对 D_1 受体的亲和性较弱。齐拉西酮也具有 5-HT_{2C} 受体、5-HT_{1D} 受体的强拮抗作用，同时还是 5-HT_{1A} 受体的强激动剂，并对去甲肾上腺素、5-HT 的再摄取具有中度抑制作用。这些药理作用提示其对精神分裂症的阳性症状、阴性症状、情感症状有治疗效果，且锥体外系不良反应（extrapyramidal symptoms，EPS）少。半衰期短，因此每天 2 次给药，生物利用度约为 60%，与食物同服生物利用度增加一倍，达 100%。主要不良反应是思睡、恶心和头晕，偶有心动过速、直立性低血压和便秘。齐拉西酮剂量依赖性延长 QT 间期，不应与其他明显延长 QT 间期的药物合并使用，它还禁用于那些已知有明显 QT 间期延长病史、最近有心肌梗死或心力衰竭表现的患者。与其他非典型抗精神病药物比较，齐拉西酮引起体重增加非常轻微，对糖脂代谢亦无明显影响。常用剂量范围：一次 20～80 mg，每日 2 次。

（五）阿立哌唑

阿立哌唑（aripiprazole）的药理作用与第一代、第二代抗精神病药不同，为 5-HT-DA 系统稳定剂。阿立哌唑对突触后膜多巴胺 D_2 受体具有阻断作用，可以拮抗过高的 DA 活动，治疗精神分裂症阳性症状。该药对突触前膜 DA 自身受体具有部分激动作用，可加强 DA 功能，治疗精神分裂症阴性症状和认知功能损害。阿立哌唑对突触后膜 5-HT_{2A} 受体具有阻断作用，有助于 5-HT、DA 系统功能的协调，起平衡作用，减少 EPS 的产生和提高抗精神病的疗效。药物对突触后膜 5-HT_{1A} 有部分激动作用。此外阿立哌唑对 D_3、D_4、M_1、α_1 和 H_1 受体有一定亲和力。常见的不良反应有头痛、困倦、兴奋、焦虑、静坐不能、消化不良、恶心等。多项研究证实辅以阿立哌唑治疗有利于降低抗精神病药物相关的高催乳素血症。常用剂量范围：每日一次用药，10～30 mg/d。

（六）帕利哌酮

帕利哌酮（paliperidone）又名 9- 羟利培酮，是利培酮在体内经肝代谢后的活性代谢产物。主要通过阻断 $5-HT_{2A}$ 和 D_2 受体发挥抗精神病作用。帕利哌酮与利培酮在化学结构上的主要区别在于帕利哌酮存在一个 9 位羟基，该基团对帕利哌酮的药理学特征具有显著影响。帕利哌酮对 α_2，D_3 及 $5-HT_7$ 受体的亲和力明显高于利培酮，提示帕利哌酮与利培酮相比可能在社会认知、改善精神分裂症伴随的抑郁症状以及改善昼夜节律和睡眠结构方面具有一定优势。帕利哌酮的剂型为缓释胶囊（extended release，ER），采用了 $OROS^{®}$（Osmotic-controlled Release Oral Delivery System）缓释技术形成的胶囊剂型。帕利哌酮 ER 最常见的不良反应是锥体外系反应，失眠或思睡及催乳素升高。治疗剂量：3 ~ 12 mg/d，推荐 6 mg/d 起始，每日一次，清晨以整片吞服。

（七）氨磺必利

氨磺必利（amisulpride）主要拮抗 D_2、D_3 受体，与其他的非多巴胺受体的亲和力低，具有独特的双重作用机制。高剂量氨磺必利拮抗中脑 - 边缘系统突触后膜多巴胺 D_2/D_3 受体，阻止过多的多巴胺与突触后膜受体的结合，使多巴胺能神经元兴奋性降低并恢复正常，缓解阳性症状。低剂量氨磺必利能够拮抗中脑 - 皮质通路突触前膜多巴胺的自身受体，增加多巴胺的合成与释放，从而增加多巴胺传递，缓解阴性症状。低剂量主要对阴性症状有效，每日剂量超过 400 mg，对阳性症状发挥疗效。氨磺必利较少发生代谢综合征，催乳素升高是最为常见的不良反应，即使在小剂量治疗时也会出现。其他常见不良反应包括失眠、焦虑、激动、性高潮障碍、锥体外系症状、视物模糊等。急性期推荐剂量为 400 ~ 800 mg/d 口服，最高剂量为 1200 mg/d。

（八）氯丙嗪

氯丙嗪（chlorpromazine）属于低效价药，治疗剂量偏高，多受体作用。具有明显的抗精神病效果，兼有明显的镇静作用。适用于治疗以阳性症状为主的患者。注射或口服控制兴奋、激越疗效比较满意。主要的不良反应有过度镇静，中枢和外周的抗胆碱能样作用，明显的心血管反应和致痉挛作用等。急性期有效治疗量为 200 ~ 600 mg/d。常用有效量为 400 mg/d，宜从小剂量开始，缓慢加量。

（九）氯氮平

氯氮平（clozapine）对多受体包括 $5-HT_{2A}$、$5-HT_{2c}$、肾上腺素能和胆碱能受体有亲和性，与 D_2 受体的亲和性相对较低。氯氮平对 $5-HT_2$ 受体亲和性较高，也具有 $5-HT_{2A}$ 激动作用，因此可抗焦虑和抗抑郁。氯氮平对难治性精神分裂症及伴有锥体外系不良反应和迟发性运动障碍的患者有效。与粒细胞缺乏有关，使用氯氮平治疗的患者必须在开始治疗前进行白细胞计数和中性粒细胞绝对值的基线检查，并在治疗期间定期进行复查，用药后的首个 6 个月内，每周复查一次。如果白细胞总数 $\leqslant 3 \times 10^9$/L 或中性粒细胞计数 $\leqslant 1.5 \times 10^9$/L，必须停用氯氮平，其他不良反应包括直立性低血压、心动过速、流涎、镇静、便秘、体温升高和体重增加、糖脂代谢障碍，高剂量时容易诱发癫痫。每天给药 1 ~ 2 次。常用剂量范围：200 ~ 600 mg/d。

（十）氟哌啶醇

氟哌啶醇（haloperidol）属于高效价抗精神病药，是目前对 D_2 受体选择性最强、最纯的阻断剂。对阳性症状疗效肯定。肌内注射对兴奋、激越、躁狂症状及行为障碍效果较好，对阴性症状及伴发的抑郁症状疗效不肯定。有效治疗剂量为 6 ~ 20 mg/d，维持治疗量以 2 ~ 6 mg/d 为宜。主要的不良反应为锥体外系不良反应。对躯体器官系统影响较小，但可引发心脏传导阻滞，有猝死病例报告。

（十一）布南色林

布南色林（blonanserin）对于多巴胺 D_2，D_3 及 5-HT_{2A} 受体亚型具有高度亲和性。布南色林对 D_2 受体的亲和力是氟哌啶醇的 20 倍，是利培酮的 94 倍；与大部分其他第二代抗精神病药物（包括利培酮）相反，布南色林对于 D_2 受体的亲和力比对 5-HT_{2A} 的高 6 倍。本品的吸收容易受到食物的影响，因此应指导患者餐后服药（与餐后服药相比较，空腹服药的吸收率较低，药效有可能下降）。一般成人的初始剂量为每次 4 mg，每日两次，餐后口服。维持剂量为每日 8 ~ 16 mg，每日剂量不应超过 24 mg。耐受性较好，锥体外系反应、过度镇静、低血压等副作用发生率较低。与其他第二代抗精神病药一样，也会引发心血管代谢风险，但是体重增加较少。

（十二）鲁拉西酮

鲁拉西酮（lurasidone）的药理作用和其他第二代抗精神病药一样，属于 D_2 和 5-HT_{2A} 受体拮抗剂，但区别在于，鲁拉西酮是所有第二代抗精神病药当中对于 5-HT_7 受体亲和力最强的一种，对 5-HT_{1A} 受体也具有较高的亲和力，而对于 α_1 和 α_{2C}，以及 5-HT_{2C} 受体亲和力较低；对组胺能受体（H_1）和毒蕈碱能受体（M_1）没有任何的亲和力。因此该药物相比于其他第二代抗精神病药具有很好的耐受性，尤其在对患者的代谢影响和心血管方面。一般成人的初始剂量为每次 40 mg，每日一次，初始剂量不需要进行滴定。根据症状可增加到每次 80 mg，每日一次。本品应与食物（至少 350 kCal）同服。常见的不良反应包括思睡、静坐不能、锥体外系症状和恶心。

（十三）哌罗匹隆

哌罗匹隆（perospirone）主要抑制 D_2 受体和 5-HT_{2A} 受体，治疗精神病的作用明显，改善精神分裂症阴性症状作用较第一代抗精神病药物强，改善精神分裂症阳性症状作用强度与之相似，而锥体外系副作用较小。由于食物可影响本品的吸收，建议餐后服用，成人初始剂量为每次 4 mg，每天 3 次，依反应逐渐增加剂量，维持量每日 12 ~ 48 mg，分 3 次于饭后服用。根据年龄和症状适当增减剂量，每日最大用量不超过 48 mg。主要不良反应为静坐不能、震颤、肌强直、构音障碍等锥体外系症状，失眠、困倦等。

二、长效抗精神病药

长效制剂具有缓慢连续吸收、较低的峰谷浓度波动和稳定的血药浓度特点，相比于口服制剂，无论是服药过程（由家庭成员或病房护理人员监测依从性）、患者的漏服药（依从性差）或服药时间不规律造成的血药浓度大幅波动等，均有很大优势。在自然观察研究中发现，使用长效制剂的患者，复发率显著低于口服制剂的患者。

目前临床常用的长效抗精神病药有棕榈酸帕利哌酮注射液 1 个月剂型（PP1M）、3 个月剂型（PP3M）和注射用利培酮微球。PP1M有三种规格，75 mg，100 mg和150 mg。使用方法是第一天150 mg，第8天100 mg，从三角肌注射，此后每月（或四周）用药一次，可选择三角肌或臀肌注射。药物可立即连续释放，无需补充口服药物。PP3M仅推荐用于经过PP1M治疗至少4个月的患者，第一次给药的时间，按PP1M的注射时间±1周确定；使用剂量，根据最后一次注射PP1M所用剂量的3.5倍确定，随后每3个月（±2周）的间隔给药一次，可选择三角肌或臀肌注射。注射用利培酮微球每2周注射一次，第一代利培酮微球进入体内后，要经历2~3周的水化过程药物才释放，临床上需要补充2周的口服利培酮治疗。目前临床中使用的药物是利培酮微球Ⅱ代，注射后可立即释放药物发挥作用，1周即可达到治疗浓度，无需补充口服药物。临床常用长效抗精神病药的药代动力学特点见表6-1。

表6-1　临床常用的长效抗精神病药的药代动力学特点

药物	达峰时间（d）	剂量范围（mg）	达到稳态时间（周）	半衰期（d）	注射间隔
棕榈酸帕利哌酮注射液（1M）	13	25~150	—	25~49	每月
棕榈酸帕利哌酮注射液（3M）		263			
	23~24	350	—	60~90	3个月
		525			
利培酮微球	28	25~50	8	4~6	2周
氟哌啶醇癸酸酯	3~9	12.5~300	8~12	21	4周

三、不良反应及处理

在抗精神病药物治疗过程中，常出现多种不良反应，影响患者的生活质量或治疗依从性，其中有些为严重的不良反应，可能危及生命。所以在整个治疗过程中需严密观察药物的不良反应，及时做出合理的调整。以下对这些不良反应进行简述。

（一）锥体外系不良反应（EPS）

EPS包括急性肌张力障碍、震颤、帕金森综合征、静坐不能、迟发性运动障碍等。与药物阻断多巴胺受体作用有关。该不良反应常见于高效价的第一代抗精神病药物，如氟哌啶醇的发生率可达80%，迟发性运动障碍的发生率也较其他抗精神病药为高。低效价第一代抗精神病药及第二代抗精神病药锥体外系不良反应比较少见。利培酮高剂量时或个体敏感者也可出现锥体外系不良反应，氯氮平、奥氮平、喹硫平致EPS的风险较低。有报道氯氮平可以改善迟发性运动障碍。急性肌张力障碍的治疗包括立即肌内注射抗胆碱能药或苯海拉明。减少抗精神病药剂量或使用β受体阻滞药，例如普萘洛尔能有效治疗静坐不能。

迟发性运动障碍表现为不自主地手舞足蹈样运动和慢性肌张力障碍，从轻微的舌运动到躯干扭曲、骨盆不自主地运动，甚至可能是呼吸运动障碍。如果临床可行，抗精神病药应被调整或者维持在最低有效剂量。靶向囊泡单胺转运体2（VMAT2）的小分子口服抑制剂氘代丁苯那嗪可用来治疗迟发性运动障碍。

（二）过度镇静

抗精神病药物治疗早期最常见的不良反应是镇静、乏力、头晕，发生率超过 10%。氯丙嗪、氯氮平多见，与药物拮抗组胺 H_1 等受体作用有关。奥氮平、喹硫平和齐拉西酮治疗患者也可出现。利培酮、帕利哌酮、舒必利、氨磺必利和阿立哌唑少见。多见于治疗开始或增加剂量时，治疗几天或几周后常可耐受，将每日剂量的大部分在睡前服用，可以避免或减轻白天的过度镇静。反应严重者应该减药，并告诫患者勿驾车、操纵机器或从事高空作业。

（三）体位性低血压

体位性低血压或称为直立性低血压，与药物对 α 肾上腺素能受体作用有关。表现为服药后改变体位时血压骤然下降，可引起患者猝倒，多见于低效价药物快速加量或剂量偏大时。此时应让患者平卧，头低位，监测血压。必要时静脉注射葡萄糖，有助于血压恢复，必要时减量或换药。

（四）抗胆碱能反应

低效价抗精神病药物如氯丙嗪以及非典型抗精神病药物氯氮平等多见，奥氮平也可见。外周抗胆碱能作用表现有口干、视物模糊、便秘和尿潴留等。目前临床上多对症处理，如用肠道软化剂、泻药、补充含纤维较多的饮食或增加体液摄入等治疗便秘。中枢抗胆碱能作用表现为意识障碍、谵妄、言语散漫、震颤和认知功能受损等，与药物的中枢性抗胆碱能作用有关，多见于老年人、伴有脑器质性病变和躯体疾病患者。应立即减药或停药，并对症治疗。临床用药须注意避免与抗胆碱能作用强的药物联合使用。

（五）恶性综合征

抗精神病药治疗中均可发生恶性综合征（neuroleptic malignant syndrome，NMS），严重时可致死。我国的调查资料显示其发生率为 0.12% ~ 0.2%。临床表现：肌紧张、高热（可达 41 ~ 42 ℃）、意识障碍、自主神经系统症状（大汗、心动过速、血压不稳等），即典型的四联征表现。实验室检查发现白细胞升高、尿蛋白阳性、肌红蛋白尿、磷酸激酶活性升高、肝酶升高、血铁镁钙降低。NMS 可出现在治疗的任一阶段。主要治疗包括停用抗精神病药和支持治疗，包括静脉输液、退热治疗、监测生命体征等。

（六）猝死

有报道在抗精神病药物治疗过程中出现了猝死病例，如氯氮平治疗过程中曾经有心肌炎和心肌病的猝死病例（一些身体健康的年轻成人精神分裂症患者）报告，导致美国食品与药品监督管理局（FDA）要求在药盒上做黑色警告，这可能与 QT 间期延长及合并其他危险因素有关，包括低血钾、低血镁、低血钙、心动过缓、先前存在的心脏疾病（威胁生命的心律失常、心脏肥大、心力衰竭、先天性的 QT 综合征）、女性、老年、QT 间期大于 460 ms，或使用了其他延长 QT 间期的药物。因此，在高危险人群应监测 QT 间期以预防这一潜在致命性的毒副作用。

（七）体重增加

体重增加可能是患者长期用药面临的一个主要问题。对于患者来说，在服用一段时间抗精神病药物后体重增加 10 kg 及以上很常见。首次服用抗精神病药物后，体重增长率最高，而该阶段体重的增长率对今后体重增加情况有提示作用。因此，在开始阶段，每周测量体重非常重要。另外，建议患者在服药前进行营养筛查。及时进行基因检测可能有助于预测体重变化。腹型肥胖是 2 型糖尿病、血脂异常和心血管疾病的危险因素。"预防体重增加比治疗更重要"，因此，应在治疗初期给予建议和开展身体的健康管理。

就体重增加的可能性和程度而言，抗精神病药物排名如下：

高风险：氯氮平、奥氮平。

中等风险：喹硫平、氯丙嗪、利培酮。

低风险：氟哌啶醇、阿立哌唑、鲁拉西酮。

（八）2 型糖尿病

有证据表明，从精神疾病发病开始，在使用抗精神病药物之前，就存在葡萄糖代谢失调。因此，建议从诊断时就考虑糖尿病风险。使用氯氮平和奥氮平发生 2 型糖尿病的风险最高。

（九）血脂异常

血脂异常是公认的心血管疾病的危险因素。抗精神病药物可提高血浆总胆固醇、低密度脂蛋白和三酰甘油水平。肥胖是血脂异常的一个原因。然而，在没有体重增加的情况下，抗精神病药物引起的血脂异常也会发生。奥氮平和氯氮平的风险最高，喹硫平和氯丙嗪风险中等，其他的为低风险。

（十）高催乳素血症

高催乳素的后果包括：性欲减退、月经失调或停经、乳腺组织增生、泌乳。长期的后果包括：骨质疏松、增加骨折风险。在开抗精神病药物时，应在基线用药前和加量后 3 个月检查催乳素水平。在第二代抗精神病药中，氨磺必利、帕利哌酮和利培酮最易引起高催乳素血症。

第二节　抗抑郁药物

一、抗抑郁药物的种类

抗抑郁药发展迅速，品种日益增多，既往分类多按化学结构进行分类，如杂环类（HCAs）抗抑郁药，包括三环类（tricyclic antidepressants，TCAs）、四环类。三环类药物（TCAs）是最早广泛应用的抗抑郁剂，但因为安全性问题，已不作为一线用药。三环类药物包括阿米替林、米帕明、三甲米帕明、多塞平和氯米帕明等。四环类药物马普替林和阿莫沙平均有一个四环中心结构。单胺氧化酶抑制剂（monoamine oxidase inhibitors，MAOIs），因安全性问题目前已经退出国内市场。目前主张首选安全性高、疗效好的新型抗抑郁药物（如 SSRIs、SNRIs、NaSSAs 等）作为一线用药。

（一）选择性 5-HT 再摄取抑制剂（SSRIs）

这类药物在突触前 5-HT 能神经末梢特异性地抑制了 5-HT 的再摄取，其不良反应一般能耐受，对抑郁障碍可采取单次日剂量。作用谱包括强迫障碍、惊恐障碍、广泛性焦虑障碍、经前焦虑障碍、进食障碍、社交焦虑障碍以及抑郁障碍。主要代表药包括：氟西汀（fluoxetine）（20～60 mg/d）、帕罗西汀（paroxetine）（20～50 mg/d，强迫障碍的最大治疗剂量为60 mg）、舍曲林（sertraline）（50～200 mg/d）、氟伏沙明（fluvoxamine）（100～300 mg/d）、西酞普兰（citalopram）（20～40 mg/d）和艾司西酞普兰（escitalopram）（10～20 mg/d）。与三环类药物不同，氟西汀等SSRIs对心脏快速钠通道没有亲和性，因此在心脏毒性方面的安全性具有优势。

（二）选择性 5-HT 及 NE 再摄取抑制剂（SNRIs）

SNRIs主要是选择性抑制去甲肾上腺素、5-HT和小量多巴胺的再摄取。代表药物包括文拉法辛（venlafaxine）与度洛西汀（duloxetine）。文拉法辛有快速释放剂型及缓释剂型两种，起效时间较快，对难治性抑郁障碍也有较好的治疗作用。大剂量使用时血压可能轻度升高，常用剂量范围为75～225 mg/d。度洛西汀常用来治疗抑郁障碍、广泛性焦虑障碍、纤维肌痛、各种躯体不适。升高血压的副作用比文拉法辛弱。最常见的不良反应包括恶心、口干、便秘、食欲下降、疲乏、思睡、出汗增多，用于抑郁障碍治疗的剂量范围：30～60 mg/d，治疗广泛性焦虑障碍的最大治疗剂量是120 mg/d。

（三）NE 能和特异性 5-HT 能抗抑郁药（NaSSAs）

NaSSAs可能的作用机制为增强去甲肾上腺素能活性并且具有特异性的5-HT能作用。米氮平（mirtazapine）是代表药。临床前研究证明，米氮平不抑制去甲肾上腺素的再摄取，而是拮抗中枢突触前α_2肾上腺素能自身受体或异体受体。这两种受体被激活后，分别抑制去甲肾上腺素和5-HT的释放。米氮平特异地阻断$5-HT_2$和$5-HT_3$受体，很少发生与5-HT相关的不良反应，如焦虑、失眠、恶心、呕吐、头疼和性功能障碍。$5-HT_2$受体阻断作用是睡眠改善和抗焦虑效应的原因，$5-HT_3$受体阻断能够防止发生恶心、呕吐、头疼。因而米氮平具有镇静及增加食欲作用，适于伴有失眠、食欲减退、恶心症状的患者。常见不良反应为镇静、嗜睡、头晕、疲乏、食欲和体重增加，对性功能几乎没有影响。常用剂量范围为15～45 mg/d。

（四）NE 和 DA 再摄取抑制药（NDRIs）

NDRIs主要作用机制为抑制多巴胺再摄取，从而增强多巴胺能作用，阻断去甲肾上腺素的再摄取，增强了去甲肾上腺素能系统的功能。代表药物为安非他酮（bupropion），适用于双相抑郁患者。常见不良反应为失眠、头痛、坐立不安、恶心和出汗，过高剂量存在诱发癫痫的风险，很少发生性功能障碍。一般不用于伴有精神病性症状的抑郁障碍患者。常用剂量范围为300～450 mg/d。

（五）5-HT 拮抗 / 再摄取抑制剂

主要作用机制为抑制5-HT再摄取和$5-HT_2$受体拮抗作用。曲唑酮（trazodone）是代表药，低剂量时多因其α_1和H_1的拮抗作用导致镇静，故可用于辅助睡眠；高剂量时才可发挥5-HT再摄取抑制作用，抗抑郁效果相对较弱。常用剂量范围为200～400 mg/d。

（六）褪黑素受体激动剂

阿戈美拉汀（agomelatine）主要通过对褪黑素受体（melatonin receptor）MT_1和MT_2激动和5-HT受体$5-HT_{2C}$拮抗的协同作用，使抑郁障碍患者紊乱的生物节律恢复同步化，从而发挥抗抑郁疗效；另外，通过其$5-HT_{2C}$受体拮抗作用，增强前额叶皮质多巴胺和去甲肾上腺素的神经传递，促进神经再生，改善抑郁状态，并且对焦虑症状、睡眠及性功能有改善作用。常用剂量范围为 25 ~ 50 mg/d。

（七）多模式抗抑郁药

伏硫西汀（votioxetine）通过抑制 5-HT 转运体介导的 5-HT 再摄取，同时调节多种 5-HT 受体活性而发挥抗抑郁作用。体外和动物研究表明，伏硫西汀除增加脑内 5-HT 浓度外，还可增强大脑某些区域的 DA、去甲肾上腺素、乙酰胆碱、组胺和谷氨酸神经传递，并降低 γ-氨基丁酸（GABA）神经传递。临床研究显示，伏硫西汀可同时改善抑郁障碍患者症状及认知功能，促进其社会功能恢复。常用剂量范围为 10 ~ 20 mg/d。

（八）三环、四环类抗抑郁药

三环类和四环类抗抑郁药阻断 5-HT 和 NE 的转运体位点，影响突触前神经元对这些胺类的再摄取。摄取被阻断后，突触前 $5-HT_{1A}$ 自身受体减少了突触前 5-HT 神经元的放电速率，5-HT 的主要代谢产物 5-羟色吲哚乙酸浓度迅速降低。两周以后，突触前自身受体敏感性降低，使放电速率恢复正常。此时，5-HT 的传递增强。经过长期治疗以后，三环类药物还会使突触后 $5-HT_{1A}$ 受体的敏感性增强，或者出现受体上调。这些突触前和突触后受体敏感性的改变发生在治疗 2 周以后，与抗抑郁疗效的出现时间一致，而与最初对摄取的阻断作用不一致。三环、四环类抗抑郁药对伴有忧郁特征及精神病性抑郁的个体有效，不良反应包括：中度到严重的镇静、抗胆碱能作用，包括便秘、心血管副作用。丙咪嗪（imipramine）（150 ~ 250 mg/d）和阿米替林（amitriptyline）（150 ~ 250 mg/d）对难治性抑郁有效，氯米帕明（clomipramine）（50 ~ 250 mg/d）具有抗抑郁和抗强迫作用。

二、不良反应及处理

不同类型抗抑郁药其常见不良反应有所不同，包括 SSRIs 中不同药物之间不良反应也存在差异。大部分新型抗抑郁药的总体耐受性要优于 TCAs，治疗中断率更低，安全性更好。对于新型抗抑郁药，多数不良反应轻微且出现于用药早期，通常在 2 周内消失。如 SSRIs 早期常见不良反应包括胃肠道反应（恶心、呕吐和腹泻）、激越/坐立不安、睡眠异常（如失眠、思睡）、头痛、哈欠、头晕、震颤等，多可随服药时间延长而耐受，仅少数患者难以耐受以致停药、换药。恶心可能与剂量相关，缓慢增加剂量或者药物与食物同服，可降低其发生率。但也有部分不良反应可能长期存在，如性功能障碍（勃起或射精困难，性欲丧失和性冷淡），部分患者泌汗增加，某些患者长期服用 SSRIs 可能会出现体重增加。在现有的 SSRIs 中，帕罗西汀对毒蕈碱样胆碱能受体的亲和性最强，在少数患者中产生口干、便秘、视物模糊或排尿困难。SNRIs 的常见不良反应与 SSRIs 类似，还有一些与去甲肾上腺素活动相关的不良反应，如血压升高、心率加快等。少数患者使用 SSRIs 类抗抑郁药偶尔会产生出血和瘀斑。因为 SSRIs 类药物能够抑制血小板聚集，因而可能会引起这种不良反应。使用阿戈美拉汀需要监测肝转氨酶水平，禁用于乙肝病毒携带者。

抗抑郁药具有延迟起效的特点，在初次处方药物时，应该向患者及家属宣教此特征，以避免患者因误解无效而停用药物。另外，预先告知可能的不良反应并告知应对方法，亦很有必要，可以提高患者的依从性。如在 SSRIs 治疗早期，患者可能出现焦虑症状或变得更为焦虑，有的患者出现睡眠恶化，预先的解释能使患者理解这在治疗过程中是可能出现的，并不意味着病情恶化，并且如果坚持治疗，这些反应通常会减轻、消失。如果早期的焦虑、失眠症状造成困扰，可加适量苯二氮䓬类药物短期使用，有利于情绪稳定。在治疗的前几周，应鼓励患者定期复诊，对相关的问题进行解释并鼓励患者，这有助于增强患者的治疗信心并提高对药物的依从性。另外需注意药物不良反应与躯体疾病的鉴别（如消化系统症状与药物的胃肠道反应），以及与抑郁障碍本身症状之间的鉴别（如性欲减退与药物引起的性功能问题，焦虑症状和药物引发的焦虑，失眠症状与药物对于睡眠的干扰等）。

三、抗抑郁药使用需要注意的其他问题

（一）转躁风险

少部分患者在抗抑郁药物治疗期间出现轻躁狂或躁狂发作，被称为转躁。转躁可能与抗抑郁药使用有关，也可能是尚未诊断出的双相障碍的自然病程。不同抗抑郁药的转躁风险存在差异，目前认为 SNRIs 和三环类抗抑郁药转躁风险较高，SSRIs（除帕罗西汀外）转躁风险相对较低，安非他酮被认为是转躁风险最低的药物。选择用药时需评估患者潜在的转躁风险，如双相障碍或精神病家族史、起病早、环性气质、不典型特征等，对于风险高者慎用转躁风险高的药物。

（二）5-HT 综合征

5-HT 综合征是罕见且严重的不良反应，有致死风险，多发生于不合理用药如多种抗抑郁药联合使用时。临床表现有恶心、呕吐、腹痛、颜面潮红、多汗、心动过速、激越、震颤、腱反射亢进、肌张力增高等，病情进展可出现高热、呼吸困难、抽搐、酸中毒性横纹肌溶解，继发球蛋白尿、肾衰竭、休克和死亡。确诊后应停药并积极进行内科紧急处理。

（三）撤药综合征

在服用一段时间的抗抑郁药后突然停药或减药时发生，多表现为流感样症状、烦躁、失眠等精神症状及头晕、头疼等神经系统症状。几乎所有种类的抗抑郁药都有可能发生，在 SSRIs 中，氟西汀的撤药反应最少（半衰期较长），帕罗西汀的撤药反应最常见。SNRIs 中，文拉法辛的撤药反应比度洛西汀更为常见。缓慢减量可以降低撤药综合征风险，一旦出现宜暂停药物减量，必要时给予短效抗焦虑药物或促眠药等对症处理。

（四）自杀

2004 年美国 FDA 要求抗抑郁药说明书中就儿童和青少年服用抗抑郁药可能引发的自杀问题予以黑框警示。但据现有研究结果，儿童和青少年使用新型抗抑郁药和自杀的关系尚不明确。但是，在用药的最初 2～4 周需要认真评估自杀风险，警惕药物的不良反应与症状的叠加作用可能导致的自杀风险增高。

第三节　心境稳定剂

一、常用治疗药物

（一）锂盐

锂盐（lithium）为一种有效的抗躁狂药，目前仍然对锂盐的药理机制所知甚少。锂盐可能在 3 个不同的系统里有抗双相障碍的效应。锂盐似乎能够平衡神经递质的兴奋性与抑制性作用，锂盐也能通过影响糖原合成激酶 -3β、环状 AMP- 依赖激酶和蛋白激酶 C 来影响神经元的可塑性。锂盐还通过影响第二信使活性来调节信号通路的活性。临床常用碳酸锂，总有效率约 70%。但碳酸锂起效相对较慢，通常在治疗 1 ~ 3 周开始出现临床改善。锂盐对躁狂和抑郁的复发有预防作用，也用于治疗分裂情感性精神障碍。对抑郁障碍的治疗作用不够理想，但对双相抑郁有一定的疗效，对难治性抑郁有增效作用。常用剂量范围为 500 ~ 2000 mg/d。维持治疗的锂浓度通常低于治疗急性躁狂的浓度。长期控制所需的浓度为 0.6 ~ 1.2 mmol/L；一般说来，将浓度保持在 0.8 ~ 1.2 mmol/L 范围内可能更有效，浓度上限不宜超过 1.4 mmol/L，老年人不宜超过 1.0 mmol/L。不良反应见表 6-2。

表 6-2　锂盐的不良反应

器官系统	不良反应
神经系统	良性、非中毒性的——烦躁不安，缺少自发性，反应变慢，记忆困难
	震颤——体位性，偶尔呈锥体外系性震颤
	中毒性的——粗大震颤，构音障碍，共济失调，神经肌肉兴奋，癫痫发作，昏迷，死亡
	其他：周围神经病，良性颅内高压，重症肌无力综合征，癫痫阈值降低
内分泌	甲状腺：甲状腺肿，甲状腺功能低下，突眼，甲状腺功能亢进（罕见）
	甲状旁腺：甲状旁腺功能低下，腺瘤
心血管	良性 T 波改变，窦房结功能障碍
肾	肾形态学改变，多尿（肾性尿崩症），肾小球滤过率下降，肾病综合征，肾小管性酸中毒
皮肤	痤疮，脱发，银屑病，皮疹
胃肠道	食欲减退，恶心，呕吐，腹泻
其他	糖代谢改变，体重增加，液体潴留

锂中毒的先兆症状包括呕吐、腹泻、粗大震颤、呆滞、构音不清、困倦等。锂中毒时可出现共济失调、肢体运动协调障碍、肌肉抽动、言语不清和意识障碍，重者昏迷、死亡。处理：立即停用锂盐，可以用大量生理盐水或高渗钠盐加速锂盐的排泄，或进行人工血液透析，一般无后遗症。

（二）抗惊厥药

1. 丙戊酸盐（valproates）　我国临床上应用的主要是丙戊酸钠。丙戊酸钠发挥治疗作用的机制尚不清楚，目前认为存在三种可能的机制：抑制电压敏感的钠通道（voltage-

sensitive sodium channels，VSSCs）、促进神经递质 GABA 的作用、调节下游信号转导通路。采用丙戊酸盐治疗急性躁狂起效时间相对较快，出现明显疗效的时间通常在达到治疗血药浓度后 1 ~ 2 周内，往往在数天内。丙戊酸盐预防性治疗可明显减少复发性躁狂和抑郁发作的次数、持续时间和严重程度。抗躁狂应从小剂量开始，推荐的起始剂量为 500 mg/d，分两次服用。应该尽可能快地增加给药剂量，最大剂量不超过 3000 mg/d。丙戊酸钠成人剂量范围为 400 ~ 1800 mg/d，推荐治疗的血药浓度为 50 ~ 125 μg/ml。不良反应见表 6-3。

表 6-3　丙戊酸盐的不良反应

常见	少见	罕见
胃肠道刺激	呕吐	致命的肝毒性（主要见于儿科患者）
恶心	腹泻	可逆性血小板减少症
镇静	共济失调	血小板功能异常
震颤	构音障碍	凝血障碍
体重增加	肝转氨酶持续升高	水肿
脱发		出血性胰腺炎
		粒细胞缺乏症
		脑病和昏迷
		呼吸肌无力或呼吸衰竭

2. 卡马西平（carbamazepine）　被用于双相障碍的长期和短期治疗中，常用于替代锂盐和丙戊酸盐。卡马西平被认为是通过阻断 VSSCs 而发挥作用的，可能是在通道本身的一个部位，也被称为 VSSCs 的 α 亚单位，这与丙戊酸钠对这些通道的作用不同。在治疗躁狂发作时，试验用药 2 ~ 3 周就可确定卡马西平是否有效，而评定抗抑郁疗效则需要更长的时间。卡马西平的成人剂量为 600 ~ 1200 mg/d，分 2 ~ 3 次口服。推荐治疗血药浓度为 6 ~ 12 μg/ml。维持剂量为 300 ~ 600 mg/d，血药浓度为 6 μg/ml。多数药量在睡前服用，以利用其镇静作用。突然停药可诱发癫痫发作，应逐渐减量停药。长期应用应定期检查肝功能、血常规及尿常规。卡马西平最常见的不良反应是神经肌肉方面的作用。不良事件可以分为剂量依赖性和特发性两类。剂量依赖性不良事件包括：视物模糊、眩晕、胃肠道症状、认知功能受损（主要是执行功能）、血液系统反应等。特发性不良事件包括：粒细胞减少或缺乏、Stevens-Johnson 综合征、再生障碍性贫血、皮疹、胰腺炎等。降低卡马西平剂量或减慢加药速度，可以减少剂量依赖性不良事件。卡马西平与其他药物合并应用时经常会出现药物交互作用。大多数药物交互作用是因为卡马西平对肝微粒体 CYP 2D6、1A2、3A4 和 2C9/10 的诱导作用，这种诱导作用导致正常情况下通过该系统代谢的药物清除加速，由此可以降低许多药物的血药浓度和疗效。

3. 拉莫三嗪（lamotrigine）　可以治疗双相抑郁发作以及预防双相抑郁的复发。也可作为难治性抑郁的增效剂。对双相抑郁的疗效可达 72%，但对双相躁狂疗效不好。治疗剂量 50 ~ 500 mg/d，分次服用。拉莫三嗪最常见的不良反应有头晕、共济失调、失眠、头痛、复视、视物模糊、恶心、呕吐和皮疹。在上市前的临床试验中，大约 10% 的患者因为不良反应而停药。拉莫三嗪治疗不伴有体重改变。在拉莫三嗪的产品信息中，包含使用该药可能产生严重的致命性皮疹的警告。皮疹在成人中的发生率估计为 1/1000，包括 Stevens-Johnson 综合征和中毒性表皮坏死松解症。罕有死亡报告。由于严重皮疹是早期出现的不良反应，与拉莫三嗪的血浆浓度有关，因此建议拉莫三嗪的治疗应该从 25 mg/d 的剂量开始，缓慢加量。服用丙戊酸盐或卡马西平的患者应该调整剂量。根据合并用药情况，最大日剂量再相应的改变。若采取单一治疗，最大剂量为 500 mg/d，分次服用。

（三）第二代抗精神病药

第二代抗精神病药物氯氮平、利培酮、奥氮平、喹硫平、齐拉西酮和阿立哌唑也可具有抗躁狂疗效，在双相障碍躁狂发作的急性期治疗阶段，可作为补充或辅助治疗措施与常规心境稳定剂联合使用。这类药物的不良反应及处理，参见抗精神病药章节。

第四节　抗焦虑药与镇静催眠药

临床上根据药物受体作用特点分为抗焦虑药物和有抗焦虑作用的药物，目前使用最多的抗焦虑药物有苯二氮䓬类药物、5-HT$_{1A}$ 受体部分激动剂，而有抗焦虑作用的药物包括不同化学结构的抗抑郁药物以及抗精神病药物。

一、苯二氮䓬类

（一）苯二氮䓬类药物药效学与药代学特征

苯二氮䓬类（benzodiazepines，BZDs）具有镇静催眠、抗焦虑、抗惊厥和肌肉松弛作用；其中也不乏有滥用和使用不当的现象，如使用高剂量短半衰期 BZDs 可能引起顺行性遗忘、分离症状、认知损害、依赖和撤药反应等的风险。BZDs 作用于中枢神经系统的苯二氮䓬受体（BZR），加强 GABA 与其受体的结合，增强 GABA 的活性。BZR 分为Ⅰ型和Ⅱ型，目前认为Ⅰ型受体兴奋可以解释 BZDs 类药物的抗焦虑作用，Ⅱ型受体与该类药物的镇静和骨骼肌松弛等作用有关。

按照 BZDs 及其活性代谢产物的清除半衰期，可将其分为短效、中效及长效三大类。短效 BZDs 药物起效快、作用持续时间短暂，包括半衰期在 10 h 以内的药物（如三唑仑、咪达唑仑）；中等半衰期的药物，起效速度和作用持续时间介于短效与长效药物之间，半衰期一般在 10 ~ 24 h 之间（如阿普唑仑、奥沙西泮、艾司唑仑）；而长效药物的半衰期一般是 24 h 以上，长效药物在体内的代谢较慢但是作用时间较长（如氯硝西泮、地西泮）。具体见表 6-4。

表 6-4　常用苯二氮䓬类药物口服吸收和分布的药代动力学特点

药物	生物利用度 （F%）	达峰时间 （h）	蛋白结合率 （%）	半衰期 （h）	CYP450 代谢酶
氯硝西泮	> 80	1 ~ 4	86	24 ~ 56	3A4
地西泮	100	0.5 ~ 1.5	96 ~ 99	26 ~ 50	2C19，3A4

续表

药物	生物利用度（F%）	达峰时间（h）	蛋白结合率（%）	半衰期（h）	CYP450 代谢酶
劳拉西泮	99	2.4	93.2	10 ~ 20	–
奥沙西泮	99	1.5 ~ 2.0	94	3 ~ 21	–
阿普唑仑	> 80	1 ~ 2	70 ~ 80	11 ~ 15	3A4
艾司唑仑	90	< 2	93	10 ~ 24	3A4
咪达唑仑	100	0.5 ~ 1	96	1 ~ 3	3A4, 3A5

（二）不良反应及处理

1. 常见不良反应　困倦、镇静、肌力降低和共济失调。这些不良反应为中枢神经系统受到抑制所致，继续治疗后可逐渐耐受减轻。

2. 宿醉效应指服用长效 BZDs 后日间出现的镇静与操作能力受损的表现。

3. BZDs 过量使用中毒后可很快出现意识损害，较为常见的为睡眠样状态，这种情况下患者可被适当刺激短暂唤醒。呼吸抑制极少见或不出现，在不出现缺氧或严重低血压的情况下心率与心律维持正常。BZDs 过量的处理主要是对症和支持性治疗。只要患者无明显的思睡，可在成人摄入 100 mg（或等效剂量）以上、儿童摄入 1 mg/kg 以上地西泮之后 1 h 内给予口服活性炭治疗。单独 BZDs 过量时不提倡洗胃治疗。

4. 依赖与戒断综合征　临床中，即使是短期使用治疗剂量 BZDs，也会产生药物依赖，尤其是有酒精或药物滥用史和具有明显人格障碍的患者。因此建议用药数周后，应逐渐减少药物剂量，直至停药。已经对 BZDs 依赖的患者，应获得专业人员和家庭成员的支持和帮助，在专业人员指导下撤药，必要时联合行为治疗。

5. 使用注意事项　已有中枢神经系统抑制或昏迷、呼吸抑制、急性肺动脉瓣关闭不全、重症肌无力或睡眠呼吸暂停的患者尽量避免使用地西泮，伴有慢性肺动脉瓣关闭不全的患者应慎重使用。老年患者应慎用地西泮，这类患者更易发生不良反应。伴有肌力减退或肝肾损害的患者应谨慎使用，使用时可能需要降低剂量；严重肝损害的患者则应避免使用。地西泮的镇静作用在用药前几天内最为显著，可能会影响到患者驾车或操作机器。地西泮和其他 BZDs 不建议在青光眼患者中使用。

二、非苯二氮䓬类

佐匹克隆是一种环吡咯类药物，对睡眠结构的改变少，相对没有白天的宿醉和认知损害，不易产生耐药性和依赖。其作用与特异性激动 GABA 大分子受体复合物中枢受体而调节氯离子通道的开放作用有关。常见不良反应有口苦感（个案报告）及行为紊乱，包括意识模糊、遗忘和抑郁心境。唑吡坦是咪唑吡啶类药物，是一种 $GABA_A$ 受体正向调节剂，治疗失眠的作用被认为通过与 $GABA_A$ 受体的 α_1 亚基的苯二氮䓬位点结合，增加氯离子通道开放频率，从而抑制神经兴奋。作用时间短，对睡眠结构及白天的活动几乎没影响。不良反应有恶心、头昏、头痛和腹泻。扎来普隆是一种吡唑二氮杂苯类药物，通过作用于 GABA- 苯二氮䓬受体复合物而发挥药理作用，是目前催眠药中作用时间最短的药物。长期使用的不良反应需进一步评估。

三、5-HT$_{1A}$ 受体部分激动剂

目前临床常用的药物有丁螺环酮（buspirone）和坦度螺酮（tandospirone）。因无耐受性、依赖性，停药后无戒断反应，与其他 BZDs 无交叉耐受现象而受到关注。这类药物的抗焦虑作用主要与 5-HT$_{1A}$ 受体具有较强的亲和力，能够激活突触前 5-HT$_{1A}$ 受体抑制神经元放电，减少 5-HT 的合成与释放，但对抑制突触后 5-HT$_{1A}$ 受体具有拮抗作用，可以降低焦虑障碍过高的 5-HT 活动，产生抗焦虑效果。这类抗焦虑药物的优点是镇静作用轻，不易引起运动障碍，无呼吸抑制，对认知功能影响小，无肌肉松弛和抗惊厥作用，无明显交叉耐受现象和依赖性；但起效相对较慢，需 2~4 周，个别需要 6~7 周方起效，持续治疗可增加疗效。

1. 丁螺环酮　口服吸收快而完全。用量用法：起始剂量 15 mg/d，2~3 次服用；可以根据病情需要逐渐增加剂量。常用治疗剂量：20~40 mg/d，分 2~3 次服用。常见不良反应有头晕、头痛、恶心、不安等，孕妇及哺乳期妇女不宜使用，心、肝、肾功能不全者慎用，禁止与单胺氧化酶抑制剂合用，青光眼、重症肌无力、白细胞减少及对本品过敏者禁用。

2. 坦度螺酮　可用于治疗各种神经症所致的焦虑状态，如广泛性焦虑症，以及原发性高血压、消化性溃疡等躯体疾病伴发的焦虑状态。口服后吸收良好，不受进食影响。用量用法：每次 10 mg，每日 3 次。可根据患者年龄、症状适当调整剂量，治疗剂量 30~60 mg/d。常见不良反应有思睡、恶心、倦怠感、食欲下降、恶心、肝转氨酶水平升高。对本品过敏者禁用。

四、其他药物

氟哌噻吨 / 美利曲辛：每片含相当于 0.5 mg 氟哌噻吨（flupentixol）的二盐酸氟哌噻吨，以及 10 mg 四甲蒽丙胺。氟哌噻吨是一种抗精神病药，因氟哌噻吨是突触后 D$_1$、D$_2$ 受体的抑制剂，通过 D$_2$ 受体起抗精神病的作用。美利曲辛是一种抗抑郁剂，是三环类抗抑郁药，抑制神经递质再吸收，使突触间的 5-HT 和去甲肾上腺素浓度增加，来调节中枢神经系统的功能。低剂量应用时，具有兴奋性，此药具有抗焦虑、抗抑郁和兴奋特性。长期使用需注意锥体外系反应的发生，尤其在老年人应用时应该密切观察。此药具有抗焦虑、抗抑郁和兴奋特性。适用于轻、中度的焦虑及伴发抑郁患者，尤其是心因性焦虑、躯体疾病伴发焦虑、更年期焦虑、酒精依赖及药瘾伴发的焦虑和抑郁。

第五节　抗痴呆药物

治疗认知障碍的药物较多，但目前尚无特效药物可逆转认知功能受损或非常有效地阻止病情的进展。以下药物被推荐用于痴呆。

一、常用药物

（一）乙酰胆碱酯酶抑制药

多奈哌齐、加兰他敏、重酒石酸卡巴拉汀被批准用于轻到中度痴呆。大多数新诊断的阿尔茨海默病（alzheimer disease，AD）患者应尝试胆碱酯酶抑制剂对症治疗认知和整体功能。若患者似乎没有受益或出现显著副作用，不应该无限期继续治疗。

1. 多奈哌齐（donepezil） 为胆碱酯酶抑制剂，推荐起始剂量为 5 mg/d，4 ~ 6 周后增至 10 mg/d。多奈哌齐适于治疗轻中度 AD。

2. 加兰他敏（galantamine） 能竞争性抑制乙酰胆碱酯酶，但不抑制丁酰胆碱酯酶。该化合物是来源于植物的天然物质，是一个烟碱受体位点的变构激动剂，不会产生脱敏作用，同时它还是一个胆碱酯酶抑制剂。推荐的起始剂量为 8 mg，一日 1 次（速释剂型为 4 mg，一日 2 次），4 周后增至 16 mg，一日 1 次（速释剂型为 8 mg，一日 2 次），再过 4 周后调整至目标维持剂量，即 24 mg，一日 1 次（速释剂型为 12 mg，一日 2 次）。

3. 卡巴拉汀（rivastigmine） 同时抑制乙酰胆碱酯酶和丁酰胆碱酯酶，为胆碱酯酶的假性不可逆性抑制剂，即虽然与不可逆性抑制剂一样同胆碱酯酶结合，但能够被胆碱酯酶所代谢。若使用口服卡巴拉汀，应随食物同服，且调整剂量时应比其他药物更缓慢，因为该药会增加恶心、呕吐、厌食和头痛的风险。卡巴拉汀片剂或溶液一日给药 2 次，起始剂量为 1.5 mg，每 2 ~ 4 周上调 1 次剂量，每剂增加 1.5 mg，每日最大剂量 12 mg。

（二）美金刚

美金刚（memantine）是一种电压依赖性、中等程度亲和力的非竞争性 N- 甲基 -D- 天冬氨酸受体拮抗剂，可以阻断谷氨酸浓度病理性升高导致的神经元损伤。美金刚的作用机制与胆碱能药物不同；该药被认为有神经保护作用。对中到重度痴呆有效。美金刚起始剂量为一次 5 mg，一日 1 次；可每周增加 5 mg，直至最大可耐受剂量 20 mg/d，通常分 2 次给药。

二、不良反应与使用注意事项

（一）胆碱酯酶抑制剂的不良反应

主要为胃肠道症状（恶心、呕吐、腹泻、厌食和体重减轻），并且加兰他敏比多奈哌齐更有可能引起这些症状。加兰他敏应随餐服用，以降低恶心风险。缓慢加药也可以减轻不良反应的发生。多奈哌齐可能比另外两种药物更常引起失眠、生动梦境和其他睡眠紊乱。若使用多奈哌齐时出现生动梦境或梦魇，改为早晨用药或换用其他药物可能有帮助。

胆碱酯酶抑制剂会增高迷走神经张力，因为有晕厥、跌倒和骨折的风险，所以禁用于有基线心动过缓或已知心脏传导系统疾病（如，病态窦房结综合征、不完全性心脏传导阻滞）的患者。这 3 种药物的任一种与其他可引起心动过缓或改变房室结传导的药物（如 β 受体阻滞剂、钙通道阻滞剂或拉科酰胺）联用时，应小心谨慎。

开始使用胆碱酯酶抑制剂的患者应在 3 个月和 6 个月时接受随访，以评估药物耐受情况和疗效。2 周时进行电话随访有助于解决早期副作用问题。此后，使用稳定剂量药物的患者可每 6 ~ 12 个月随诊 1 次。

（二）美金刚的副作用

最常见的副作用是头晕。据报道，意识模糊和幻觉的发生率较低，但研究发现一些 AD 患者使用美金刚似乎会增加激越状态和妄想行为。为了减少治疗初期不良反应的发生，在治疗的前 3 周应按每周递增 5 mg 剂量的方法逐渐达到治疗剂量。

三、其他精神科药物的使用

联合使用抗抑郁药时，建议低剂量（通常初始剂量的 1/3 ~ 1/2）和使用抗胆碱能作用小的药，例如：SSRIs 的氟西汀、舍曲林、西酞普兰和艾司西酞普兰。曲唑酮和米氮平因为其镇静作用有时也被使用。

抗精神病药和苯二氮䓬类药物对缓解患者的焦虑和激越等症状有帮助，如果有抑郁，可尝试使用抗抑郁药，但要注意药物对认知的影响以及锥体外系不良反应。

（苏允爱）

第七章 精神障碍的心理治疗

第一节 心理治疗概论

一、前言

心理治疗是指在良好治疗关系的基础上，由经过专业训练的治疗师运用心理治疗理论和技术，帮助患者或来访者消除心理症状、调整不适应行为、减轻痛苦、促进心理健康与人格完善的过程。心理治疗的种类繁多，方法不尽相同，每种方法都建立在一定的心理学理论基础之上，有其适应证、方法论和注意事项。

心理治疗应遵循基本的工作原则。包括：①帮助来访者自立原则：心理治疗的目的是促进患者的心理成长，应避免扮演患者的人生导师的角色，减少患者未来对治疗师产生心理依赖。②客观中立原则：心理治疗应注意保持客观中立的立场。尽量避免治疗师的人生观、世界观、价值观对患者造成负面影响。③尊重原则：心理治疗师应尊重每一位患者，尊重他们作为人的权利和尊严，以真实、真诚的态度尊重患者自我决定的权利。④保密原则：心理治疗应尊重患者的个人隐私权，严格遵守保密原则。⑤时间限定原则：心理治疗有时间限定，通常个体治疗每次时间为 50 ~ 60 min，无特殊情况不得随意延长和更改会谈时间。⑥关系限定原则：心理治疗应遵循严格的专业关系，不得利用来访者对自己的信任或依赖牟取私利，不得与来访者发展专业工作以外的社会关系。

心理治疗有其适应证，包括有心理困扰的亚健康人群（婚恋问题、人际关系问题、个人成长问题、学习困难等）、各类行为问题（行为障碍、人格障碍、过度节食与肥胖、烟草依赖等）、神经症（焦虑障碍、恐怖障碍、强迫障碍、躯体形式障碍、分离转换障碍等）、常见的精神疾病（抑郁障碍、双相障碍、精神分裂症康复期等）。

二、分类与过程

心理治疗的分类方法有很多。根据不同的理论体系进行分类，如精神分析、行为治疗、认知治疗、以人为中心疗法、正念治疗等；根据不同的治疗对象和参加人数来划分，包括个别心理治疗、团体治疗、家庭治疗等。

每种流派都有各自的治疗过程，有些疗法要经历确定问题、提出建议、采取决定、参与行动及评价等，有些疗法则将治疗归纳为信息收集、评价、治疗协议、行为改变、结束等。尽管如此，一般来讲，心理治疗过程至少包括：建立关系、心理诊断、治疗改变、疗效评价等阶段。治疗师首先要和患者建立良好的信任关系，创造一种有安全感的氛围。患者愿意充分暴露自己的内心体验，治疗师要充分地倾听患者。治疗师应针对患者想解决的问题进行充分的信息采集以及对所解决问题的态度。其次，治疗师应充分记录患者心理症状的表现，应用心理量表进行量化评估和功能分析，全面、详细地评价心理症状的严重程度以及对患者的功能影响。在治疗改变阶段，治疗师应帮助患者重新审视自己的困扰，认识影响自己行为的想法和感受，获得有利于解决困扰的领悟。最后是疗效评价阶段。治疗师应和患者系统总结治疗中的收获，确认还存在的问题，帮助患者将在治疗过程中习得的经验应用到日常生活中去。

三、影响心理治疗疗效的因素

1. 治疗关系　心理治疗师与患者之间的治疗联盟对心理治疗的效果具有十分重要的意义。很多研究者认为真诚透明、信任的治疗关系比采用何种流派的心理治疗方法更能影响治疗的效果。

2. 治疗方法　心理治疗的方法很多，它们来源于不同的理论体系，有不同的适用范围。现有研究并不能证明某种技术在方法学上占有绝对优势。相对而言，精神分析适用于长程、以个人成长为导向的患者，认知行为治疗比较适合短程、以解决问题为目标的患者。森田疗法主要用于以内心冲突为主要心理症状的神经症患者，家庭治疗适用于婚姻、恋爱关系存在问题的患者。

3. 患者因素　患者的动机、求治欲、对病因的认识、压力或痛苦程度、心理社会因素的可调节性（是否可以改变）、情感的体验能力、领悟能力、交往能力及智能状态等因素对心理治疗的效果均有影响。如患者对自身症状缺乏自知力、心理治疗的动机不强常导致治疗效果变差，患者无法体验和表达自己的真实情感和想法等也会对治疗效果产生负面影响。

4. 治疗者因素　对治疗有积极作用的治疗者的心理品质包括富有同情心、乐于助人、善于倾听、有主见、耐心、理智、灵活、宽容等。此外，治疗师应接受专业规范的心理治疗培训、具备足够的专业胜任力、对心理疾病知识有充分的了解，也直接决定治疗效果。

四、对专业人员的要求

心理治疗的专业人员包括精神心理科医生、心理治疗师、接受过专业培训的心理咨询师，有丰富经验、接受专业培训的护士也可以组织一些集体形式的治疗性活动，比如森田治疗、团体治疗、放松训练、音乐治疗等。

从事心理治疗的专业人员应具备一定的学历和精神心理专业背景，比如心理学、精神病学等，其次应具备良好的专业胜任力，包括接受系统的执业伦理或法律培训、接受具体流派的专业培训、在督导师或上级医师指导下开展临床实习等。此外专业人员的个人特质应具备较强的责任感和健康的心理状态。

第二节　心理治疗的主要理论流派和技术方法

一、精神分析及动力学派

精神分析（Psychoanalysis，又称心理分析、心理动力学）是由奥地利精神科医生弗洛伊德于 19 世纪末所创立，在此基础上不断发展、演变，成为心理动力学派心理治疗，包括自我心理学、客体关系心理学、自体心理学、主体间性心理治疗等。其基本理论与应用包括：

（一）精神层次理论

意识层次包括意识、前意识和潜意识三个层次。意识（conscious）是指人们在清醒状态下能意识到的精神活动，潜意识（unconscious）是指被压抑的、一般情况下不能被自我意识到的精神活动，包括各种人的原始本能以及被压抑的欲望、想法。在意识与潜意识之间还有前意识（preconscious），是指此刻虽意识不到，但在集中注意、没有干扰时可以回忆或发现的经验。分析和解决无意识冲突是精神分析最基本的任务，是精神分析的核心。

（二）人格结构理论

人格是由本我、自我和超我三部分构成。①本我是人格结构的最深层部分，由本能冲动及欲望所组成，只追求快乐和满足，遵循"快乐原则"。婴儿最初只有"本我"，在成长的过程中，从本我逐渐分化出自我。②自我是人格结构的表层，处于本我和外部世界之间，功能是认识自我、适应环境、控制情感与本能活动等，根据"现实原则"行动。③超我是经社会规范内化而形成的良心、道德及自我理想等，其机能主要在监督、批判及管束自己的行为，超我的特点是追求完美，它要求自我按社会可接受的方式去满足本我，遵循"道德原则"。健康的人格中，本我、自我、超我三者是平衡的，如果本我、自我、超我不能保持动态的平衡，则可引发心理失常。超我过强时可产生自责，自我功能减弱；本我、超我之间的矛盾或冲突持续得不到解决时，则可导致神经症症状的产生。

（三）性本能理论

弗洛伊德认为人的精神活动的能量来源于本能，本能是推动个体行为的内在动力。人类最基本的本能有两类：一类是生的本能，另一类是死亡本能或攻击本能。生本能的目的是保持种族的繁衍与个体的生存，而死本能是迫使生命回到非生命的状态，两种本能有机地结合在一起，生命就在它们的冲突和相互作用中表现出来。死本能派生出攻击、破坏、战争等行为。当它转向机体内部时，导致个体的自责，甚至自伤自杀，当它转向外部世界时，导致对他人的攻击、仇恨、谋杀等。

（四）心理防御机制理论

弗洛伊德提出，自我防御机制意指个体在潜意识中为减弱、回避或克服本我和自我的冲突带来的挫折、焦虑、紧张等而采取的一种防御手段，借此保护自我。在正常情况下，自我以合理方式消除焦虑而未能得逞时，即必须改换以非理性方法表达这一目的。焦虑的主要心理动力效能是促使个体设法解决不被允许的本能冲动，使它们得到间接的满足而又不为意识所知悉。

一般说来，防御机制具有下述三个共同特征：①借助防御机制可以减弱、回避或克服消极的情绪状态，如冲突、挫折、焦虑等。②大多数防御机制涉及对现实的歪曲，凭借这一点来运用防御机制，个体或不理会感情，或无视环境，或错误地将某些特征归因于并不具备这些特征的他人。③个体在使用防御机制时通常并未意识到，如果他能意识到他在歪曲现实的话，那么这些歪曲在减弱、回避或克服消极情绪状态时便不起作用了。

常见的防御机制有：

（1）压抑：指把不能被允许的念头、情感和冲动，在不知不觉中压抑到潜意识中去，这是最基本的防御机制。压抑有两个重要特征：①压抑激发选择性遗忘；②被压抑的材料并未真正消除，而是贮存在潜意识中，以后由于某些情绪激发又会回到意识中来。

（2）否认：指对某种痛苦的现实无意识地加以否定，因为不承认似乎就不会痛苦。感到恐惧的人可以不注意引起恐惧的真正本质而把它解释为激动，或者把失败的消极含义和后果解释为无所谓等，这可以看作否认的表现。

（3）投射：指自我将真实的但不能接受的冲动、欲望或观念归因于客观或别人。

（4）退行：指个体部分/全部地退回到自我发展的早期阶段，从而避免体验现实所引发的焦虑情绪。当人受到挫折无法应付时，放弃已经学会的成熟态度和行为模式，使用以往较幼稚的方式来满足自己的欲望。

（5）反向形成：将内心不能接受的、不愉快的观念、情感夸张性地指向相反的方向。如牵挂可能是残忍的反向形成，节俭、清洁则可能是对奢侈、脏乱的对抗。

（6）抵消：指对一个不能接受的行为象征性地、用相反的行为加以显示，以解除焦虑。比如有人在除夕夜不小心摔碎了东西，人们会说"岁岁平安"。

（7）隔离：将一些不快的事实或情感分隔于意识之外，以免引起精神上的不愉快。

（8）转化：指精神上的痛苦、焦虑转化为躯体症状表现出来，从而避开心理焦虑和痛苦，如分离转换障碍患者的焦虑或心理冲突以躯体化症状表现出来，包括瘫痪等。

（五）经典的精神分析技术

经典的精神分析每周可进行3～4次治疗，但目前在很多国家已经减为1～2次，每次为50～60 min，持续1～2年以上。基本原理在于协助患者对自己的心理状态和病情有所领悟，特别是压抑的欲望、隐藏的动机，通过修通和领悟，了解自己适应困难的反应模式，从而减轻心理症状，促进自己的人格成熟。常用的技术有：

1. 自由联想　治疗中患者半躺在沙发椅上，完全放松，治疗师引导患者将脑海中呈现的一切思想、感受毫无拘束地报告出来，治疗师对患者所述及的内容不加任何评判。自由联想的目的是暴露被压抑的无意识冲突。

2. 解释和修通　治疗师通过探索患者的潜意识内容帮助患者意识到内心的冲突，分析它与症状的关系，包括患者出现在梦、自由联想、阻抗及治疗关系中的行为的意义，并将结果告知患者。一旦患者充分意识到潜意识的症结所在，达成自我理解，新的认知就会形成，态度和行为就会发生改变，从而修通潜意识的矛盾和冲突。

3. 识别和处理阻抗　阻抗是指患者为了避免重新体验痛苦，发生对治疗过程的无意识抗拒。如果患者体验到内心深处的各种创伤性体验，就会产生恐惧和排斥。治疗师需要寻找阻抗后面的潜意识本能冲动、幻想和记忆。一旦患者认识了自身的阻抗方式，那么就有机会重新评判是否仍然需要用阻抗回避内心的创伤，从而在寻找更现实、有效的应对方式的过程中完成修通。消除阻抗是帮助治疗深入的重要保证。

4. 移情　移情是指患者把童年时对重要亲密他人的感情和态度无意识地投射到治疗师身上的过程。移情可使患者重新经历，并在与治疗者的关系中重新处理早年未能解决的冲突。包括正性移情（如依赖、顺从等）和负性移情（憎恨、攻击等）。移情是治疗师治疗患者的重要手段，当患者了解了自己的移情，并意识到这是自己的投射时，就会逐步从这种状态中走出来，把握好现实的关系，实现关系中的修通。

5. 释梦　弗洛伊德认为梦是潜意识冲突欲望的象征，做梦的人为了避免被别人察觉，所以用象征性的方式以避免焦虑的产生。治疗师经常会引导患者针对梦的内容自由地加以联想，借助象征、凝缩、投射、变形和移植等手段，分析和解释梦的外显内容和潜在内容（梦的象征意义），从而帮助患者获得对自己潜意识冲突的了解。

（六）适应证

精神分析常应用于神经症（包括焦虑障碍、强迫障碍、创伤后应激障碍）、人格障碍、烟草和酒精成瘾、身心疾病等。不适用于精神疾病急性期、有严重自杀倾向的抑郁障碍等。

二、行为治疗

行为治疗一词最早由美国心理学家斯金纳提出，行为治疗是基于实验心理学的成果，该学派认为行为的建立、保持、改变或消除过程均以"刺激-反应"的学习过程为基础，人类的大部分行为通过后天学习而获得，行为障碍是不恰当的或错误学习的结果，可以通过恰当的学习过程来改变或消除。

（一）基本理论

1. 经典的条件反射　由俄国心理学家巴甫洛夫（1849—1936年）证实和完善。他在实验室研究狗的消化过程时无意间发现了应答性条件作用。他注意到当狗进食食物时，设置一种与消化过程无关的刺激（比如铃声），由于铃声持续与食物同时出现，可以逐渐成为进食的信号，当铃声单独存在时也能引起狗唾液的分泌，铃声从一个无关刺激转变为条件刺激。这就是条件反射形成的过程，也是一个新的行为模式形成的过程。如无关刺激缺乏强化，该条件反射也可以消退。

2. 学习理论　由华生从观察老鼠跑迷宫的实验后提出。学习理论认为无论是简单的或是复杂的行为都是学习的结果，无论任何行为既可以习得，也可以弃掉，因而十分崇尚教育。行为的形成遵循两条学习规律。①频因律：即某一行为反应对某一刺激发生的次数越多，那么这一行为反应就越有可能被固定保留下来，并在以后遇到相同刺激时发生。②近因律：即某一行为反应发生的时间与某一刺激越接近，那么这一行为反应越有可能被固定保留下来。

3. 操作性条件反射　源于美国心理学家斯金纳著名的操作性条件反射实验。该项实验中，一只饥饿的小白鼠偶然触碰杠杆的行为使其得到了食物，而几次偶然重复后，小白鼠便会主动去按压杠杆。也就是说这只白鼠学会了使用杠杆来获取食物的行为。操作性条件反射的实验有力地说明：行为的后果直接影响该行为的增多或减少。后果是奖励性的，该行为发生的频度倾向增加，称为正性强化；后果是惩罚性的，该行为发生的频度减少而避免惩罚的行为发生的频度倾向增加，称为负性强化。根据这一原理，可使行为朝预期的方向改变，逐渐建立新的行为模式，即所谓行为塑造。

（二）基本技术

1. 系统脱敏　是暴露疗法中的一类，即缓慢暴露法（另一类是快速暴露法，又称冲击疗法），由美国精神病学家沃尔普所创，是行为疗法最早被系统应用的方法之一。常用于治疗恐怖障碍，是由想象暴露法和肌肉松弛训练法相结合而成的一种治疗方法。治疗分几个步骤：①深度的肌肉放松。可以按照身体各肌群的顺序，包括面部、颈部、胸部、肩部等逐步放松。②建立焦虑分级。构建引发焦虑的情节和情境，要求患者依据威胁程度对焦虑划分等级。如社交恐怖障碍患者可能将刺激按引起焦虑的程度从小到大依次划分为1~4级：见父亲为1级；见男友为2级；见陌生人为3级；见领导为4级。各级刺激之间的差距应均衡。③系统脱敏。从1级刺激开始进行想象，当患者出现焦虑反应时，引导其进行放松，从而抑制焦虑（交互抑制作用原理），焦虑伴随的行为反应（回避行为）也会减弱或消失。当患者对较弱的刺激不再"敏感"时，逐步增加刺激等级，直至对较强刺激也不引起焦虑反应。系统脱敏的效果应在现实生活中不断强化才能达到真正的治疗目的。

2. 冲击疗法　适用于恐怖障碍和强迫障碍。同系统脱敏法类似的地方在于鼓励患者去面对引发焦虑的对象，在面对中实现脱敏；不同之处在于开始就让患者体验最焦虑的情境，给他一个强烈的冲击，同时不允许其采取闭眼、哭喊、离开等逃避行为。其基本原理是快速、充分地向来访者呈现他害怕的刺激，体验极度的恐惧场景后他的恐惧反应就会慢慢缓解下来。需要注意的是，采用冲击疗法应事先向患者讲清治疗原理和操作过程，征得同意后方可进行。具体运用时，要考虑患者的文化程度、心理诊断、身体状态等多种因素。体质弱、有严重躯体疾病者不适合这种方法。

3. 厌恶疗法　厌恶疗法是通过惩罚性刺激来消除患者不良行为的方法。其基本原理是，将患者的不良行为与某些不愉快的、令人厌恶的刺激相结合，形成一个新的条件反射，进而最终消除这种不良行为。当患者出现不良行为时，立即给予一定的刺激，使患者产生痛苦的厌恶反应，如给予电刺激、药物催吐等。经过多次治疗，可在不良行为与厌恶反应之间建立起条件反射。以后每当患者出现不良行为时，便会产生厌恶体验，最终使患者放弃原有的行为。可用于治疗酒精依赖、性变态行为等。

4. 奖励强化疗法　又称为代币法。常用于儿童行为问题、进食障碍、慢性精神分裂症康复期治疗等。指对患者适应良好的、正常的行为给予奖励（代币或其他），对不良行为或异常行为则不予关注。适应良好的行为包括个人卫生、饮食习惯、人际交往等方面。患者可以用代币换取自己喜欢的东西，因此要注意将代币与来访者感兴趣的东西联系起来。治疗应有计划，对患者的行为方式应有要求，对表现良好的或按治疗要求做的患者应及时奖励。

5. 放松训练　放松训练的基本原理是，个体在放松状态下大脑皮质的唤醒水平下降，兴奋性降低，全身肌肉放松，紧张情绪得到缓解。基本步骤如下：①选择一个安静整洁、光线柔和的房间，患者卧床或坐在椅子上，闭上眼睛；②按照全身肌肉的顺序，从头部、上肢、躯干、下肢等顺序，依次先体验肌肉的紧张，然后体验慢慢放松的感受。每一部分肌肉群的训练过程均为紧张肌肉 - 保持紧张 - 松弛肌肉。

（三）适应证

主要包括：①神经症，包括恐怖障碍、强迫障碍、焦虑障碍等；②儿童青少年的非适应性行为，包括网瘾、遗尿、拔毛、拔甲、咬手指（甲）等；③物质依赖，包括进食障碍、烟酒依赖、毒品成瘾等。

三、认知治疗

认知治疗（cognitive therapy）于20世纪60年代在美国产生，强调认知过程是行为和情感的中介，情绪障碍和负性认知相互影响，相互加强，形成恶性循环。打破恶性循环是治疗的关键。此处负性认知是指不恰当的、歪曲的想法或思维内容，是引起患者情绪障碍和失调行为的核心所在，识别和改变这些负性认知，可使患者情绪得以改善。

认知治疗主要通过下列3种途径改变认知过程：①发现现存的信念与事实之间的矛盾；②改变信念的建构系统；③领悟认知加工过程中的不合理之处。认知疗法特别强调理性的作用，强调要改变认知必须付诸实践，因此，认知治疗经常同时采用多种行为治疗的技术和方法，许多人又将认知治疗称之为认知行为治疗。在各种认知疗法中，影响最大最具代表性的疗法当属Beck的认知疗法，该疗法于20世纪60年代由Beck发展而来，是一种短程治疗方法，适用于治疗轻中度抑郁障碍、焦虑障碍、进食障碍等。

（一）基本理论

1. 自动化思维（automatic thought）　指特定情境下自动呈现在意识中的想法，常常不经逻辑推理突然出现，已构成了患者思维习惯的一部分，多数患者不能意识到在不良情绪反应以前会存在着这些思想。如妻子对晚归的丈夫非常愤怒，通过交流，她才发现之所以愤怒，是因为她的自动化思维是"丈夫晚归就意味着丈夫不在乎自己的感受"。但这一想法她以前从来没真正意识到。

2. 图式（schemata）　Beck认为图式是人们从童年期开始通过生活经验建立起来的一种相对稳定的内部心理模式，比自动化思维和认知歪曲更深层，通常不进入意识接受审查，是支配人们日常行为的规则。个体参照这些内部图式对外界事物进行感知、编码、记忆等信息加工。作为相对稳定的认知结构，图式既可以是积极的、适应性的，也可以是消极的、失调性的。例如抑郁障碍患者早年经历所形成的认知图式倾向于把世界理解为危险的、不公平的，所以往往采用消极的评价和解释外在事件的方式，从而构成抑郁的易感倾向，这被称为功能失调性的图式。

3. 认知歪曲　将功能失调性图式与自动化思维联系在一起，使个体在面临一定的事件时产生消极的自动化思维。这些信息加工过程中所出现的一系列逻辑错误被称为认知歪曲。常见的认知歪曲包括：①任意推断，在缺乏事实根据的情况下，武断地做出结论，如"我是无用的，因为我惹母亲生气了"。②选择性概括，指仅根据个别细节就对整个事件做出结论，不考虑其他有关信息。③过分引申，指在一件或很少的几件孤立的事件基础上就得出一般性的结论，并将其应用到其他情境中去。④极端化思维，即"全"或"无"、非黑即白的价值观。⑤过分夸大或过分缩小，指夸大自己的失误或缺陷的重要性，而贬低自己的成绩或优点。⑥个人化，将一切不幸、事故等归因于自己的过失，引咎自责，主动为别人的过失或不幸承担责任。

（二）基本技术

认知治疗认为治疗过程最关键的是完成识别和检验自动化思维，改变功能失调性图式。围绕着这两项任务，认知疗法常采用以下几种技术和方法：

1. 言语盘问法　通过系统而且敏锐的提问引导患者识别自己的自动化思维，寻找比较积极和现实的替代想法。通过设计三栏作业（即"自动化思维、认知曲解、合理想法"三栏）帮助患者寻找合理的替代想法。

2. 行为实验　常用来检验自动化思维，即治疗者与患者协作的方式设计行为作业，以检验患者自动化思维（预测）的真实性。如患者认为自己是他人注意的中心，他们的一举一动都受到别人的关注和评论。治疗者可以和患者一起拟定作业计划，让患者衣着不像以前那样整洁地沿街散步，并记录他人对他的反应及其次数，其结果患者发现很少有人会专门注意他。

3. 认知作业表　家庭作业是认知行为治疗的重要内容，而认知作业表是其中之一，可有多种形式。常用的有找出某种思维、情感、行为带来的好处和坏处，找出自己的优缺点等，要求患者每天记录并监察自己的自动化思维及情绪表现，并采取百分制方法对自动化思维和情绪的程度进行计分。通过每日记录和监察，使负性的自动化思维逐步减少，情绪逐步得到改善。

四、以人为中心疗法

以人为中心疗法的创始人是美国心理学家卡尔·罗杰斯。以人为中心疗法的基本理论包括：

1. 对人的基本看法　罗杰斯首先强调了人的主观性，每个人都有其对现实的独特的主观认识，相信人性本来就是倾向于创造性的、积极的、建设性的，需要与其他人建立亲密关系的。其次，强调人的实现的倾向。实现的倾向是一种基本的内部驱动力，人具有先天的、发展自己各种不同能力的倾向性。所以以人为中心疗法的基本原理就是始终相信患者会朝着自我调整、自我成长的方向迈进。

2. 自我概念及其发展　以人为中心疗法的自我是自我知觉与自我评价的统一体。个体最初的经验世界是混沌一片。在个体与他人的交互作用中，个体开始逐渐形成把自我与他人分开，形成最初的自我概念。在实现倾向的驱动下，个体与环境不断发生互动，积累了大量的经验。他通过机体对经验进行评价，若经验使他满足，就知觉为积极，寻找保持积极经验；若经验令其烦恼，就知觉为消极，并回避消极经验。如果自我得到的经验和自我概念冲突或不一致时，自我就会感到威胁并产生恐惧，通过防御机制歪曲自身的经验。一旦失控，个体就会产生焦虑。

以人为中心疗法对治疗关系的研究是最具有突破性的，揭示了促进人格改变的治疗关系的充分必要条件。包括：①真诚透明，这是促使成长的最基本条件。治疗师与患者沟通时，要真实表达内部的感受和态度，如果治疗师意识到的感受和表达出来的感受是内外一致的，患者就感受到治疗师的真诚态度，就能放下防御，充分体验自己的感受和想法，促使自我朝向流动的建设性方向转化。②无条件积极关注，指治疗师不带价值评判地表达对患者的基本尊重和接纳，患者可以在这种安全、信任的氛围中越来越成为真实的自己。③共情。治疗师设身处地地感受到患者的各种负面情绪，不仅能理解患者自己意识到的部分，甚至对患者自己尚未觉察的潜意识也能有所觉察和理解，并把这种理解传达给患者。治疗师提供一种安全、接纳、信任、尊重的治疗气氛，患者在良好的治疗关系中自由、深入地自我探索，进而觉察影响成长的各种障碍。随着这种治疗关系的推进，患者对自己的经验越来越开放，更加信任自己，最终成为真实的自己。

五、家庭治疗

家庭是社会中最小的功能单位，家庭中每个成员的价值观、世界观，都在家庭的熏陶下形成。家庭成员之间密切交往，互相影响。如果家庭功能不良，如界限不清、关系扭曲、单亲重组等，可造成每个成员不同程度地卷入家庭矛盾，导致出现各种情绪问题和行为障碍。

家庭治疗于20世纪50年代逐渐兴起，是以家庭为对象进行的心理治疗，其特色在于把焦点放在家庭各成员之间的人际关系上。与个别心理治疗不同，不注重个体内在的心理结构。

该理论认为在家庭这一整体内部，任何成员的行为都受其他成员的影响，个人的行为可影响家庭，家庭也可影响每个成员。个人的问题可以是目前家庭问题的反映，也常因其问题基于配合其他成员的心理需要而被维持。基于此，家庭治疗认为要改变病态的现象或行为，不能单从治疗某个成员着手，应以整个家庭系统为其治疗对象，通过疏通家庭关系，指导生活模式，对家庭成员进行干预，通过改善患者的生活环境促进患者的心理健康。

家庭治疗的基本流派主要有以下五种：

1. 系统家庭治疗　将家庭看作一个系统，家庭成员是其组成部分。每个成员的态度、行为以及各成员之间的关系，不是线性的因果关系，而是循环反馈式的相互关系。治疗目的是改变系统内部原有的、导致病态的相互关系，从而使问题得到解决。

2. 结构性家庭治疗　治疗的重点放在家庭的组织、关系、角色及权力分配等方面的结构调整。治疗者借助各种具体方法来矫正家庭结构上存在的问题，以促进家庭功能的正常。比如通过角色扮演、家庭形象雕塑技术帮助家庭成员了解各自的权利、义务、角色，并把治疗重心放在建立家庭成员间应有的界限上。

3. 行为性家庭治疗　该疗法注意于可观察到的家庭成员之间的行为表现，运用行为治疗的方法矫正家庭成员间的异常行为及其不良的人际交往模式，帮助家庭建立具体的行为改善目标与进度，充分运用学习的原则，给予适当的嘉奖惩罚，促进家庭行为的改善。

4. 分析性家庭治疗　以精神动力学的理论为基础，探索家庭成员之间的冲突性关系。所有的家庭成员均被视为带着问题或烦恼的人，某一成员的症状反映的也是其他成员或整个家庭的症状。分析性家庭治疗是精神分析理论在家庭治疗中的应用，注重了解家庭成员深层的心理活动、行为动机及相互关系，着眼于改善家庭成员情感上的表达、满足与欲望的处理，促使家庭中原有的导致冲突的相互关系转变为健康的、对话性的互动关系。

5. 策略性家庭治疗　强调动态地了解家庭问题的本质，了解问题的来龙去脉，并建立一套有程序的治疗策略，着手更改认知上的基本问题，以求有层次地改变家庭问题。比如，成年患者仍依赖母亲，无法独立自主地应对压力，治疗的重点策略在于如何协助母亲"放走"自己的孩子。

六、正念疗法

"正念"（mindfulness）一词进入现代医学领域之前，已经存在了两千五百余年。20世纪70年代，美国马萨诸塞大学医学院的卡巴金（Kabbat-Zin）将佛教的正念禅修应用于帮助患者解决疼痛、压力、身心问题，创立了正念疗法课程，广泛应用于慢性疾病、抑郁、物质依赖、应激、疼痛、失眠和癌症康复等领域中。

正念疗法持续8周，包括正式和非正式训练两种形式。正式训练每周2.5 h，以团体形式，每次10～25人不等。内容包括：正念进食、身体扫描、觉察呼吸、觉察想法、正念伸展、正念行走等内容。非正式训练是指患者在正式训练外需要完成家庭作业，包括每日30～45 min录音练习，以及将正念融入日常生活中的练习，比如行走、说话、刷牙和进食等。

卡巴金等将正念定义为正念即有意识地觉察此时此刻，并以非评判的态度对待当下的经验。正念疗法是一种自助式心理疗法，结束8周训练后，练习者应继续在日常生活中持续进行练习。

（一）基本技术

1. 正念进食　正念进食葡萄干一般作为疗法的第一项训练出现，以帮助患者发现日常行为中不易被觉察的感受细节，增强患者对训练的兴趣、好奇心，持续40 min。首先，将一颗葡萄干放在手心，带着好奇、开放的心态观察葡萄干，引导患者感受它的色泽、纹理、重量，接下来有意识地将葡萄干放在鼻端，注意观察手臂的动作、感受葡萄干的存在、距离多远时能闻到它的味道。把它缓缓地放到嘴里，用牙齿触碰它，感受咀嚼它的过程，然后分口吞咽它。

2. 身体扫描　通过该练习，可以增强对身体感受的感知力，持续40 min。练习前要找到一个温暖而不被打扰的地方，坐着或平躺，闭上眼睛，深呼吸。首先感受左脚脚趾，依次左脚面、左脚底、左脚踝、左小腿、左膝盖、左大腿，依同样顺序感受右侧肢体，紧接着是臀部、腰部、腹部、双肩，然后是左手指、手掌、手臂，依同样顺序扫描右侧上肢，接下来是脖子、后脑勺、头两侧、头顶、额头、眉毛、眼睛、鼻子、嘴和牙齿、脸颊，然后是整个身体。练习的重点在于感受每个部位真实的感受，不去刻意制造感觉，尝试去体会它。

3. 正念伸展　通过该联系，可以帮助患者有意识地觉察身体姿势、拉伸过程中的感受、想法和情绪。持续20 min。找到一处能自由伸展双臂的地方，两脚与肩同宽，感受双脚与地面的接触，让身体感到放松、清醒。首先，双手掌心向外，缓慢地将双臂平举向身体两侧，并尽力向两侧伸展。在这个过程中，感受肌肉的紧绷和张力，保持一段时间，感受此刻的呼吸，觉察此刻的想法、情绪，无论出现什么，都予以接纳。然后，缓慢地放下双臂，感受手臂下沉时的肌肉、呼吸。依次进行双臂上举、双臂平举、转动头部、左右转动整个身体等动作，最后安静地站定，体会一系列拉伸动作后身体内部的感受。

4. 觉察想法　该项练习将自己的想法作为觉察对象，练习观察自己的思考、分析、想象，以及相应的情绪、身体感觉，持续 30 min。找到安全、安静的环境，坐着或平躺，闭眼。觉察和了解内心的想法，包括思考、分析脑海里出现的画面，发现自己的想法后不用控制它也不用去除它，尝试把它作为此刻内心世界的心理活动的一部分予以接纳。在这个过程中，始终带着好奇、温和的态度面对出现的内心活动，留意自己是否又再次陷入了思考或想象。如果发现了，首先恭喜自己已经回到了觉察状态，然后借助呼吸继续观察。对于出现的想法可以有意识地贴标签（比如这是自责、这是担心、这是做计划等等），通过这个过程更能清醒地觉察心理活动。

5. 正念行走　将行走过程作为觉察对象，持续 20 min。找到一处安静的环境，选择 5 ~ 10 m 的路径，站定。轻轻闭上双眼，感受立于此地的状态：双脚与地面的接触、周围空气与身体的接触、倾听环境中的声音。睁开双眼，开始行走。觉察行走过程，包括提脚、前移、落下，行走中身体的平衡、双臂的活动、重心的移动等。在这个过程中，保持开放和好奇的心态对待当下的各种体验，如果发现内心出现某些想法或想象，可以告诉自己这很正常，并觉察想法带给自己的情绪、身体感受，然后温和地将注意力继续放在行走过程中，感受行走的各个动作。

（二）练习要点

1. 接纳　对日常生活中的负面感受和想法，首先尝试予以接纳，而不是陷入不接受、排斥的惯性反应。接纳并不意味着你喜欢此刻的每件事情，或不去努力改变，接纳意味着首先接受事情的真实，不被自己的情绪、欲望所蒙蔽。

2. 耐心　初始练习可能会感到枯燥，因此需要保持对自己的耐心，坚持练习一段时间。成果的显现有它的规律，需要知道事情的发展并不总如我们的期望。

3. 放下　练习时特别容易被自己的想法或想象带走注意力，努力抓取快乐感受、排斥不快感受，因此不要总被自己的想法控制、也不排斥出现的想法，学习以一种放下的心态对待内心的心理活动，自然而然地感受当下内心的安宁。

4. 非评判　练习过程中很容易心里升起对身体感受、情绪的评价，然后像坐上火车一样，浮想联翩。因此，练习中应注意暂时放下好坏对错的评价系统，直接发现事物本身的特点，这样内心也会从评价的束缚中解脱出来，获得自由。

（任　峰）

第八章　精神障碍的物理治疗

第一节　电休克疗法

电休克疗法（electroconvulsive therapy，ECT），也被称作电抽搐治疗，是指用适量的电流刺激中枢神经系统，造成大脑皮质的电活动同步化，引起患者短暂意识丧失和抽搐发作，以治疗精神症状的一种疗法。1943 年 Kalinowsky 和 Moore 首先描述了改良电休克疗法（modified electroconvulsive therapy，MECT），是指先静脉麻醉并注射适量肌肉弛缓剂，再进行电休克疗法，无明显的抽搐发作，安全性更高，并发症更少，逐渐替代了传统的电休克疗法。1978 年，美国精神病学协会专案组发现 MECT 可以有效地治疗难治性精神疾病，目前已有大量研究及临床实践证实 MECT 对难治性抑郁障碍、紧张型精神分裂症以及伴自杀行为的精神障碍患者等的疗效。

一、适应证

（1）伴强烈自伤、自杀企图及行为的严重抑郁，或伴有明显自责自罪者。

（2）具有急性病程、分裂情感性症状或紧张症表现者。

（3）具有明显拒食、违拗、紧张性木僵、严重兴奋、冲动攻击行为者等。

（4）用于兴奋、躁动、易激惹、极度不配合治疗和冲动伤人的原发性躁狂发作患者。

（5）药物治疗效果不明显、对药物不能耐受或不适于药物治疗者。

（6）严重躯体化障碍者。

MECT 疗程一般视病情而定，通常为每周 2 次或 3 次，6~12 次为 1 个疗程。病情严重或紧急者可 1 次 / 天，连续治疗 3~6 次以后隔 1~2 日 1 次，难治性精神障碍的疗程可适当延长。长期维持治疗的患者，间隔时间可根据具体情况调整，一般每个月 1~2 次，但一般不超过 3 个月一次。应定期评估患者接受 MECT 的风险及收益，一般每 6~12 个月评估一次。1 个疗程后效果不明显或无效者，应综合评估结束 MECT 治疗并更换其他治疗方案。

二、禁忌证

除了对静脉诱导麻醉、肌松药物过敏外，MECT 无其他绝对禁忌证，相对禁忌证主要包括：

（1）心肌梗死、不稳定型心绞痛、严重的心脏瓣膜病、心脏支架及起搏器术后、冠心病、严重高血压等。

（2）最近的颅内出血，大脑占位性病变或其他增加颅内压的病变。

（3）嗜铬细胞瘤，出血或不稳定的动脉瘤畸形。

（4）严重呼吸系统疾病如严重的支气管炎、哮喘、活动性肺结核。

（5）急性重症全身感染性疾病。

（6）服用对循环及呼吸有明显抑制作用的药物，如利舍平（利血平）片等。

（7）严重的肝、肾及内分泌疾病。

（8）由于躯体疾患引起的明显营养不良。

（9）严重骨和关节疾病、韧带断裂等，骨折未愈。

（10）特殊人群，如儿童、孕妇。

三、治疗操作流程

1. 治疗前准备

（1）医生、治疗师和麻醉师应对患者进行筛查评估，向患者和家属详细解释该治疗技术可能的不良反应、疗效评估，缓解其紧张和恐惧情绪，签署知情同意书。

（2）医生应全面采集患者病史，检查躯体状况，询问现病史、既往史、家族史、过敏史、用药史、麻醉史、MECT 治疗史以及曾发生的不良反应事件，确定治疗方案，并完善血常规、生化、肝肾功能、心电图、脑电图、双肺及头部影像学检查等。

（3）治疗前应将抗精神病药物减量，如果没有特殊情况，应停用抗癫痫药物，如果患者同时患有癫痫，可将抗癫痫药物减为半量；尽量避免服用长效安定类的镇静催眠药。

（4）每次治疗前应测体温、心率、呼吸和血压，首次治疗前需测体重。

（5）治疗前 8 h 内禁饮食，避免在治疗过程中发生呛咳、误吸、窒息等意外事故。

（6）治疗当天患者宽松着装，排空大小便，取出活动义齿、口腔器械、助听器、眼镜、首饰、发夹及各种装饰物品，去除指甲油确保血氧记录准确，禁止化妆，解开领扣及腰带。

（7）治疗室应安静、宽敞明亮，室温维持在 18 ~ 26 ℃，备好各种急救药品和器械。

（8）打开多参数生理监护仪和 MECT 治疗仪，开通氧气；准备好抢救设备以及应急物品和药品等。

2. 治疗中操作

（1）患者平躺于治疗床上，记录脑电图、血压、心电、脉搏、血氧饱和度，采用乙醇或生理盐水清洁皮肤，减少电极阻抗，安放 MECT 电极。

（2）首次治疗时依据患者体重计算麻醉药及肌松药的用量（麻醉药如丙泊酚：1.0 ~ 2.5 mg/kg，或依托咪脂：0.2 ~ 0.6 mg/kg。肌松药如氯化琥珀胆碱：0.5 ~ 1.2 mg/kg），后续治疗根据患者的具体情况调整药物使用剂量。

（3）确保静脉通畅后，遵照医嘱依次推注下列三种药物。阿托品 0.5 mg，以 0.9% 生理盐水稀释至 1 ml，丙泊酚或依托咪酯作为诱导麻醉剂，至睫毛反射迟钝或消失即可；麻醉深度根据患者躯体情况而定。 氯化琥珀胆碱以 0.9% 生理盐水稀释至 5 ml，迅速推入，使肌肉松弛。

（4）使用麻醉药和肌松药后，监测血氧饱和度，保持呼吸道通畅，加压给氧，使患者的血氧饱和度尽量保持在 90% ~ 100%，待患者肌肉完全松弛后放好牙垫，开始 MECT 治疗，一般设置电流强度为 800 ~ 900 mA（根据仪器说明调整）。

（5）强直期结束后取出牙垫，监测血氧饱和度变化，随时加压给氧，去除患者呼吸道的分泌物。待患者自主呼吸恢复、呼吸频率均匀、血氧饱和度平稳时，去除心电监护，将患者送入恢复室观察。

（6）癫痫发作时脑电监测指标的抑制指数和峰值强度应达到一定数值，癫痫发作时间应 ≥ 25 s，抽搐指数 > 1500，抑制指数 ≥ 80%。对于发作时间低于 25 s 者，后续治疗可调整电量，诱发发作；对于发作时间超过 180 s 的患者，以后的治疗需要减少电量。

3. 治疗后处理　患者在观察室恢复 10 ~ 30 min，期间应密切关注患者的血氧饱和度，如有缺氧，及时面罩加压给氧，观察患者意识恢复情况，当患者意识完全清醒后，无明显头痛、恶心、胸闷、心悸等不适感时可离开观察室，并告知患者注意休息，减轻头痛、头晕等症状，治疗后 2 h 内勿进食、进水。

四、不良反应及处理

（1）头痛、头晕、恶心、呕吐、发热是 MECT 治疗后最常见的不良反应，一般 0.5 ~ 1 h 可缓解。轻者无需特殊处理，严重者对症处理。如果全身肌肉痛不除外去极化肌松药的使用方法所致，后续治疗可调整肌松剂的用量或换用其他类型的肌松药。

（2）做好治疗前的禁食、禁水可极大程度上预防严重的反流现象，防止恶心、呕吐的发生；如有此类情况，立即将患者头偏向一侧，防止误吸。

（3）由于麻醉药物的使用，可能会导致呼吸道梗阻的发生，其中以舌后坠较为常见，治疗后恢复期应密切观察；症状轻者将患者头部后仰，托起下颌，打开呼吸道；严重者可置入口咽通气道。偶见喉痉挛的患者，可给予加压人工通气或氯化琥珀胆碱。

（4）主要表现为近期记忆力减退、远期记忆力下降、注意力不能集中、反应速度减慢等，甚至表现为一定程度的意识障碍。MECT 引起认知功能损害的严重程度，与治疗次数、电极位置、电流强度、刺激电量、单次刺激波宽、合并用药等，以及患者的躯体状况及神经系统功能状态等有关，治疗以对症处理为主，如促大脑代谢治疗。

（5）MECT 治疗后还可能出现谵妄状态，表现为简单机械的重复动作、神志模糊、定向力障碍、表情茫然、激越等，轻者症状会自行缓解；对于持续时间长、伴有危险行为的患者，必要时给予适当的约束保护，防止患者发生意外。

（6）如治疗时患者的癫痫发作时间超过 3 min，应人工终止抽搐，可根据医嘱给地西泮 10 mg 静脉注射，同时注意做好抽搐发作时的保护。

第二节 重复经颅磁刺激疗法

经颅磁刺激（transcranial magnetic stimulation，TMS）是指通过电磁场转换在大脑中产生感应电场，诱导神经元去极化和超极化的非侵入性神经调控技术，由 Barker 等在 1985 年创立。当 TMS 刺激仪电容器瞬间放电电流通过线圈时，会在与线圈垂直的方向上产生局部强度为 1.5～4.0 T 的磁场，磁场会无衰减穿透颅骨，到达大脑皮质，刺激电流脉冲形成脉冲磁场，进而在皮质产生感应电流，感应电流影响神经元功能状态，起到兴奋或抑制效应。重复经颅磁刺激（repetitive transcranial magnetic stimulation，rTMS）是指重复施加 TMS 脉冲可以调节大脑皮质兴奋性水平，主要分为高频刺激（≥ 5 Hz）和低频刺激（≤ 1 Hz），高频 rTMS 使刺激部位大脑皮质的兴奋性增加，而低频 rTMS 可以降低大脑皮质的兴奋性。除传统单一高频或低频刺激外，还包括 θ 爆发短阵刺激（theta burst stimulation，TBS），是将 3 个连续 50 Hz 脉冲嵌入 5 Hz 脉冲中。根据间隔时间不同分为连续 θ 爆发短阵刺激（continuous theta burst stimulation，cTBS）和间断 θ 爆发短阵刺激（intermittent theta burst stimulation，iTBS）两种模式，分别起抑制和兴奋大脑皮质的作用。深部经颅磁刺激（deep transcranial magnetic stimulation，dTMS）使刺激大脑皮质的深度有所提升，TMS 的刺激线圈主要包含圆形线圈、"8"字线圈、锥形线圈和"H"形线圈等。目前 TMS 已被广泛研究并应用于多种神经精神疾病的临床治疗，在抑郁障碍、精神分裂症、焦虑障碍、睡眠障碍等多种精神疾病中具有良好的治疗效果。

一、适应证

rTMS 可用于多种精神障碍发作急性期、症状缓解后的维持治疗期，可单独使用，也可和药物联用，对于急性期应用 TMS 治疗疗效较好的患者，可以应用 TMS 巩固或维持治疗。急性期疗程通常为每天 1 次，每周 5 次，持续 4～6 周，共 20～30 次。

1. 抑郁障碍　rTMS 可用于首发抑郁障碍的治疗，也可用于复发抑郁障碍、难治性抑郁障碍的治疗。主要使用方案为：高频或 iTBS 刺激左侧背外侧前额叶皮质（dorsolateral prefrontal cortex，dlPFC），或低频或 cTBS 刺激右侧 dlPFC，或两者合用，一般疗程为 6 周，难治性抑郁障碍可延长至 10 周。每天 10 次的 iTBS（每次 1800 脉冲），连续 5 天也可用于治疗抑郁障碍。

2. 精神分裂症　rTMS 可辅助治疗精神分裂症，改善幻听和阴性症状。低频刺激左侧颞顶叶可用于精神分裂症的幻听症状以及难治性幻听。高频刺激左侧 DLPFC 可改善精神分裂症患者的阴性症状。

3. 强迫障碍　深部 TMS 可用于治疗强迫障碍，应用 H7 线圈，刺激部位是内侧前额叶和前扣带回。

4. 其他精神障碍　高频刺激右侧 dlPFC 可显著改善创伤后应激障碍（PTSD）的核心症状。iTBS 刺激右侧 dlPFC 可改善 PTSD 患者的症状、抑郁情绪、社会功能等。低频刺激右后顶叶皮质或右侧 dlPFC 可以改善广泛性焦虑障碍的症状。此外，高频刺激左侧 dlPFC

可降低吸烟渴求，可降低尼古丁依赖。

rTMS 的治疗效果受到许多物理和生物学参数影响，例如磁刺激线圈的类型和方向、线圈位置与大脑的距离、磁脉冲波形、刺激的强度、刺激频率和模式、治疗时长等。仍需要更多的研究来证实 rTMS 的临床疗效。

二、禁忌证

1. 有脑起搏器、颅内支架、人工耳蜗、心脏起搏器、心脏支架等的患者，rTMS 可能会导致仪器故障，从而引起身体损害，故此类人群禁用 rTMS。

2. 患有严重的躯体疾病的患者谨慎使用。

3. 脑外伤、颅内感染急性期的患者应谨慎应用 rTMS 治疗。

4. 有癫痫病史或近亲属家族史、近期服用过诱发癫痫或惊厥发作风险药物（如三环类的抗抑郁剂、抗精神病药、锂盐或茶碱）的患者，rTMS 治疗时应谨慎使用高频刺激模式。

5. 特殊人群　考虑儿童的生理结构和神经发育尚未成熟，一般不建议对 2 岁以下儿童进行 rTMS 治疗；对孕妇进行治疗时，应避免对孕妇腰部腹部进行刺激，应使胎儿与线圈相距 0.7 m 以上。

三、治疗操作流程

1. 治疗前准备

（1）了解患者的病史、临床表现、有无禁忌证、用药类型及药量等情况。

（2）根据安全筛查表对患者进行筛查，排除禁忌证，开展治疗前告知患者治疗风险并签署知情同意书。

2. 治疗操作流程

（1）运动阈值测定：根据静息运动阈值或活动运动阈值制定治疗方案中的刺激强度，目前公认的安全有效的治疗强度为 80% ~ 120% 的静息运动阈值。

（2）治疗靶点定位：常用脑电 10 ~ 20 系统进行脑区定位，或基于影像导航的方法进行定位。

（3）治疗参数确定：通常根据患者的疾病诊断和症状确定具体 rTMS 治疗参数，例如刺激频率、持续时间、间隔时间、总脉冲数等参数。

（4）不良反应记录：评估患者接受 TMS 治疗期间是否出现不良反应及类型等。

四、不良反应及处理

1. 头痛或头晕　是 rTMS 较为常见的不良反应，可能是因为 rTMS 刺激了头部三叉神经，患者可能感受到头皮或者面部肌肉随着刺激抽动，或感到线圈对头部的压力等。一般症状较轻微，2 h 内可缓解，如长时间不缓解，需对症服用小剂量镇痛药，并评估是否进行后续治疗。

2. 癫痫发作是高频 rTMS 治疗中可能出现的最严重的不良反应，但较罕见。TMS 治疗师及相关人员都应掌握癫痫发作和惊厥的紧急处理流程和救治方法。

3. 仅有少数报道 TMS 治疗后患者听阈短暂性升高，治疗时可佩戴耳塞减少噪声，2 岁以下儿童慎用。

第三节　经颅直流电刺激疗法

经颅直流电刺激（transcranial direct current stimulation，tDCS）疗法是指利用恒定、低强度电流（1 ~ 2 mA）调节大脑皮质神经元电活动的非侵入性神经调控技术。tDCS 产生的极化电流通过电极穿过颅骨，引起静息膜电位极性发生变化，从而调节大脑神经元膜电位的强度和自发性放电频率，最终改变大脑皮质的兴奋性。tDCS 由阳极电极和阴极电极组成，阳极刺激可诱导脑区激活，阴极刺激则发挥抑制脑区活动的作用。

一、适应证

1. 抑郁障碍　tDCS 阳极电极置于左侧 dlPFC，阴极电极置于右侧眶额皮质（orbitofrontal cortex，OFC）可改善抑郁障碍患者的情绪，用于治疗非药物抵抗性重度抑郁发作。tDCS 可以单独使用，还可以与药物结合使用。

2. 精神分裂症　tDCS 阳极电极位于左侧 dlPFC，阴极电极位于左侧颞顶叶皮质，可用于治疗精神分裂症的幻听。

3. 物质使用障碍　tDCS 阳极电极置于右侧 dlPFC，阴极电极置于左侧 dlPFC 可用于治疗物质依赖。

此外，tDCS 还可以改善双相抑郁患者的失眠症状，对焦虑障碍、阿尔茨海默病等其他神经精神疾病也有一定的改善效果。

二、禁忌证

1. 颅内有金属或电子器件的患者（如脑起搏器、电子耳蜗、脉冲发生器等）。
2. 严重的脑部疾病，如大面积脑梗死、脑外伤或脑出血急性期患者。
3. 刺激区域皮肤损伤或炎症的患者。
4. 体内有植入式电子装置等（如心脏起搏器、脊柱内固定）的患者。
5. 癫痫发作期患者。
6. 严重躯体疾病患者。

三、治疗操作流程

1. 了解患者的病史、临床表现、有无禁忌证、用药类型及药量等情况，确定治疗方案。

2. 治疗前告知患者可能会出现轻微反应，如皮肤发痒、刺痛、叮咬等属于正常现象，消除患者的紧张感。

3. 做好皮肤清洁，选择合适的导电物质，确保头皮与电极片之间有良好接触。

4. 脑区定位　一般采用国际 10-20 电极放置系统确定目标脑区。

5. 电极贴放置　常用的电极贴面积为 5 cm×5 cm 或 5 cm×7 cm，电流强度设置介于 1～2 mA 范围内。阴、阳两个电极之间距离应在 5 cm 以上，防止电流交叉，影响电流的强度。

6. 采用电极帽或者弹性绷带固定电极片，防止治疗中滑落。

7. 治疗过程中如患者出现不适，可以考虑减少电流强度，若强烈刺痛等，应立即停止治疗。

四、不良反应及处理

tDCS 安全、耐受性良好。治疗时可能会出现麻刺感、瘙痒感、轻微头痛、头晕、疲惫感等不良反应，一般持续时间较短，停止刺激后可自行缓解。目前尚无诱发癫痫的报道。相关人员应在排除禁忌证后，及时观察电流强度和治疗时间的长短，尽量降低患者在治疗过程中产生的不良反应，提高治疗的安全性和有效性。

（邓佳慧）

第九章 精神康复及社区精神障碍护理

第一节 概　述

康复（rehabilitation）是指综合协调地运用医学的、社会的、教育的、职业的和其他方面的一切措施，对伤、病、残者进行训练和再训练，同时调整其周围环境和社会条件，使其尽早和最大限度地改善已经丧失或削弱的躯体功能、心理功能和社会功能，促使其重返社会和提高生活质量，完成应担负的社会职能。

精神康复（psychiatric rehabilitation）就是精神疾病的康复，是指通过生物、社会、心理的各种方法，帮助患有精神障碍并且社会功能受损的个体尽可能恢复到原来的行为和状态，也称心理社会康复。精神康复服务是综合性、以人为本、个体化的，其目标是帮助患者发展生活、工作、学习等各方面技能，提高能力，获取资源，以在尽可能少的专业帮助下融入社区/社会，独立生活，提高生活质量。

精神康复起步于欧美国家"去机构化运动"后的20世纪70年代末，大量精神障碍患者从精神病院出院，回到社区生活。在之前，精神障碍的主要干预手段是药物治疗和心理治疗，而患者的日常生活和社交、职业能力等很少受到关注。此时，旨在帮助患者融入社区和独立生活的精神康复，在美国和欧洲国家开始逐步建立起来。至90年代，精神康复得到大力发展，确立了其在精神卫生服务三足鼎立（预防、治疗、康复）中的地位。之后，精神康复的理念和内容不断发展更新，精神障碍患者和家属对精神康复的需求也不断增加。

第二节 精神康复的理念和原则

开展精神康复服务有四个基本理念和原则：

1. 全程　指精神康复应当与最初的药物治疗同时起步，即使患者的精神症状还没有得到完全控制，也要督促患者进行自我照料，鼓励其与他人交往，参加工疗、娱疗等各种康复训练等。精神康复应贯穿整个医疗服务的全过程和每一个环节，从患者患病早期到后期，甚至延续到出院后的若干年，持续提供干预。

2. 全面　即整体康复，从医疗、心理、社会和职业四个方面运用多种综合措施进行精神康复，帮助患者实现生理、心理、社会的全面康复。

3. 优势　优势模式关注于发现患者所具有的素质、天赋、技能、经验、资源和志向等，而不是患者的缺陷、不足或障碍，以激发患者的潜能和动机，进而提供更加精准的康复措施，提高患者的整体社会功能。

4. 复元　复元（recovery）是精神康复中较新的一个理念，是指一种生活方式，即使个体受到疾病的限制，依然要过一种满意的、充满希望的和有所贡献的生活。复元强调康复是一个过程，是一个改变个人态度、价值、感受、目标、技能和角色的独一无二的过程，它包括自主、个体化、赋权、全人发展、起伏成长、重视优势、同伴支持、尊重、个人责任和希望 10 个基本元素。复元强调尊重每个人管理自己健康的专长和能力，患者本人和家人应直接并持续地参与整个康复过程。

第三节　精神康复的对象与内容方法

一、精神康复的对象

精神康复的对象包括各类精神障碍患者，因各类精神障碍患者都可能存在生活、工作、学习、心理等各方面功能的损害。但因工作惯性、刻板认识、资源现状等各种原因，当前精神康复的对象主要定位于长期患病、存在明显社会功能损害的精神分裂症、双相障碍、精神发育迟滞、孤独症等患者，对抑郁障碍、老年痴呆、强迫障碍、人格障碍等其他精神疾病以及病程较短的患者提供的康复服务仍远远不足，重视程度及服务能力均需要加强。

二、精神康复的内容

广义精神康复的内容包括医学康复（治愈疾病和防止复发）；教育康复（又称心理康复，即正确认识疾病、面对歧视、提高心理承受力、改善性格缺陷等）；社会康复（提高生活自理能力、人际交往能力、学习能力等）和职业康复（通过职业治疗提高患者对工作的兴趣，积累劳动经验，训练工作技能，胜任过去的工作岗位）。

从干预策略上看，精神康复内容主要包括两个方面，一是发展患者本人的各种技能，以应对压力环境：具体方法往往包括自我症状管理、知识宣教、服药训练、衣食住行等日常生活技能和社交技能训练、财务管理、教育和职业技能训练、娱乐休闲活动等。二是改善环境和资源，降低潜在的应激源：具体方法主要有提供住房确保环境安全，对患者家庭的心理支持与干预，建立社会支持和人际关系网络，减少和消除病耻感及公众偏见与歧视，帮助参与各种社区活动、接受教育和获得相关补助、赋权等。

三、精神康复的场所

从干预场所或者地点上看，精神康复主要分为院内康复与社区康复。

（一）院内康复

近些年，越来越多的精神专科医院设置康复科、工娱疗室、物理治疗部等，为住院精神障碍患者提供各类康复服务，包括工疗、娱疗、作业治疗、服药训练、生活和社交能力训练、体能训练、认知矫正、放松训练、绘画音乐舞蹈等艺术治疗等。同时，很多医院也为门诊患者提供精神康复服务。

此外，许多精神专科医院在医院内设立了日间医院/中心，这种科室通常用于帮助慢性精神病性障碍患者逐步适应和回归社会，患者通常白天在日间医院/中心参加各种康复活动，晚上回家居住。也有医院为患者设置出院前适应病区，病区设施模拟家庭生活环境，设置卧室、厨房、卫生间等，帮助即将出院的慢性患者提前适应家庭生活。

（二）社区康复

精神障碍患者，尤其是精神病性障碍患者在出院回到家庭后，往往难以重返社会生活，长期居家导致患者日常生活技能、社会交往能力和职业技能进一步退缩，甚至诱使病情复发，再次住院。在社区内建立针对性的精神康复机构，能够帮助患者恢复正常的生活规律，增加患者的社会交往机会，使患者学习和恢复一定的劳动技能甚至获得报酬，并能随时观察患者的服药情况和病情波动，及时采取干预措施，这对提高患者适应社会的能力，更好地融入社会具有重要作用。常见的社区精神康复机构类型包括：

1. 日间活动中心/照料机构　为增强患者的社交活动能力和文娱生活，许多地区为精神障碍患者设立日间活动中心，配备一定的文化娱乐设施，包括电视、桌椅棋牌、图书、卡拉OK等，具有照料性质的中心往往还设置日间休息室，并有专人负责组织管理，同时也鼓励恢复期患者作为志愿者共同协助工作。

2. 过渡性居住机构　这是主要解决居住条件的机构，称为中途宿舍（halfway house）或小组之家（group home）或护理之家（nursing home）。这类居住机构通常由经过专业训练的护士或社会工作者负责管理，一般接收缺乏独立生活能力或无家可归的慢性患者，配备一些基本的医疗条件并开展行为康复训练。患者夜间在此居住，白天则会被尽量送往过渡性就业机构或日间医院接受相应的康复训练。

3. 过渡性就业机构　这是比较接近现实的工作就业场所，主要培养患者的工作习惯和训练职业技能，为就业做准备。这类设施有庇护工厂、工疗站和农疗基地等，这些机构多数接受附近地区的患者，根据情况安排参加适宜的工业、手工和种植劳动等。这些机构通常也安排某些行为康复训练和社交娱乐活动，并配以基本的医疗设备和条件，有的定期安排精神科医生进行巡诊。

四、精神康复的方法

根据患者的病情及需求，各类康复方法大多可以在医院和社区广泛开展。

（一）服药技能训练

目的是教育患者正确认识疾病，了解药物治疗相关知识，学会药物自我管理，养成遵医嘱独立服药习惯，进而提高治疗依从性，促进病情稳定。训练内容包括药物治疗重要性和复发严重性教育，熟悉所服的药物名称、剂量，了解药物不良反应及向医师求助的方法。住院患者应当在医护人员指导下进行模拟训练，学会自觉遵医嘱按时按量服药。居家患者应当在社区卫生工作人员指导和家属帮助下开展服药训练，逐步提高服药依从性，能按时复诊和取药，坚持按医嘱服药。

（二）生活技能训练

目的是提高患者独立生活能力，包括个人生活能力和家庭生活技能。通过模拟训练与日常实践相结合的方式进行，家属应当积极参与和督促患者实施。个人生活能力包括个人卫生、规律作息、女性患者月经护理、家务劳动、乘坐交通工具、购物、财务管理、互联网及智能手机使用等。家庭生活技能包括履行相应的家庭职责，如与家人一起吃饭、聊天、看电视，参与家庭事务的讨论，关心和支持家人等。

（三）社交技能训练

目的是提高患者主动与人交往及参加社会活动的能力。可通过角色扮演等模拟训练的方式，在社区康复机构或精神卫生医疗机构中开展。社交技能训练包括基本技能（如倾听、表达积极的感受、提要求、表达不愉快的感受）和会谈技能（如主动发起并维持谈话）、有主见的技能（如拒绝要求、抱怨）、处理矛盾的技能（如妥协和协商、不同意他人的观点而不争吵）、交友约会的技能（如邀请、遵守时间）、职业技能（如面试）和维护健康的技能（如如何看门诊）等。

（四）职业技能训练

目的是提高患者的学习和劳动能力，促使患者重返工作岗位或找到合适的职业，参加社会生产活动，包括工作基本技能训练、职业技能训练等。

1. 工作基本技能训练　可以由工作人员带领，以小组形式学习、训练。具体内容包括：准时上班；个人卫生及职业着装；正确利用工作休息时间；正确接受工作中的表扬与批评；听从具体的指令；完成工作的责任感；帮助同事及求助于同事的能力；遵守工作中的规则、纪律等。

2. 职业技能训练

第一步是庇护性就业，在庇护工厂、工疗车间等机构中从事低压力、非竞争性的工作，或在适宜的农疗地区开展果蔬种植、园林维护、家禽养殖等活动，从而学习工作和劳动技能。

第二步是过渡性就业，由社区或康复机构与企业签订协议，受训的患者可以轮流上岗，根据患者工作量支付报酬。

第三步是支持性就业，患者在康复机构等的帮助下在竞争性市场中找到工作，以正常雇员的身份工作并获得相应薪水，但需要精神卫生专业或具备相应职业能力的服务人员进行评估、协调和支持。

第四步是独立就业，同正常人一样从事竞争性的工作岗位。

此外，目前国内多数精神病院都为患者安排了手工作业治疗，比如编织、烹饪、服装缝制剪裁、美术品及玩具制作等。这些劳动工序简单、技术要求低，适合大部分患者，但不能突出职业性和技能性。理论上讲，作业治疗应尽可能与患者回归社会后将从事的职业技能相同，但实际上往往达不到，只能按具体条件选择较接近的工种，即所谓"替代性工作"。

（五）心理康复

与患者建立平等协作关系，予以感情上的支持，帮助患者消除来自自身或者外界的各种消极因素，使患者处于积极的情绪状态，修复精神功能，适应生活环境和社会环境，最终回归社会。心理康复措施应该贯穿于与患者接触的每一个环节，可以采用支持性心理治疗、认知治疗、行为治疗等方法。

（六）心理健康教育

目的是帮助患者和家属了解精神疾病和治疗相关知识，提高治疗依从性，预防复发。由医护人员通过组织专题讲座、一对一指导等形式开展。内容包括帮助患者和家属学习认识精神疾病、了解精神疾病常见症状、药物治疗的好处及常见副作用、复发的影响因素和先兆表现，以及如何寻求帮助、预防和应对复发的措施等。

（七）同伴支持

同伴支持的基本理论是曾经面对、遭遇和克服不幸及灾难的人们能够为面临同样境遇的人提供有用的支持、鼓励、希望，甚至成为良师益友。在精神卫生领域，同伴支持服务模式已获得 WHO 认可，由已康复的患者作为服务提供者为其他患者服务，因其患病身份和康复经历的独有性使其服务具有不可替代性。主要形式包括由同伴支持工作者组织其他患者开展小组团体活动和个体同伴支持服务两种。同伴支持通过人际互动、情感支持、知识学习、经验获取、功能训练等增加正性康复因素，通过有同样患病经历个体的小组活动移除社会隔离和减少自我污名等负性因素。同伴需要自愿参与，由专业人员进行筛选培训和指导，通常需要有较好的表达沟通能力，对疾病有一定的认识，有责任心、同情心等。患者家属之间的联谊活动也是一种同伴支持形式，家属间的相互支持和知识经验学习，也有利于家人帮助患者进一步康复。

（八）家庭干预

家庭是精神疾病患者坚实的支柱，家属承担着医生和患者之间的桥梁作用，这种作用不仅仅体现在精神疾病的早期发现和早期治疗上，而且贯穿在患者的整个康复过程之中。家庭关系与家庭支持的好坏是影响患者康复结局的重要因素。家庭干预的重点是改变家庭成员的人际关系，具体内容包括疾病知识教育、家庭情感支持、解决问题的技能训练、促进家庭内部交流和成员成长、提高治疗依从性等方面。

（九）躯体管理训练

目的是采取针对性措施，提高躯体健康水平。严重精神障碍患者由于精神症状、药物不良反应等因素影响，存在活动减少、体能下降、体重增加、血糖血脂升高等问题。制定个体化的躯体管理计划，如对药物不良反应采取针对性干预措施，提升服药依从性；对超重患者制定训练计划，控制体重等。

（十）艺术治疗

通过艺术让患者产生自由联想来稳定和调节情感，消除负性情绪，并提高患者生活情趣，促进心身健康。艺术治疗包括美术、音乐、舞蹈、陶艺、心理剧治疗等，通常在患者的急性症状减轻后逐步实施。

此外，还有一些方法，包括认知行为治疗、行为矫正、支持性教育等，除适用于各种严重精神疾病患者，也适用于抑郁障碍、强迫障碍、人格障碍以及各类行为问题的康复治疗。

第四节 家庭护理的目标和内容

绝大部分精神障碍患者与家属共同生活，家属承担了大量照护患者的日常生活、协助监督落实治疗、康复医嘱执行等工作。《中华人民共和国精神卫生法》第九条、第二十一条、第五十九条规定家属有照顾精神障碍患者的义务和责任。

通过定期门诊复查，家属要把患者在家的表现如实报告给医生，以便医生对患者的病情恢复有一个正确的判断，同时家属要监督落实治疗和康复医嘱的执行，所以家庭是患者和医生之间的桥梁。

一、家庭护理目标

1. 提供符合患者病情需要、情感氛围适宜的生活环境。
2. 稳定患者病情，控制危险行为。
3. 家庭成员能掌握精神疾病和药物相关知识，识别疾病复发的先兆症状。
4. 患者在家庭中能建立合理的作息规律，逐步恢复社会功能，包括日常生活能力、学习工作能力、人际交往能力、休闲娱乐能力，家庭协同患者落实治疗和康复计划。

二、日常护理

1. 个人卫生 协助、督促患者做好个人卫生，家属不能包办代替，要让患者独立完成，康复期患者应尽快摆脱"患者角色"，调整心态。可采取一些简单的行为强化手段，如奖励、适当惩罚、代币疗法等来培养患者健康的生活习惯。

2. 饮食 饮食结构合理，平时多饮水，多进食蔬果，不要随意进补；定时定量；观察有无食欲下降、恶心、呕吐或者呛咳、吞咽困难，防止噎食。

3. 二便 小便有无潴留，若 12 h 以上未排尿，可采取听流水声诱导排尿，必要时导尿。养成定时排便习惯，若 3 天未排便，给予缓泻剂或甘油灌肠剂。

4. 睡眠 睡眠与病情变化有密切的关系。关注近一周有无入睡困难、早醒；防止白天睡眠过多而影响夜间睡眠；白天参加一定的体力活动和体育锻炼；入睡前避免喝可乐、咖啡、浓茶；入睡前避免过度兴奋，如阅读亲人来信、玩游戏、看紧张兴奋的小说或电视，或无休止地聊天等。

5. 居室布置 居室保持适宜温湿度，保持整洁和清洁；高层住宅窗户可加护栏；妥善保管室内危险品，如刀剪、绳索、农药。

6. 家庭沟通 很多家属为难以和患者沟通而苦恼，常见沟通困难原因如下：

（1）病情的原因：比如妄想支配、阴性症状的影响、部分抑郁障碍的患者意志行为能力减退，变得懒言少语。

（2）家属说教、管束过多。

（3）家属不能够充分理解患者，反而给予更多的批评和指责。

所以，家属在遇到难以与患者沟通的困惑时，建议积极分析原因，如果是疾病导致，需及时到医院就诊，调整治疗方案。若是后两者，建议在与患者沟通过程中耐心倾听并尝试理解其痛苦，避免不厌其烦的说教。

三、常见风险及护理

1. 自杀、自伤　对于已经出现强烈自杀观念的患者，及时送其住院治疗；多与患者沟通了解其消极念头，及时给予安抚；保管好家中危险物品，防止意外发生；24 h 不间断看护，夜间设置闹铃查看患者情况。保持警惕。

2. 兴奋、冲动伤人　注意自我保护，患者首先伤害的对象往往是家人；了解行为的可能原因，注意避免言语或行为激惹患者，不与其争辩；控制好自己的情绪，显示有能力控制局面，减少其他无关刺激，平静地疏散其他围观人员；学会求助，请患者尊重或亲近的人来劝说，必要时报警和隔离患者，保护受攻击对象。

3. 外走　了解外走的原因，外出时跟随看护，尽快住院治疗。

4. 慢性躯体疾病　定期体检，提供相关躯体疾病的治疗信息及健康教育；纠正不良的生活习惯；督促服用相关治疗药物；注意体重的变化，预防代谢综合征（高血压、高血糖、高血脂）。

四、服药护理

1. 指导家属和患者了解药物作用和不良反应，了解维持用药的重要性。

2. 指导家属督促患者按时服药，做好服药记录。

3. 指导家属保管好药品、避免错服、误服、大量服药等。

4. 对不愿服药患者首先要了解原因，常见原因及对策如下：药物不良反应不能耐受，可以门诊和医生协商减量或换药；治疗效果不满意，可以住院治疗或调整药物治疗方案；对疾病没有自知力，可以劝说服药改善部分症状，如失眠、心烦；担心被歧视，可以给予心理疏导，寻求医护人员帮助；对维持用药的重要性不了解，告知维持用药重要性，和停药的复发风险。

5. 密切观察药物疗效及不良反应，及时就医，以及时获得专业帮助。

6. 严重药物不良反应处理，出现急性肌张力障碍、吞咽困难、血象异常、过敏等情况及时门急诊治疗处理。

五、康复训练

（一）康复训练原则

1. 因人而异　制订有针对性的个体康复计划。

2. 量力而行　期望值适度，康复目标不宜过高。

3. 循序渐进　制定短期目标或制订计划尽可能具体、明确。

4. 贵在坚持　鼓励微小进步，避免责备、抱怨。

5. 积极协作　家庭成员态度保持一致，忽略无法改变的事实，给予正性强化。

（二）康复训练主要内容

学会利用社区各项资源，比如人力方面资源（患者的家属、同事、朋友、病友），环境资源（社区康复机构、社区团体、超市、银行），政策性资源（医疗保险、各种补贴、教育和住房政策等）更好地满足患者康复需求。

1. 提高自理能力　保持规律的饮食起居、个人卫生，鼓励生活自理。

2. 培养兴趣爱好　唱歌、跳舞、书法、绘画等，发挥其优势。

3. 锻炼人际交往　训练待人接物、语言表达、情感交流等能力。

4. 通过多种方式，了解疾病治疗、护理、康复相关知识，消除病耻感和某些偏见与误解，使其态度从被动变主动，做自己健康的第一责任人。

（马　宁　徐建芳）

第十章　神经发育障碍及其护理

神经发育障碍（neurodevelopmental disorders，NDD）是一组起病于神经系统和心理发育早期的精神障碍，引起学业成绩差、人际交往困难、社会适应能力下降等，包括智力障碍（智力发育障碍）、交流障碍（语言障碍、语音障碍、社交交流障碍、儿童期起病的言语流畅障碍）、孤独症谱系障碍（包含儿童孤独症、阿斯伯格综合征等）、注意缺陷多动障碍、神经发育运动障碍（发育性协调障碍、刻板运动障碍和抽动障碍）、特定性学习障碍（阅读、拼写、计算障碍）。这一组障碍临床症状多样，发育缺陷的范围从非常特定的学习或执行功能控制的局限到社会技能或智力的全面损害。

第一节　智力发育障碍

◎ **案例 10-1** ···▶

患儿男，8岁，上小学一年级。因"学习成绩差"来诊。系第一胎，母亲38岁怀孕，孕期妊娠糖尿病，饮食控制，未服药。足月顺产。2岁能独走但步态不稳。2岁半叫"爸爸、妈妈"，吐字不清；3岁说"妈妈来"等简单句，不能说复杂句。4岁半上幼儿园，需老师辅助进食、如厕；不会主动社交，常跟随同龄儿追跑。在家需母亲照顾，辅助进食、如厕、穿衣，不能独自出门。7岁半上普通小学，课上注意力不集中，无法完成作业，母亲反复辅导也不能完成20以内数字加减法。既往新生儿肺炎，已愈。家庭教养方式及躯体检查无特殊。精神检查：意识清晰，多问少答，需反复询问、启发才能简单回答认人和数数问题。韦氏儿童智力测验总智商43，言语智商42，操作智商44。

请回答：

1. 该患儿的诊断是什么？
2. 如何对该患儿进行护理评估？

一、概述

智力发育障碍（intellectual developmental disability，IDD），又称智力障碍（intellectual disability，ID），是一组起病于18岁以前、精神发育迟滞或受阻的综合征，以发育阶段的技能损害为主要特征，包括认知、语言、情感和社会能力等不足。其病因、病程和病理机制虽不单一，但均表现为智力及社会适应能力缺陷。本病可单独出现，也可同时伴有躯体疾病或其他精神障碍。智力发育障碍是一个描述性定义，个体需符合全部 3 个标准：①缺陷发生在发育阶段。②总体智能缺陷，即智力商数（intelligence quotient, IQ）低于同比人群均值 2 个标准差。③社会适应能力缺陷，包括个人生活自理能力和履行社会职责两方面能力低下。

二、流行病学

ID 是神经发育障碍中最常见的类型，在不同国家、地区，由于研究方法、诊断标准不一，ID 的患病率有所差异。根据世界卫生组织（WHO）统计，在所有国家或地区 ID 的患病率为 1% ~ 3%（均值 2.3%）。1987 年美国关于 ID 患病率报道显示：轻度为 0.37% ~ 0.59%、中度、重度和极重度为 0.3% ~ 0.4%。欧洲 ID 的患病率为 < 1%、亚洲患病率为 1% ~ 1.4%。

1983 年我国进行了 12 个地区的流行病学调查，显示智力低下患病率为 3.33%；1993 年全国 7 个地区的精神疾病流行病学调查 9 ~ 14 岁儿童，显示患病率为 2.84%，较 1983 年有下降趋势。根据我国 1987 年和 2006 年两次全国残疾人抽样调查数据显示，ID 患病率为 0.43% ~ 0.96%。国内另一项针对 0 ~ 14 岁人群的调查则显示，智力发育障碍的患病率为 1.2%，城市为 0.7%，农村为 1.41%，农村高于城市。在 ID 患者中，约 85% 为轻度，10% 为中度，4% 为重度，1% ~ 2% 为极重度。其中男性显著高于女性，比例约为（1.2 ~ 1.6）:1。

三、病理机制

ID 的病因复杂，有超过 350 种原因可以引起智力发育障碍，超过 750 个基因与智力有关。大部分的 ID 无法明确病因，58% ~ 78% 的轻度 ID、23% ~ 43% 的重度 ID 都难以通过现代医学检查技术发现和确认病因。一般而言，重度 ID 以生物学因素为主；轻度 ID 除生物学因素外，也可能由心理社会因素导致。

（一）遗传因素

占不明原因智力障碍的 50%，在中重度智力障碍患者中尤为突出，比例达 2/3 甚至更高。遗传因素包括染色体数目和结构异常、单基因病、线粒体病、多基因和表观遗传异常等。比如唐氏综合征又称 21 三体综合征，即为染色体数目异常所致；脆性 X 染色体综合征为性染色体结构异常；苯丙酮尿症、同型半胱氨酸尿症为单基因遗传疾病；神经管畸形为多基因遗传疾病。

（二）非遗传因素

非遗传因素对轻度智力障碍影响很大。从妊娠开始，所有影响中枢神经发育的因素，都可能导致个体出生之后出现智力发育障碍。产前因素包括先天性感染、接触致畸物或环境毒物（如药物、乙醇、铅、汞、辐射等）；产时因素包括早产、低体重儿、未成熟儿、窒息、颅内出血、产伤等。产后因素包括颅内感染、颅脑外伤、低血糖、惊厥后脑损伤、佝偻病、甲状腺功能减退、碘缺乏、胆红素脑病、中毒、脑变性病、脑血管病、营养不良、肿瘤、听力等特殊感官缺陷及社会经济文化等。

四、临床表现

（一）轻度

IQ 介于 50 ~ 69 之间，该类患者占 ID 的 85%，社会适应能力缺陷较轻，虽然言语及社会适应能力发育较慢，但一般不影响日常生活，在学龄前可能难以被发现。在幼儿园后期或升读小学后，患者在学业上容易出现问题，如在复杂言语概念、抽象概念的理解上出现困难，在阅读、作文、计算尤其是应用题的解答上感到吃力，经过努力和受到帮助后可勉强达到小学毕业水平。经过特殊教育，该类患者一般可习得一些实践技术，成年后基本可以自理。但是应对不良刺激的能力可能较弱，容易产生应激反应或心理障碍，在遭遇特殊刺激时往往需要得到一定的支持与帮助。该类患者一般无神经系统异常体征和躯体畸形。

（二）中度

该类患者 IQ 介于 35 ~ 49 之间，约占 ID 的 10%。该类患者的言语理解和使用存在明显发育迟缓，对言语的接收比输出能力要强，可以执行简单指令，但大多在表达上存在困难，这也是导致该类患者体验到挫败感甚至出现问题行为的一个重要原因。中度 ID 患者语言简单，可能存在词汇贫乏，不能完整表达自己的意思。学习和计算能力差，往往难以达到小学二年级水平。经过系统训练，成年后患者可学会一些简单生活和工作技能，从事简单的非技术工作，完成简单的人际交往，懂得基本的卫生和安全习惯。大多数情况下，患者需要大量、持续的支持，部分个体甚至终身需要监护。中度 ID 患者多具有生物学病因，可在体格检查尤其是神经系统检查中发现异常。

（三）重度

该部分患者 IQ 介于 20 ~ 34 之间，占 ID 的 3% ~ 4%。当 IQ 低于 35 时，测量工具很难准确、有效地对个体的智力进行划分，因此对于该部分患者，社会适应能力在严重程度的划分上可能更有意义。重度 ID 患者一般在出生后不久就会被发现全面的发育落后。其语言能力差，仅能学会极简单的语句，有的几乎不会说话。患者生活往往无法自理，甚至不会躲避危险，无社会行为能力。在长期、系统地训练下可以提高生活自理能力，但掌握技能上存在困难，通常需要在受监管环境下每天得到他人的支持。本类患者普遍合并器质性疾病，运动功能受损明显，甚至存在躯体畸形。

（四）极重度

该部分患者 IQ 在 20 之下，占 ID 患者的 1% ~ 2%。该类患者在各领域的能力水平往往只能达到 1 岁婴儿的程度。患者几乎没有语言能力，无法使用和理解语言，不能辨别亲疏，不知躲避危险。情感反应原始，经常使用尖叫、哭闹的方式表达情绪。大多数患者运动功能损害明显，部分患者甚至无法行走，二便失禁无法自理，常伴有明显的畸形和神经系统功能障碍。极重度 ID 患者完全缺乏生活自理能力，全部生活需人照料。

五、诊断与鉴别诊断

（一）诊断要点

根据 ICD-11 诊断标准，智力发育障碍的诊断必须同时符合以下三项：①经过临床评估和个体化、标准化智力测评，结果低于均值 2 个标准差，确认智力缺陷。国内使用韦氏智力测验，该测验结果分数低于 70 为智力缺陷。②适应行为显著缺陷导致个体未能达到期望的适应能力，表现为概念性技能（如阅读、写作、计算、解决问题或决策）、社会性技能（与管理人际互动和关系、社会责任、遵纪守法及避免受害有关）、实践性技能（自我照料、健康和安全、职业技能、娱乐、使用资金、外出和使用交通工具、使用家用电器和技术设施等有关）等日常生活多个领域缺陷。尽可能采用标准化的、规范化的适应性为测试评估，总分应低于平均值约 2 个或 2 个以上标准差（即约小于第 2.3 百分位）。③智力和适应缺陷在发育阶段发生（18 岁以前）。

（二）鉴别诊断

1. 脑部病变或脑外伤　可在各个年龄段发生，相应的大脑病变一般存在对应的器质性证据，如神经系统体征或其他客观检查结果。患者在病前功能正常，这些病变也不全会导致智力低下或者产生不可逆的智能改变。

2. 神经认知障碍　在发育成熟后（18 岁以后）出现的认知功能损害，属于此列，而不归入 ID。如各种类型的痴呆。

3. 精神分裂症　该病可因认知、情感及意志行为的不协调导致行为混乱，难以交流，或言行出格、怪异、幼稚；另外，精神分裂症患者起病后也可出现淡漠、迟钝，导致学习能力和适应能力下降，需与 ID 进行鉴别。单纯的精神分裂症患者发病前并无智能障碍，往往也没有相关的一些躯体疾病。但需要注意，ID 有时可以与精神分裂症共病。单纯患有精神分裂症的患者，更多表现为思维上的异常；对于共病 ID 的精神分裂症患者，更可能以情绪和行为症状为主要表现。

4. 分离转换障碍　分离转换障碍患者可出现发作性的痴呆样表现，出现不语、呆滞、不理解别人讲话，又或者出现功能退行以至于和目前的年龄水平明显不符。但需要注意到，分离转换障碍具有发作性，发作间期基本正常。

5. 其他神经发育障碍　智力发育障碍常与其他神经发育障碍共患。孤独症谱系障碍的核心特征是交流、交往障碍及刻板局限的兴趣和行为，智能水平的高低虽然会影响交往技能的习得和使用，但并不会产生"质"的区别，即使智能水平正常，其核心交往问题仍然存在。注意缺陷多动障碍、特定学习障碍都会因为症状的影响导致学习困难，甚至出现适应能力下降，而被误认为存在智力问题。对于这些个体，一般智力测试结果正常，并且其他方面的发育迟缓不明显。

六、治疗和预后

（一）治疗

1. 针对病因治疗　对于部分病因明确者，可予相应的对因治疗。如苯丙酮尿症、半乳糖血症患者，可予饮食治疗；对先天性甲状腺功能减退患者，可予甲状腺激素替代治疗。对于神经管闭合不全等颅脑畸形患者，部分可予外科手术治疗。而对于某些单基因遗传病患者，国外已开展基因治疗。

2. 教育训练与行为指导　尽管大多数病因所致的 ID 都缺乏有效的治疗措施，尽最大限度努力促进患者智力和适应行为能力发展，对改善患者的预后、缓解患者家庭的压力、减轻社会负担来说，都是至关重要的。一般来说，特殊教育和训练开始得越早，效果越好。教育、训练的内容视个体的疾病严重程度会有所不同，针对个体的功能水平也会制定不同的训练目标。譬如轻度 ID 患者，根据情况，最好可在普通学校接受教育，又或在普通学校的融合班，甚至在特殊学校尽可能接受文化教育，习得日常生活和职业技能。而对于中度 ID 的患者，训练内容会更多聚焦于日常生活自理，合理表达自己，减少交往中的不恰当行为。对于重度 ID 患者，训练的重心更多会侧重于患者和照料者之间的协调能力、简单生活能力和自卫能力。对于极重度 ID 患者，可能难以实施任何教育和康复训练措施。对于轻中度 ID 患者，其语言功能保留较好，出现各种异常情绪和行为时，可考虑结合心理治疗。当面对可交流程度有限，而问题行为如攻击、自伤或其他行为问题时，行为治疗可能更加行之有效，如使用行为分析等行为主义理论指导的治疗方法，可有效减少问题行为的发生，并增加适应行为。除了对患者以外，心理治疗也可以面向患者家庭，帮助 ID 患者家属调节自身情绪，以更好地面对患者。

3. 针对共患病治疗　当 ID 患者出现精神症状，或合并其他精神障碍时，可使用精神科药物进行对症治疗。如 ID 患者出现幻觉、妄想等精神病性症状，又或者存在冲动、攻击行为时，可考虑使用抗精神病药物治疗。对于合并焦虑、抑郁等情绪症状的患者，也可以使用抗焦虑、抗抑郁药物进行对症处理。某些个体可能同时共患注意缺陷多动障碍，这些症状可能会导致照料难度增加，甚至干扰患者接受康复训练，这时可酌情使用哌甲酯、托莫西汀等药物改善症状。ID 患者的药物使用一般需要从小剂量开始，缓慢加量，滴定至有效剂量，切忌操之过急，导致多种药物不良反应发生，使 ID 患者的问题行为增加，适得其反。

（二）预后

本病为慢性持续性病程，致残率高，绝大多数患者缺乏特效治疗措施，因此预防显得尤为重要。切实做好三级预防措施，加强宣教，开展婚前检查、遗传咨询，做好妊娠期保健，提高医疗技术水平、减少围产期疾病、并发症以及意外的发生，可有效预防 ID 的发生。此外，还需做到早发现、早诊断，建立系统的诊疗和支持系统，对可疑个体进行随访监测，对确诊的个体给予支持指导，进行功能康复，提高适应能力。对于轻、中度的 ID 患者，随着年龄的增长，经过合适的训练和教育，其功能障碍可一定程度减轻，甚至获得工作和自理能力。对于重症患者，可能需要长期的陪伴与照顾，预后不良。

七、智力发育障碍的护理

（一）临床护理特点

患者智力低下，缺乏自我照顾、自我保护的意识和能力。同时智力低下造成认知、感知功能缺陷，语言障碍，通常不能正确申诉自己的不适或不能辨别自己的行为是否有危险性，有时会以伤害自己或他人、毁物来发泄，这样对患者及他人都不安全。

（二）常见风险

智力发育障碍的患者长期处于相对稳定的临床状态，对于伴有精神病性症状的患者可出现精神运动性兴奋、冲动攻击行为、自伤自残行为。

（三）评估内容与步骤

智力发育不完善或发育受阻几乎伴随智力发育障碍患者终生。根据患者智力受损的分级可从社会交往能力、语言交流能力、生活自理能力、智力、情绪、躯体等方面进行护理评估。

1. 语言交流能力　评估患者有无言语障碍，能否进行有效言语交流，是否能用语言较好地表达自己的感受与意愿。

2. 智力水平　评估患者的智力等级及病情程度。

3. 生活自理能力　评估患者能否独立进食、洗漱、换衣、料理大小便，能否独立外出。

4. 情绪　评估患者的情绪稳定性、表达能力及控制力等方面是否存在一定的风险以及风险等级。

5. 其他　评估患者有无躯体畸形或缺陷，有无贪食、食欲减退、睡眠障碍。

6. 评估患者家庭及社会支持系统、家属受教育程度、对本症的知识水平等。

7. 评估患者以往的健康状况，有无既往病史、药物过敏史、遗传史等。

8. 评估辅助检查结果、与疾病相关的实验室及其他辅助检查。

9. 评估心理社会因素对患者智力发育的影响。评估患者有无被隔离，有无被虐待与忽视的经历，是否丧失过学习的机会等。

（四）护理问题

1. 生活自理能力缺陷的相关因素　与智力发育水平低下、认知障碍有关。

2. 语言障碍的相关因素　与语言发育障碍和智力低下有关。

3. 社交障碍的相关因素　与语言发育障碍、理解语言能力低下和兴趣范围狭窄有关。

4. 受伤的可能的相关因素　与认知障碍、感觉异常有关。

5. 暴力行为危险的相关因素　与患者的情绪反应不能用语言表达出来、互动行为异常有关。

（五）护理措施

1. 基础护理

（1）生活护理：首先要保证基本的生活需求，晨晚间协助患者按时起床、梳洗和睡眠，根据患者情况督促协助进食，并要注意饮食卫生、饮食量的控制，协助或代替患者料理个人生活，做好排泄护理，严重者要进行大小便的训练。

（2）饮食护理：为保证患者从饮食中得到足够营养，应为患者创造良好的饮食环境，餐前应使患者情绪稳定，对生活自理差者要加强训练，必要时协助进餐，以保证进食量，防止发生营养不良，对不能控制食量的患者要防止暴食，以免发生消化不良、噎食，还要纠正个别患者偏食行为。

（3）排泄护理：训练患者自主排泄的能力，固定排泄时间，指导患者自行处理。

（4）睡眠护理：为患者创造一个舒适、安静的睡眠环境，患者房间布置要求简单、温度适宜，床单位舒适。为患者制定规律的作息时间，如中午安排午睡 2 h，晚上 8 ~ 9 时督促患者上床休息，早上 6 时左右按时起床。

2. 症状护理　根据患者症状的表现进行针对性的护理。

（1）语言障碍和缺陷：要重视对语言障碍和缺陷进行矫正，使他们能较好地掌握语言这一工具进行社会交往和交流。通过生活活动进行语言缺陷的矫正训练，要有耐心，不能操之过急。

（2）培养患者生活自理能力：在患者生长发育期，他们的智力及其他精神活动还在逐渐发展，要耐心、坚持不懈地教育和训练，使他们逐渐适应周围环境，安排好自己的日常生活。训练患者平时生活中的一些必要的技能，如洗脸、如厕、穿衣服、鞋袜、整理床褥、吃饭等。

3. 治疗护理

（1）药物治疗：对于合并其他精神障碍的患者，及时遵医嘱按时发放口服药物、肌内注射或静脉输液等，监督服药情况，杜绝藏药等情况的出现。对于药物比较敏感者，注意患者用药后的药物副作用，发现异常立即请示主管医生调整药物治疗。

（2）心理治疗：通过和患者的沟通，与患者建立良好的护患关系，帮助患者建立和巩固正常的行为模式，引导患者正确表达自己的想法及情绪，及时给予反馈。

4. 安全护理　①提供安全、简单、整洁的环境，室内禁止存放危险物品，每天定时进行安全检查，制止影响患者安全的一切活动。②加强巡视，随时警惕潜在的不安全因素。重视患者的主诉，密切观察患者动态变化，严防意外。

5. 心理护理　根据患者智力低下的程度和接受能力，指导患者用正确的方式来表达自己内心的感受、躯体不适以及心中的气愤。

6. 康复护理　早期训练，了解一些正常儿童心理发展规律，对儿童的动作、行为、语言进行早期观察。培养患者生活自理能力，帮助患者进行劳动技能训练，但是不要操之过急，应与患者同步。

7. 健康教育　对于轻度患者，儿童阶段重点在于学会一定的读、写、计算，并学会生活自理、日常家务、乘车、购物、社会规则等；青少年期则重点在于职业培训，使患者学会一定的技术性或半技术性职业技能，以达到成年后独立生活、自食其力的目的。对于中度患者，重点应在于生活自理能力的培养，以使患者学会生活自理或部分自理，并能在他人指导照顾下进行简单劳动。对于重度、极重度患者，虽然患者难以接受教育训练，但仍应进行长期训练，以使患者学会自行进食，养成简单卫生习惯。

第二节　孤独症谱系障碍

◎ 案例 10-2

患儿男，4岁，因"语言发育迟缓"来诊。系双胞胎弟弟。母孕期甲状腺功能减退，服优甲乐治疗。足月剖宫产。10月龄呼名无反应，12月龄无眼神对视。2岁能无意识发"baba"，3岁无语言。有需求时拉大人的手。不和同龄孩子一起玩。喜欢旋转玩具车车轮、原地转圈、转手；极度偏食，只喜欢土豆、饼、包子和饺子的皮。2岁独走，精细运动发育慢。生活无法自理，需家人协助。辅助检查：孤独症行为量表84分。脑电图正常范围。韦氏儿童智力测验46分。头颅MRI检查：左侧颞部蛛网膜囊肿。精神检查：意识清楚，检查无法合作。唤名无回应。仅发出"啊啊啊"声。医生递给玩具无眼神对视，不易逗笑。不能指认家人。父母离开诊室没有追随寻找。不时原地转圈或扇动双手。

请回答：

1. 该患儿的诊断是什么？
2. 如何对该患儿进行家庭教育？

一、概述

孤独症谱系障碍（autism spectrum disorder，ASD）是一组神经发育障碍，表现为持续存在的社会交往及互动障碍，以及受限、重复的行为、兴趣和活动模式，其症状存在于多个场合，在生长发育早期起病，造成患者个人、家庭、社交、教育、职业或其他重要功能领域的损害。

美国医生 Kanner L 在 1943 年首次临床描述并命名孤独症，1944 年奥地利医生 Asperger H 描述了一群与孤独症类似，但在语言、兴趣和智力上又有所不同的儿童，此后将这一群体儿童命名为 Asperger 综合征。随着对这类疾病的研究深入，其诊断名称有所变更，在 ICD-10 中称为"广泛性发育障碍"，并进一步进行分类。而在 ICD-11 及 DSM-5 中均称为"孤独症谱系障碍"。本章主要是按照 ICD-11 及 DSM-5 的描述进行介绍。

二、流行病学

孤独症谱系障碍报道患病率有所差异，与调查人群、筛查及诊断工具等有一定相关。2018 年中国孤独症谱系障碍的报道患病率是 0.26%，尽管呈现递增趋势，但仍低于国外患病率报告。2020 年，美国报道在 8 岁儿童中孤独症谱系障碍的患病率在 2.7% 左右。男孩的患病比例更高，其比例可达到 4:1。

三、病理机制

孤独症谱系障碍的病因尚不明确，目前认为可能是多种原因共同作用的结果，可能与遗传、认知心理和神经发育水平相关。

（一）遗传因素

目前普遍认为孤独症谱系障碍是由改变大脑发育的（特别是脑神经连接）遗传因素引起。表观遗传学理论认为，是异常的基因在胎儿发育早期被"启动"，由此在不改变原有 DNA 序列的情况下影响了其他基因的表达。有研究显示，孤独症谱系障碍的遗传率为 81%。多个基因或基因组合间的相互作用很可能是孤独症谱系障碍的原因。

（二）神经生物学因素

影像学研究显示，孤独症谱系障碍患者灰质和白质体积、脑沟回解剖结构等存在异常。并且，孤独症患者在进行需要社会属性的任务（如面部、眼凝视、言语）以及社交和非社交奖励的任务时，使用了不同的连接模式、认知策略和脑区来处理信息。

（三）环境因素和围产期因素

环境因素和围产期因素包括接触毒物、致畸物、围产期损伤及产前感染。这些因素可能并不会直接导致 ASD 的出现，而是增加了 ASD 发生的风险。有观察性研究表明，母亲疾病（如糖尿病、肥胖、高血压、子痫前期）与 ASD 风险增加相关。父母生育年龄较大会增加后代发生 ASD 的风险，通常认为母亲年龄 ≥ 35 岁，父亲年龄 ≥ 40 岁风险较高。父母年龄较大与后代 ASD 风险增加的原因可能与新出现的自发突变和（或）遗传印迹的改变有关。

四、临床表现

孤独症谱系障碍，其临床表现具有一定异质性，其核心症状包括：①社交交流和社交互动缺陷，以及受限的、重复的行为模式、兴趣和活动，部分患者存在智能和认知障碍，并且可能出现其他精神症状或共患病。

（一）社交交流和社交互动缺陷

患者不能与他人建立正常的人际交往方式。有些患者在婴幼儿期就缺乏对人的兴趣，不会注视父母，甚至拒绝父母的拥抱和爱抚。当呼唤患者时没有回应，缺少目光对视。亲疏不分，不能与父母建立正常的依恋关系，对父母离开或者返回没有明显反应，父母即使在身旁时也少与之互动，很少注视父母，与父母分离时没有跟随等依恋行为。

患者缺乏相互性社交互动，不会交朋友，与同龄儿难以建立友谊。在幼儿园，患者多表现为不合群，不与同伴接触，对同伴的游戏和活动不关注也不参与。大多数患者存在语言发育落后，这是大多数患者就诊的主诉。多数患者在 3 岁时仍不能说出有意义的单词和短句，不会使用或者错误使用人称代词。有些患者在 2 岁前能说短暂的单字，后又减少甚至完全丧失。

有的患者虽然有语言，但存在"语用"障碍，其语言没有交流功能，如所说的语句内容与所处环境或话题完全不相关，说话的内容单调贫乏，有些患者谈话时仅是重复别人说过的话，或者只是模仿曾经从电视里听到的句子。人际交往中，患者不会发起或者维持谈话，不会主动开始交谈，不会主动提问。患者说话时，语调可能会缺乏变化，语言缺乏感情和感染力。患者在与他人交谈时，可能只是说自己感兴趣的话题，并不关注别人是否在听，交谈时也很少注视对方的目光。

患者同时存在非言语沟通障碍，面部表情缺少变化，缺少目光对视，很少有点头、摇头、摆手等表示他们的意愿，不会用手指认物品或家人，不会用手指认分享。对于一些人际交往中的非言语信息，患者也不能察觉，比如对方声调或者表情的变化，因此不能理解他人的想法和情感，缺乏相应的行为反应，有些患者家长会形容他们的孩子不会"察言观色"，会经常说出一些让对方尴尬的话而不自知。

（二）受限的、重复的行为模式、兴趣或活动

患者存在刻板或重复的躯体运动，比如有些患者会在眼前转动手指、拍手，或者扇动双手，有些患者会经常原地转圈、踮脚走路。有些患者会沉溺于记忆天气预报、一些国家的首都、日期、站牌等。

患者常常难以适应环境的改变，固执地要求日常生活环境或生活习惯一成不变，一旦发生变化就会焦虑不安，比如有些只吃固定的食物，出门只走固定的路线，只穿固定的衣服等。有些患者不会正确使用玩具的功能，如玩具汽车，只会摆列成行；积木只是排列成

行或一味地垒高积木。

孤独症患者对一般儿童所喜爱的玩具和游戏可能缺乏兴趣，尤其不会玩想象类游戏，如"过家家"；反而对一些通常不作为玩具的物品特别感兴趣，如车轮、瓶盖等圆的可旋转的东西。有些患者对非生命的物品产生依恋。有些患者对物体的非主要特性感兴趣，如喜欢反复摸光滑的地面等。

患者存在对感觉输入的过度反应或反应不足，或者对环境的感受方面有不同寻常的兴趣。如一个突然的声响在正常小孩会引起惊跳，而孤独症患者则若无其事。患者常以摩擦、拍打、撞头、咬硬东西、摇晃或旋转身体等动作以引起自身感觉。而患者对某些刺激又会特别敏感，尤其对汽笛声、吸尘器声、狗吠声以及光线突然变化等异常敏感，常会引起惊恐或烦躁不安。

五、诊断与鉴别诊断

（一）诊断要点

根据 ICD-11 诊断标准，孤独症谱系障碍诊断的核心（必要）特征包含：

1. 在建立和维持社交沟通和互动性社交方面存在持续的缺陷，这些缺陷超出了个体年龄和智力发展所预期的水平。这些缺陷的具体表现随实际年龄、言语和智力水平以及疾病的严重程度而异，可表现为以下方面的缺陷：

（1）对他人的言语和非言语性社会交流的理解、兴趣和恰当反应。

（2）整合口头语言与典型的辅助性非言语线索，如眼神接触、手势、面部表情和肢体语言。这些非言语行为的频率或强度可能降低。

（3）在社交情境中理解和运用语言的能力，启动和维持交互性社交对话。

（4）社交觉知，引导个体根据社交情景适当调整行为。

（5）对他人的感受、情绪状态和态度的想象和做出反应的能力。

（6）相互分享兴趣。

（7）建立和维持正常同伴关系的能力。

2. 持续存在受限、重复和刻板的行为方式、兴趣或活动，这些表现明显异常或明显与个体年龄及社会文化背景不符。包括：

（1）对新的经历和环境缺乏适应能力，并伴有相应的痛苦，这可以由熟悉环境中的微小变化所诱发，或是对预料之外事件的反应。

（2）刻板地坚持遵守特定常规。例如，可能是地理上的，如遵循熟悉的路线，或是必须精确地计时，如进餐或交通出行时间。

（3）过分遵守规则（如玩游戏时）。

（4）过度、持续的仪式化行为模式（例如，执着于以特定方式排列或分类物品），这些行为模式没有明显的外在目的。

（5）重复、刻板运动动作，例如全身运动（如摇动）、不典型步态（例如用脚尖行走）、不寻常手或手指动作和姿势。这些行为在童年早期尤为常见。

（6）持续沉溺于一种或多种特殊兴趣、物品的某些部分或特定类型的刺激（包括媒体），或对特定物品异常强烈的依恋（不包括典型的安抚物）。

（7）终生存在对感觉刺激的过度、持续高敏或低敏反应，或者对某一感觉刺激非同寻常的兴趣，这些刺激包括：实际或预期的声音、光线、材质（特别是衣服和食物）、气味和口味、热、冷或疼痛。

3. 该障碍起病于发育阶段，通常在儿童早期，但特征性症状可能直到后期，当社交需求超出其受限的能力范围时，才完全表现出来。

这些症状导致个人、家庭、社交、教育、职业或其他重要领域的显著损害。部分孤独症谱系障碍患者通过额外努力，在许多情境下显得功能正常，因此在别人眼里他们的缺陷可能并不明显。对于这些案例，孤独症谱系障碍的诊断依然适用。

（二）鉴别诊断

患者多以发育迟缓为主诉来诊，特别是语言发育迟缓，部分大龄儿童患者以行为异常为主诉来诊，故需要与精神发育迟滞、儿童精神分裂症等疾病相鉴别，见表10-1。

表10-1　孤独症谱系障碍与其他精神疾病鉴别诊断要点

	孤独症谱系障碍	智力发育障碍	精神分裂症	强迫性障碍
起病年龄	幼年早期	幼年早期	一般在学龄期	一般在儿童期
临床表现	社交交流障碍 重复刻板行为或兴趣	智能发育低于同龄儿 伴有社会适应缺陷	幻觉、妄想等精神病性症状	强迫行为，如反复清洗、反复数数等；强迫思维；伴有痛苦感
治疗	教育训练	特殊教育训练	药物治疗	药物治疗联合心理治疗
预后	症状持续至成年期，疾病严重程度、语言发育及智商水平影响预后	与智能发育水平有关	规范治疗可有效控制症状，但病情常呈慢性化趋势	一般预后良好
鉴别要点	—	无人际交往障碍和刻板重复行为	起病前语言和智能发育正常	无社会交流障碍和语言障碍

六、治疗和预后

（一）治疗

孤独症谱系障碍属于广泛性发育障碍，症状涉及精神活动的多个方面，对患者多方面的功能造成影响，应尽早地进行干预训练。目前 ASD 的治疗着重于针对核心症状，即社会交流/互动缺陷，以及刻板行为采取的行为干预和教育干预，具体包括：提高社会功能和社会技能、提高交流技能（包括功能性和自发性交流技能）、提高适应能力、减少非功能性或负性行为、提升学习能力和认知。ASD 的治疗目标是最大程度提升功能、促使儿童独立以及改善生活质量。

1. 特殊教育训练　教育训练与行为干预是 ASD 主要的干预措施。其中，建立在应用行为分析疗法（applied behavior analysis，ABA）原理基础上的技术和方法，研究最多、实证经验最为丰富，这些技术和方法融合了强化干预、互动式干预、示范、练习与反馈的模式，并且强调家庭、学校、医疗和社区的有效合作。针对 ASD 缺陷性建立的孤独症行为干预技术包括回合试验教学法、图片交换沟通系统、结构化教学法等。

2. 药物治疗 针对孤独症患者的核心症状，目前缺乏特异性药物，药物治疗也无法改变孤独症的病程。当 ASD 患者出现明显精神症状、情绪不稳、冲动攻击、自伤自杀等，对自身或他人安全造成威胁，或严重干扰患者继续接受教育训练、影响日常生活的症状时，可使用药物对症治疗，或针对 ASD 患者共患病的治疗。药物治疗的基本原则是极低剂量起始，缓慢加量，最低有效剂量治疗，密切监测药物不良反应。

（二）预后

孤独症是慢性病程，如果不经系统干预，预后大多较差。预后的好坏与疾病严重程度、早年语言发育情况、智商高低、合并症以及教育训练状况等有关。一般在 5 岁前有功能性语言发展者，预后相对较好。父母婚姻关系和睦、非独生子女、家庭月收入水平高的 ASD 患者，干预后效果较好。患者训练时长对语言能力的改善呈正相关，机构和家庭联合训练对感觉认知能力改善干预效果最优。

七、孤独症谱系障碍的护理

（一）临床护理特点

孤独症患者有言语发育障碍、人际交往障碍、兴趣狭窄和行为方式刻板重复的症状特点，导致患者缺乏自我照顾、自我保护意识和能力。通常不能正确申诉自己的不适或不能辨别自己的行为是否有危险性，有时会以伤害自己或他人、毁物来发泄，这样对患者及他人都不安全。

（二）常见风险

对于伴有精神病性症状的患者可出现精神运动性兴奋、冲动攻击行为、自伤自残行为。

（三）评估内容与步骤

主要通过接触、观察患者和向其父母了解情况，获得更多的患者信息，从以下几方面进行护理评估。

1. 评估患者人际交往的障碍程度 与父母和周围人交往的能力：有无回避眼光接触，缺乏交往活动，或不与小朋友建立伙伴关系，对游戏不感兴趣或不主动，不懂游戏规则、行为规范等。

2. 评估患者语言和非语言交流能力 有无不语或模仿别人的言语，仅限自己感兴趣的话或事。与别人交谈时，以词、短句作为情绪表达，而非对话式交流，或不会用代词"你""我""他"等。

3. 评估患者刻板重复行为 是否行为单调，如来回奔跑、反复蹦跳、拍手、旋转身体等动作；有无固定的生活习惯，如食用固定的食物，穿一样的衣服，看同一本书，玩同样的玩具或游戏等行为。

4. 适应能力改变 是否对某些物品、玩具或情境依恋，若给予改变时则表现出焦虑不安。

5. 精神症状　有无焦虑、抑郁、恐惧、兴奋、淡漠等异常情绪，有无幻觉、妄想等精神病性症状。

6. 评估患者生活自理情况　如进食（进食有无特殊习惯）、如厕、穿衣、个人卫生料理，以及学习或运动技能障碍。

7. 健康史　询问患者既往的健康状况，是否较正常儿童易罹患某些疾病。

（四）护理措施

1. 基础护理

（1）生活护理：首先要保证基本的生活需求，晨晚间协助患者按时起床。其次，要保证患者有一个良好的个人卫生状况，做好晨晚间护理。定期给患者洗澡、更衣、理发、修剪指（趾）甲，保持患者的清洁卫生。

（2）饮食护理：根据孤独症患者的症状特点，患者很容易产生不良的饮食行为，其已经成为导致孤独症患者营养和生长发育问题的重要因素。早期及时发现和识别孤独症儿童的饮食行为问题，有利于孤独症儿童的康复和生长发育。为保证患者从饮食中得到足够营养，应为患者创造良好的饮食环境，餐前应使患者情绪稳定，根据患者情况督促协助进食，并要注意饮食卫生、饮食量的控制，协助或代替患者料理个人生活，对不能控制食量的患者要防止暴食，以免发生消化不良、噎食，还要纠正个别患者偏食行为。

（3）排泄护理：做好排泄护理，严重者要进行大小便的训练。

（4）睡眠护理：为患者创造一个舒适、安静的睡眠环境，患者房间布置要求简单、温度适宜，床单位舒适。为患者制定规律的作息时间，如中午安排午睡 2 h，晚上 8 ~ 9 时督促患者上床休息，早上 6 时左右按时起床。

2. 症状护理　由于患者的认知障碍及情绪不稳出现暴力及自杀、自伤行为。针对这种不安全的行为，我们要密切观察患者的活动内容及情绪变化，找出不安全的隐患，做到心中有数。要有专人护理，控制患者的活动区域，避免接触不安全的因素。减少对患者的不良刺激，若患者的情绪处于激动、兴奋时，要将其安置在安静的环境中，转移其注意力和所处的环境，鼓励患者多参加有组织的活动，如出现不可避免的暴力行为和自伤的情况，要及时对患者给予保护，避免伤害自身及他人。应及时了解引起兴奋冲动的原因，以便避免将来同样事情的发生。另外，在护理过程中，护理人员一定要耐心、态度和蔼，避免激惹患者，减少对患者的不良刺激。

3. 药物治疗护理　帮助患者按时服药，如服药困难者可将药物放入患者喜欢吃的食物或饮料中。做好药物监督和管理工作，绝不可让患者自己拿到药物，以免发生意外。密切观察患者的进食、皮肤和行为变化，若发现药物不良反应要及时上报医生并处理。

4. 安全护理　①提供安全、简单、整洁的环境，室内禁止存放危险物品，每天定时进行安全检查，制止影响患者安全的一切活动。②加强巡视，随时警惕潜在的不安全因素。重视患者的主诉，密切观察患者动态变化，严防意外。

5. 心理护理　给予心理支持和鼓励等。无论什么项目的训练，必须坚持对患者进行耐心、持之以恒的训练。在训练时，对取得的成绩应及时给予鼓励和强化，避免激惹患者。

6. 社会功能训练　①鼓励患者学习一些简单的语言、动作及姿势等并让其模仿；②

带领患者观看动画片并为其讲解剧情摘要，加深理解，增强理解能力；③鼓励患者与他人协作，共同完成动画片中剧情的模仿，增强互动能力；④指导患者发声训练，对其错误的口型、发音等及时且耐心地纠正，加以鼓励使其有自信；⑤指导患者学习简单且日常的名词再过渡到句子的学习中，在此期间与其进行情景对话，增强其反应和交流能力；⑥指导患者正确使用器材，如发现其错误使用，不可对其谩骂，应耐心教导；⑦当患者哭闹时，问清其缘由并及时解决；⑧当患者旁观他人玩游戏时，为患者耐心讲解游戏规则并加以示范，直至其领悟游戏规则并加入其中。根据患者智力低下的程度和接受能力，指导患者用正确的方式来表达自己内心的感受、躯体不适以及心中的气愤。

7. 健康教育　帮助家长认识到疾病的性质，讲解疾病的可能原因，减少家长对疾病的恐惧心理和对孩子生病的自责和内疚感。父母之间，不要相互埋怨和指责，应正视现实，冷静而理智地接纳孩子的疾病，树立信心，积极与专业人员配合，一起训练和教育孩子。

（1）服药指导：指导家属按医嘱护理患者服药，不能随意停药或更换其他精神科药物。并且要观察患者的服药情况，避免藏药，以免发生严重的不良反应。教授家长有关药物不良反应的知识，使家长心中有数，及时发现问题并及时处理。

（2）训练指导：无论是什么训练内容都需要长期不懈地进行，父母及家长是最重要的训练员，因此护理人员要将训练方法、注意事项教授给家长，使家长能独立操作。同时要注意阳性强化作用。

（3）生活指导：日常生活中要保证患者的基本生活需求，保证患者的安全，注意避免激惹患者，家长应掌握应急处理的方法。

第三节　注意缺陷多动障碍

◎ 案例 10-3

患者男，11岁，5年级，因"自幼上课注意力不集中"来诊。患者自幼比同龄儿好动，排队时常烦躁。6岁上小学，老师反映其上课易分心，不能安静，扭来扭去，常抢答。写作业拖沓。经常丢三落四。书桌上乱七八糟。小学1、2年级成绩尚可，3、4年级后逐步下降，且常因学习和人际关系受到批评。自幼身体健康，发育无落后。精神检查：意识清晰，定向力完整，承认上课时注意力不集中，听着听着就会"走神"。坐不住，总想下座位。在检查过程中抠手指行为，东张西望。心理测验及症状评估：韦氏儿童智力测验：总智商102分，言语智商109分，操作智商89分。Conners父母用量表：因子分学习困难1.98，冲动多动1.56，多动指数2.5，超过常模。注意缺陷诊断量表：混合型。

请回答：

1. 该患者的诊断是什么？

2. 该患者的临床护理特点有哪些？

一、概述

注意缺陷多动障碍（attention-deficit/hyperactivity disorder，ADHD）是起病于儿童期的常见神经发育障碍，以注意缺陷和（或）多动 - 冲动为主要临床表现，患者的注意缺陷和（或）多动 - 冲动的程度超出了年龄和智力功能的正常变异范围，显著影响个体的学业、职业、社交功能。

二、流行病学

学龄期 ADHD 的患病率一般报道为 3% ~ 5%，男性多于女性，男女比例为（4 ~ 9）: 1。我国最近流行病学调查显示 6 ~ 16 岁学龄期人群中 ADHD 的患病率为 6.4%，是患病率最高的儿童青少年期精神障碍。有 70% 的患者症状持续至青春期，30% ~ 50% 可持续至成人期，成人 ADHD 的患病率约为 2.5%。

三、病理机制

目前 ADHD 的病因尚未明确，研究认为 ADHD 是多种生物学因素、心理因素及社会心理因素单独或协同作用所致。

（一）遗传和环境因素

多年来研究发现，儿童多动、冲动的遗传度是 55% ~ 97%，平均为 80%。环境因素，如饮食、铅等毒素，或母孕期、围生期并发症，仅能解释病因的 1% ~ 20%。在分子遗传学研究方面也发现儿茶酚胺类（多巴胺、去甲肾上腺素和 5-HT）神经递质通路的受体、转运体、代谢酶等多个基因可能是 ADHD 的易感基因，这些基因可能会存在交叉作用。同时，遗传与环境的相互作用也会对 ADHD 的患病有重要影响。

（二）神经生化学

对 ADHD 的生化研究目前提出了去甲肾上腺素（NE）功能不足、多巴胺（DA）功能不足及 5-HT 功能过高或相对不足等假说。同时，ADHD 儿童也可能存在兴奋性氨基酸（Glu、Asp）和抑制性氨基酸（GABA、Gly）的代谢失调。这些神经生化的异常在遗传学及神经影像学中也得到了相应研究支持。

（三）神经影像学

目前多角度的科学研究发现 ADHD 患者大脑中存在特定脑区体积的萎缩、激活程度的下降以及发育的不成熟。磁共振成像发现患者全脑及右脑、小脑、胼胝体压部及右侧纹状体均存在体积的减小；额叶的激活低下，包括额叶 - 顶叶环路与额叶 - 纹状体环路，分别与 ADHD 中的注意缺陷与多动 - 冲动症状存在相关性。纵向研究对 ADHD 患者的发育轨迹进行了描绘，发现相较于正常人，ADHD 患者存在多个脑区的发育延迟。

（四）神经心理学

对 ADHD 的神经心理学研究主要包括执行功能缺陷理论和动机 / 奖励缺陷理论，认为 ADHD 患者存在工作记忆、抑制控制等执行功能的缺陷，同时存在延迟满足能力的下降。以上神经心理学理论也在通过神经影像学和神经生化学研究中得到了相应支持。

（五）社会心理因素

ADHD 儿童的个性特征、父母的个性特征及家庭成员互动的方式，家庭环境因素带给患者的影响，家庭经济水平，学校及社会因素等，都可能会是 ADHD 的危险因素。

四、临床表现

（一）注意障碍

ADHD 注意障碍的特点是主动的随意注意障碍，患者注意的集中性、稳定性和选择性等方面下降，而被动的不随意注意相对增强，对完成工作任务有不良影响的无关刺激缺乏抗干扰能力。如上课不能长时间保持注意力；跟人交谈时显得心不在焉；做需要集中注意力的事情时难以集中注意力；难以遵守指令、有始有终地完成任务；做作业拖拖拉拉，学习容易马虎、粗心大意；经常丢三落四，丢失学习或生活物品等。

（二）多动、冲动

多动主要表现为难以保持安静，活动水平明显增高。多动症状大多开始于幼儿早期，进入小学后由于受到各种环境的限制而愈发明显。同时 ADHD 的多动症状一般随年龄增长而减轻。如在幼年时期患者的躯体活动明显高于同龄儿，往往不能安静下来，会到处奔跑、攀爬，做一些危险的活动。到了学龄期，患者的大运动量活动有所减少，主要表现为听课时不安静，小动作多，擅自离开座位，因为喜欢招惹别人，常与同学发生争执。下课后患者会跟同学们追打、喊叫，难以安静地玩耍。到了青少年期，患者活动的外在症状可能会逐渐减轻，同时会出现主观的坐立不安的感受，也会表现为语言增多、喜欢插话、弄出噪声等。

冲动与患者在情绪和行为方面的自我控制能力差有关，对一些刺激做出过分的反应。在行为方面，患者往往缺乏耐心，不能等待，在采取行动前缺乏思考、不顾及后果、凭一时兴趣行事；在多种场合说话、抢话、接话茬或打断别人。在情绪方面，患者往往情绪不稳定，容易过度兴奋，或因受挫折而情绪低落，进而出现反抗和攻击性行为。提出的要求必须立即满足，否则就哭闹、发脾气。因此，患者会频繁影响课堂秩序或与同伴起冲突而影响学习或社交，或者带来家庭关系的紧张。

（三）成人期的临床表现

注意障碍与多动冲动的临床表现常持续至成人期（50% ~ 60%），然而也有部分患者在成人期首次获得诊断。在 DSM-5 诊断标准中，明确指出儿童和成人 ADHD 都共用一套诊断标准。儿童和成人 ADHD 表现出相关症状，但两者之间仍存在一定差异。成人 ADHD 的临床表现，除了上述主要症状以外，还有以下特点：

1. 在注意力方面　①能够关注到自己的"走神"，不能集中注意，注意力容易分散（很容易关注其他刺激，即使有意试图排除外界刺激）。②思维跳跃性强，常从一个话题跳到另外一个话题。③经常"健忘"，丢东西或忘记东西所放的地方，忘记事先的计划。④组织条理性差，经常不列计划，或列计划时过于专注细节，导致无法完成；在完成复杂任务时存在任务管理的困难——启动困难、拖延或沉溺于细枝末节。⑤难以做到"守时"，经常迟到或来得过早。

2. 在多动方面　①更多表现为主观感受：不活动则感到烦躁；难以容忍办公室类的

"枯燥"工作。②难以主动让自己安静、放松下来，比如通过酒精助眠，或者通过参与过量运动或同时参与多项任务来放松自己的"坐立不安感"。

3. 在冲动方面　①做事情不假思索，比如说话不经大脑、打断他人的谈话、驾驶时没有耐心。②图一时快乐而不计后果，如冲动消费、暴饮暴食、开快车。③寻求刺激性行为，如冒险、冲动驾驶、性活动及寻衅滋事等。

五、诊断与鉴别诊断

（一）诊断要点

目前为止，尚无明确的病理变化作为 ADHD 的诊断依据，所以目前仍主要以患儿家长和老师提供的病史、临床表现及特征、体格检查（包括系统的神经系统检查）及精神检查作为主要依据。

根据 ICD-11 诊断标准，ADHD 的核心（必要）特征如下：

1. 持续存在的（至少持续 6 个月）注意缺陷症状和（或）多动冲动症状，且这些症状超出了其年龄与智力发育相应的正常差异。症状的表现因年龄和疾病的严重程度有所不同。

（1）注意缺陷：持续存在的数个注意缺陷症状，且严重到足以对学习、工作或社会功能产生直接的负面影响。表现形式包括：

①对没有高水平刺激或奖励的任务、需要持续脑力劳动的任务难以保持专注，缺乏对细节的注意，在学校或工作任务中犯粗心的错误，无法完成任务。

②容易被外界刺激或与正在做的事情无关的想法分心；当直接与其说话时，经常看起来没有在听；经常像是在做白日梦或心不在焉。

③掉东西，在日常活动中健忘；难以记住去完成需要完成的日常任务或活动；难以规划、管理和组织学校作业、任务和其他活动。

注：当个体处于高强度刺激和频繁奖励的活动中时，注意缺陷症状可能不明显。

（2）多动冲动：持续存在的数个多动 / 冲动症状，且严重到足以对学习、工作或社会功能产生直接的负面影响。这些症状在需要行为自控的场合中表现得最为突出。表现形式包括：

①活动过多；被要求安静坐着时离开座位，经常跑来跑去，不摆弄东西就很难安静坐着（幼儿），保持安静或静坐时表现出坐立不安或感到不舒服（青少年和成人）。

②难以安静地参加活动，说话过多。

③在学校回答问题或在工作中发表意见时脱口而出，在谈话、游戏或排队时难以等待，打断或打扰别人的谈话或游戏。

④倾向于碰到刺激就即刻反应，不假思索或者不考虑危险和后果（如参与有潜在身体伤害的活动，冲动的决定，鲁莽的驾驶）。

（3）12 岁以前就存在明显的注意缺陷和（或）多动冲动症状，尽管一些个体到了青少年后期或者成人期才首次获得临床关注。常常在要求超出了个体对缺陷代偿能力时出现症状。

（4）注意缺陷和（或）多动冲动症状在多种场合或情境中（家中、学校、工作时、和朋友亲戚在一起）均表现明显，但可能根据情境的结构和要求而有所不同。

（5）症状不能被更好地归因于其他精神障碍，如焦虑及恐惧相关障碍、神经认知障碍（谵妄）。症状不是物质或药物作用于中枢神经系统的结果，包括戒断反应，也不是神经系统疾病的结果。

（二）鉴别诊断

1. 智力发育障碍　患者常伴有注意缺陷和多动的症状，同时 ADHD 患者也可能存在学业成绩下降。在鉴别两种疾病时，需要关注患儿的言语和运动发育情况，智力发育障碍儿童往往同时伴有明显的言语、运动发育迟缓，其判断、理解能力和社会适应能力普遍偏低。因此，对患儿进行智力测试和适应行为评定是鉴别两种疾病的重要方式。

2. 对立违抗障碍/品行障碍　单纯的对立违抗障碍（oppositional defiant disorder，ODD）和品行障碍（conduct disorder，CD）没有注意缺陷、多动等表现，进而可以与 ADHD 相鉴别。然而，ODD、CD 和 ADHD 患者可能都存在不遵守课堂纪律，不听讲、不能按时完成作业等表现。因此，除了对患者注意力、多动等情况进行深入探讨外，在疾病鉴别中，需要从动机的角度进行鉴别。ODD 更多的动机是为了对抗权威，CD 更多是有意的破坏性行为，而 ADHD 的原因则是冲动控制能力差及情绪失调。同时，随着病情的发展，ADHD 与 ODD/CD 常常共病。

3. 孤独症谱系障碍　部分 ASD 患者由于其表现出兴奋及多动，因此很多父母会以多动为主诉就诊。ASD 表现为持续性的、发起与维持人际社交互动和沟通能力的缺损，以及一系列限制性、重复性和刻板的行为和兴趣模式。ADHD 与 ASD 的鉴别要点如下：ASD 患者的注意力不集中往往是因为他们对于学习缺乏兴趣，而对自己感兴趣的事物却可以长时间专注，甚至达到痴迷的程度；ADHD 患者常由于其社交中缺乏耐心、容易与同伴起冲突进而带来社交孤立，而 ASD 患者的社交障碍往往是由于其缺乏主动社交意愿、在社交过程中的言语及非言语沟通技能缺乏等原因所造成的。ADHD 患者的发脾气往往由于其冲动及自我控制能力差而产生，而 ASD 患者的发脾气往往是其无法容忍事件预期进程的改变，与其刻板行为有关。

4. 心境障碍　患者在抑郁发作时易出现注意力不集中、易激惹、烦躁不安等症状，甚至有破坏性行为；躁狂发作时常表现多动，注意持续时间短及睡眠困难，与 ADHD 患者也有情绪不稳定的特点具有类似之处，因此需要谨慎鉴别。鉴别要点是心境障碍患者情绪波动具有明确的发作性病程特点，注意力随情绪的波动而发生变化；而 ADHD 患者为持续性病程。抑郁患者往往伴随情绪低落、兴趣下降、烦恼、食欲、睡眠下降等主观体验，躁狂患者往往伴随注意力随境转移、情感高涨、自我膨胀、睡眠需求减少等主观体验，且其主观目标性活动增多在一定情境下是具有组织计划性的，与 ADHD 的组织计划能力不足可以鉴别。

5. 抽动障碍　患者主要表现为以不自主的突发、快速、重复、非节律、刻板的单一或多部位肌肉运动和（或）发声抽动为特点的一种运动障碍。该障碍常由于活动、发声增多而误以为是多动，同时抽动频繁则会引起注意力不集中。抽动障碍与 ADHD 有以下鉴别点：抽动症状具有不自主性，而 ADHD 患者可以在一段时间内控制自己的行为。通过仔细地精神检查可发现抽动症状的临床特点，容易与注意缺陷与多动障碍相鉴别。但需要了解，抽动障碍患者约 20% 会共病 ADHD。当两种疾病共病时，ADHD 症状往往先于抽动症状出现，而抽动症状会加重 ADHD 症状，使临床症状更为复杂，治疗也更为困难。

六、治疗与预后

（一）治疗

1. 治疗原则　目前国内外指南均推荐对 ADHD 患者应制订长期的治疗计划，明确个体化治疗目标，根据个体特征制定综合的治疗方案（多模式治疗）。一般认为，ADHD 治疗应是包括药物治疗、父母培训、学校干预和行为矫正措施的综合治疗。

2. 药物治疗　ADHD 的药物治疗包括中枢神经系统兴奋剂和非中枢神经系统兴奋剂两类。中枢神经系统兴奋剂包括哌甲酯及苯丙胺等，非中枢神经系统兴奋剂包括托莫西汀、三环类抗抑郁药、安非他酮、单胺氧化酶抑制剂、5-HT 再摄取抑制剂（SSRIs）和 5-HT 及去甲肾上腺素再摄取抑制剂（SNRIs）、α 肾上腺能药物等。国内临床常用的 ADHD 治疗药物包括哌甲酯缓释剂、盐酸托莫西汀及可乐定。

3. 非药物治疗

（1）行为治疗：该治疗利用操作性条件反射的原理，及时对患者的良好行为予以正强化，对不良行为予以负性强化，用新的有效的行为来替代不适当的行为模式。具体操作步骤包括：①评估 ADHD 儿童的行为，获取信息，确定目标行为；②选择和确定具体的行为矫正方法；③具体实施行为矫正计划，及时反馈目标行为的结果。常用的行为矫正方法包括行为矫正法、暂时隔离法、消退法、示范法、认知行为治疗及应用行为分析等。

（2）家长培训：家长态度和对待 ADHD 儿童的方式取决于他们能够在多大程度上理解这类孩子的特点，对孩子的教养方法是否妥当也直接影响着医疗干预和学校干预的效果。家长培训包括一般性培训和系统培训，其中一般性培训主要是为家长举办心理教育讲座，综合性介绍 ADHD 的知识，讲解一般性知识和常规干预方法，以提高家长对 ADHD 的认识，减少家长对 ADHD 的认识误区，提高治疗的依从性。系统培训为更深入的结构化培训，包括 Barkley 的儿童行为管理八步法、Barkley 的 ADHD 家长教育方案、新森林的《教养计划六步法》等。

（3）学校干预：ADHD 儿童需要在学校获得更多的支持，在学校可以通过对 ADHD 儿童进行个别辅导、团体辅导、家庭辅导等协助患儿家庭接受综合的治疗。同时，对教师进行培训也有助于对 ADHD 儿童进行早期识别，促使患者能够获得早期识别、早期干预、早期治疗。

（4）其他干预方法：包括认知训练、饮食疗法（多种维生素、海藻）、脑电生物反馈、感觉统合训练等。这些治疗方法需要根据患者个体的特征进行针对性治疗。

（二）预后

多数患者于幼儿期被观察到躯体的多动症状，但是 4 岁以前区分多动是一组症状还是正常的高活动水平是很难的。ADHD 在小学阶段最容易被识别出来，因为很多患者上小学以后其注意缺陷会导致学习困难，其多动和冲动也会扰乱课堂秩序，或造成人际关系冲突。青春早期患者的症状会相对稳定，躯体的多动症状在青少年期和成人期会有所减轻，但坐立不安、注意力不集中、组织计划能力差等症状会持续存在，50%～60% 的患者其症状持续至成人期。

ADHD 患者在学龄期可能影响学业成绩、同伴关系等，在青春期除了学业、同伴关系、自尊等方面受影响外，患者可能伴随更多的品行问题、物质滥用及情绪行为问题。在成人期，ADHD 患者可能在学业表现、出勤率、职业成就、家庭关系等方面都受到不同程度的影响。

七、注意缺陷多动障碍的护理

（一）临床护理特点

本病特征是明显的注意力不集中和注意力集中持续时间短暂，活动过多和情绪冲动，常伴有认知障碍、学习困难或品行障碍。任性冲动，情绪不稳、波动大，易激惹，易过度兴奋，易受外界影响，易受挫折，常对一些小事做过分反应，常大哭吵闹，在冲动下做出一些危险举动及破坏伤人行为。

（二）常见风险

患者缺乏自我控制力，做事鲁莽，无视社会规范，不计后果，情绪不稳，可出现冲动攻击等行为。

（三）评估内容与步骤

1. 评估患者注意力障碍的程度，以及干扰因素　注意力集中时间的长短，是否频繁地从一种活动转向另一种活动，上课能否专心听讲，是否易受外界刺激而分心，能否按时完成作业，有无学习困难及学习成绩如何等。

2. 评估患者活动方式　是否在需要相对安静的环境中活动过多，是否经常做小动作干扰别人学习，活动的性质是否具有危险性等。

3. 评估患者的情绪状态、安全情况　是否有冲动行为，做事是否唐突而不计后果，有无自残或品行问题。

4. 评估患者的人际交往情况　能否有耐心地与同学做游戏并遵守游戏规则。

（四）护理措施

1. 基础护理

（1）生活护理：患有注意缺陷多动障碍的患者，大多数由于不能自控地多动，生活没有规律，因此护理人员在控制患者活动范围的基础上，要为患者制定一个作息时间，保证基本的生活需求。

（2）饮食护理：注意缺陷多动障碍的患者，活动量大，一定要保证营养的给予，注意饮食的营养结构，需要高蛋白、高维生素、高热量的食物，要保证每天水的入量达2000 ml。

（3）排泄护理：做好排泄护理，必要时可在训练和指导下完成。

（4）睡眠护理：为患者创造一个舒适、安静的睡眠环境，患者房间布置要求简单、温度适宜，床单位舒适。为患者制定规律的作息时间，如中午安排午睡 2 h，晚上 8 ~ 9 时督促患者上床休息，早上 6 时左右按时起床。

2. 症状护理　暴力及自杀、自伤行为，由于患者的认知障碍及情绪不稳，要专人护理，控制患者的活动区域，避免其接触危险物品。密切观察其情绪的变化，有出现意外的征兆要及时给予控制。

3. 药物治疗护理　遵医嘱安排患者按时服药，密切观察其服药情况以及服药后的表现，提高患者的依从性，同时关注患者服药后的不良反应。

4. 安全护理　①提供安全、简单、整洁的环境，室内禁止存放危险物品，每天定时进行安全检查，制止影响患者安全的一切活动。②加强巡视，随时警惕潜在的不安全因素。重视患者的主诉，密切观察患者动态变化，严防意外。

5. 心理护理　给予心理支持和鼓励等。经常了解患者的心理状态，了解有无心理应激或烦恼，帮助患者有效地应对心理压力。

6. 社会功能训练　①护理人员要与患者建立一种良好的护患关系，这是十分重要的，要热情主动地去接触患者，关心患者的生活、情感以及娱乐活动，在与患者一起做游戏的过程中进行交谈，取得患者的信任。②要根据患者在社会交往中所出现的障碍进行训导，通过评估，掌握患者的特长、兴趣、爱好，发挥其积极性，分配一些患者可以完成的，且由其负责的任务，从中让患者有一种责任感和自我约束感，让其带动其他患者一起活动，使其树立自信心。③要进行社会技能的训练，使患者学会如何与人交往，让其参与合作性的游戏，锻炼与其他人合作交往的能力，如讲故事，合作式的背诵诗歌，扮演游戏中的角色，锻炼其与人交往的技能，逐渐延长其与人交往的时间。在训练中要不断地鼓励、支持患者完成每项训练内容。切忌采取简单粗暴、惩罚患者的方法，这样会使患者产生逆反心理，抗争对他的训练和指导，也会导致患者感情冲动，妨碍训练效果。④与患者共同参与正念认知团体学习识别行为以及情绪的出现，并恰当地处理情绪。⑤通过游戏比赛等形式对注意力进行训练，使集中注意力的时间逐渐延长，注意力涣散逐渐改善。如循环式的造句游戏、接球游戏；可配合特殊训练工具的使用，如在限定的时间内将不同颜色、不同质地、不同形状的物品分开，安装玩具等，并且要求患者每完成一个步骤要大声说出下一个步骤，不断强化自己，调节自己的行为。让患者参加课堂的学习，若参加的时间逐渐延长，并且能够按照要求进行，遵守课堂纪律，应及时给予阳性强化和鼓励。

7. 健康教育　向家长讲解多动症的有关知识，清除家长对本病的误解和疑虑。从实际出发，对孩子不能要求过高，否则会增加患者的心理压力。家长平时要与老师保持密切的联系，随时了解孩子在学校的情况，要求家长、老师与医护人员共同配合来帮助多动症的孩子，创造条件让其发挥优点，提高自尊心与价值感。

第四节　抽动障碍

◎ 案例 10-4

患者男，10 岁，四年级，因"清嗓子、挤眉弄眼 2 年，说脏话半年"就诊。2 年前着凉后出现咳嗽，经治疗，症状改善。但仍不停"哼哼"清嗓子，伴眨眼睛，睡着时消失。随后常挤眉弄眼，越提醒越严重，有时"扮鬼脸"；渐出现耸肩、甩手等动作，次数频繁。

近半年，患者常顺口说一些污言秽语。常被老师叫家长，最后不得已终止学业。既往史、家族史无特殊。母妊娠期无异常，足月顺产，发育同正常同龄儿。体格检查、脑电图未见明显异常。精神检查：意识清晰，接触良好，可见患者频繁眨眼、耸鼻，说话中经常脱口而出一句骂人的脏话，并告诉医生自己不是故意的，控制不了；有时会突然甩胳膊、鼓肚子。在学校经常受到其他同学的嘲笑和欺负，愿意接受治疗。

请回答：

1. 该患者的诊断是什么？
2. 该患者常见的护理风险有哪些？

一、概述

抽动障碍（tic disorders，TD）是一组起病于儿童和青少年时期的复杂的神经精神障碍，以不自主的、快速的、重复的、非节律的一个或多个部位肌肉的运动和（或）发声抽动为主要特征。根据发病年龄、临床表现、病程长短和是否伴有发声抽动分为三种类型：短暂性抽动障碍（transient tic disorder）、慢性运动或发声抽动障碍（chronic motor or vocal tic disorder）、发声和多种运动联合抽动障碍（combined vocal and multipal motor tics）即Tourtte综合征（Tourette's disorder，TS）或抽动-秽语综合征。由于运动和（或）发声抽动使患者缺乏自尊，导致家庭生活、社会形象和学习工作表现受损或适应困难。

二、流行病学

抽动障碍在儿童中常见，大多数流行病学显示：5%～20%的学龄儿童曾有短暂性抽动障碍病史，慢性抽动障碍在儿童青少年的患病率为1%～2%。TS在总人口中的患病率为0.05%～0.1%，儿童多于成年人，男性多于女性。一般在儿童青少年中的患病率为0.1%～1%。

三、病理机制

抽动障碍的病因和发病机制至今尚不清楚，其中以TS的病因研究最多，普遍认为与遗传、感染、生化、免疫及社会心理因素有关，但任何一种因素都不能完全解释疾病的特殊表现和严重程度。可能是遗传与环境或遗传因素共同发挥作用所致。

（一）遗传因素

TS的同卵双生子同病率（50%～77%）明显高于异卵双生子（8%～23%）。这些数据表明遗传因素在TS的发病中起重要作用。遗传方式尚不明确，可能是常染色体显性遗传，外显率受多种因素的影响。TS所有染色体的部分区域的异常均有报道存在相关，尽管研究结果不一致，但有研究显示TS与多巴胺（DA）受体基因、多巴胺转运体（DAT）基因、单胺氧化酶A（MAO-A）基因、色氨酸羟化酶2（TPH2）基因等多个基因相关联。以国际TS遗传联盟为代表的TS多项全基因组扫描研究结果提示4q、8p、11q等染色体为易感区域。细胞遗传学研究观察到多种染色体异常，如 6 号、8 号染色体的平衡易位，18q21.1 与 18q22.2 的倒置，2 号、7 号染色体的复杂插入或易位等。大多数学者认为抽动障碍是一种多基因遗传疾病。总之，各种家系研究均证实遗传因素在 TS 的病因学中具有重要作用，而且越来越多的家系研究和分离分析还发现抽动障碍与强迫障碍可能具有共同的遗传基础，只是迄今为止，尚未找到肯定的致病基因和遗传模式。

（二）神经生物学因素

1. 脑器质性因素　　目前研究显示抽动障碍与脑结构及脑功能异常相关。脑电图研究中显示，该障碍患者中非特异性脑电图异常率明显高于普通人群。磁共振研究显示，该障碍患者的脑部运动区、前运动区、前额叶、侧眶额回皮质厚度明显降低，且抽动严重程度与相关脑区的厚度呈负相关。PET 研究提示患者存在双侧基底节、额叶及额叶皮质的代谢过度。抽动障碍患者可能存在皮质 - 纹状体 - 苍白球 - 丘脑 - 皮质网络的异常。因此，皮质 - 纹状体 - 苍白球 - 丘脑 - 皮质网络的功能失调目前被认为是抽动障碍的核心病理机制，可能由于多种原因导致的脑发育异常致使皮质对于过度活动的运动通路控制不足，导致患者出现抽动症状。

2. 神经生化因素　　在皮质 - 纹状体 - 丘脑皮质通路上存在多巴胺、5-HT、去甲肾上腺素能以及鸦片类系统，增加了各种神经递质异常导致抽动障碍发生的可能性。研究者们认为多巴胺系统可能起了实质性作用，脑影像学、脑脊液及尸检等多项研究认为 TS 患者纹状体中的多巴胺异常，如多巴胺受体增加，神经突触前膜多巴胺再摄取位点明显增多，多巴胺转运体聚集性增高，突触内的多巴胺释放增加等。临床中我们发现使用神经抑制性药物，优先阻断中枢多巴胺受体，能够部分控制大多数 TS 患者的抽动症状。去甲肾上腺素能系统、谷氨酸、5-HT、乙酰胆碱、γ 氨基丁酸、强啡肽、组胺系统功能失调也可能参与抽动障碍的病理机制。

3. 神经免疫因素　　有研究报道抽动障碍可能与感染后自身免疫损害有关，研究最多的是 A 组 β 溶血性链球菌感染的关系。Swedo 于 1996 年将可能是免疫机制造成的 TS、强迫障碍、注意缺陷多动障碍、肌阵挛等统称为"与链球菌感染有关的儿童自身免疫性神经精神疾病"，肯定了免疫因素在抽动障碍等神经精神疾病发病中举足轻重的作用，同时也预示着这些疾病之间可能存在某种关联。临床上也发现感染发热可使抽动症状加重，使用青霉素后症状减轻，但这方面的研究还有待进一步深入。

（三）社会心理因素及其他因素

抽动症状明显与心理压力和紧张相关。研究也证实应激可诱发具有遗传易感性的个体发生抽动障碍。药物（中枢兴奋剂、抗精神病药）也可诱发该障碍。

四、临床表现

抽动障碍以抽动为临床表现，但不同亚型其抽动症状、病程、严重程度及功能损害各有差异，见表 10-2。

表 10-2　不同亚型抽动障碍临床表现

亚型分类	抽动症状	病程	功能损害
短暂性抽动障碍	一种或多种运动性抽动，最常见的是脸部、头、颈和上肢的抽动，少数可出现发声性抽动。	≤ 1 年	一般不会造成严重后果，对功能损害小。
慢性运动性或发声性抽动	一种或多种运动性或发声性抽动，但运动性抽动和发声性抽动并不同时存在。简单或复杂性运动抽动最为常见，涉及头、颈和上肢。发声抽动明显少于运动抽动，以清嗓子、吸鼻子等相对多见。	≥ 1 年	症状可持续数年甚至终生，功能损害较短暂性抽动障碍重。
发声和多种运动联合抽动障碍	临床表现最复杂、最严重。起初，抽动症状较轻，且持续时间较短，随着时间的推移，抽动症状持续存在且症状类型越来越多，分布范围越来越广。运动抽动和发声抽动同时存在。运动性抽动一般起始于颜面部简单性抽动（眨眼、皱鼻、甩手、摇头等），逐渐发展到躯干及腿部的复杂性运动抽动（拍打、触摸、旋转、跳跃、弹击等）。 通常发声抽动较运动抽动晚 1 ~ 2 年出现，多为简单发声性抽动（喀喇声、唧唧声、清嗓声、咕噜声、咳嗽声、吱吱声），随后出现复杂的发声性抽动（突然发出不合适的音节、单词、短语以及重复言语、模仿言语等），说话的流畅性和节律性发生改变。约 15% 患者存在秽语。	≥ 1 年	该亚型症状累及部位多，发作频繁，部分患者的运动抽动会导致自伤，共患病较常见，对患者情绪、自尊影响较大，对患者功能损害明显，并有可能致残。

五、诊断与鉴别诊断

（一）诊断标准

根据 ICD-11 诊断标准，不同类型抽动障碍的诊断标准如下：

短暂性抽动障碍（瞬态运动抽动）：抽动是突然的，非节奏性的刻板动作，如眨眼，嗅闻，敲击等。它们应该存在不到 1 年。

抽动秽语综合征：其特征在于存在慢性运动抽动和声带（声音）抽动，其在发育期发作。运动和发声抽动分别被定义为突然、快速、非节律和复发运动或发声。运动和发声抽动必须已经存在至少一年，尽管它们在整个症状过程中可能不会同时或一致地出现。

慢性运动或发声抽动障碍：慢性运动抽动障碍特征是在至少一年的时间内存在运动抽动，尽管它们可能不一致地表现出来。运动抽动被定义为突然、快速、非节律和复发运动。慢性发声抽动障碍的特征是在至少一年的时间内存在语音（声音）抽动，尽管它们可能不会一致地表现出来。发声性抽动被定义为突然、快速、非节奏和复发的发声。此二者均需排除抽动秽语综合征。

（二）鉴别诊断

当运动性抽动单独出现时，或只有 TS 前驱症状或其他抽动时，需要与以下疾病相鉴别。

1. 小舞蹈症　儿童多见，为风湿性感染所致，以舞蹈样异常运动为特征，常为单侧的舞蹈样症状，无发声抽动，有风湿性感染的体征和阳性实验室检查结果，抗风湿治疗有效。

2. 肌阵挛　可发生于任何年龄，有多种病因，是癫痫的一种发作类型，每次发作持续时间短暂，常伴有意识障碍，脑电图高度节律异常。抗癫痫药物治疗可控制发作。

3. 肝豆状核变性（Wilson 病）　是铜代谢障碍所引起，有肝损害、锥体外系体征及精神障碍。可见角膜 Kayser-Flesher 色素环、血浆铜蓝蛋白减低等特征可资鉴别。

4. 急性运动性障碍　表现为突然不自主运动、震颤、张力障碍、扭转痉挛或舞蹈样动作。通常与抗精神病药使用和停用等相关。一般停药后症状可消失。

5. 迟发性运动障碍　主要见于传统抗精神病药长期应用或突然停药后所发生的不自主运动障碍。

六、治疗与预后

（一）治疗

抽动障碍治疗主要包括心理行为治疗和药物治疗两大类。治疗不仅是针对抽动症状，还需要对病儿及其家庭进行咨询。除抽动障碍外，还应针对伴发的相关疾病，给予相应的干预措施。

1. 心理行为治疗　抽动症状会加重患者的心理压力，常常引起焦虑、自责等症状；情绪紧张或激动常常会加重抽动症状。心理治疗虽然不能缓解患者的抽动症状，但是在缓解患者压力、解决缺乏自尊、缓解由抽动引起的家庭和内心冲突中发挥重要作用。心理治疗是综合治疗的重要环节，是防止疾病复发和减少并发症的主要手段。循证证据较为充分的治疗方法包括反向习惯训练和抽动综合行为干预等。

2. 药物治疗

（1）针对抽动症状的药物治疗：目前没有找到治愈抽动障碍的药物，所使用的药物还是控制症状。常用药物包括：①可乐定，α_2 肾上腺素能受体激动药，可使 30% ~ 40% 患儿症状得到明显改善。本药物尚可治疗 ADHD，因此特别适用于伴 ADHD 的抽动患儿。本药物的不良反应较小，部分患儿出现过度镇静，少数患儿出现头晕、头痛、乏力、口感、易激惹、偶见直立性低血压。长期大量服用停药时宜逐渐停药，以免引起血压急剧增高。②典型抗精神病药，如氟哌啶醇，治疗抽动效果较好，有效率为 70% ~ 80%，常见的副作用为嗜睡、乏力、头晕、便秘、心动过速、排尿困难、锥体外系反应（急性肌张力障碍、静坐不能、帕金森病样震颤等），服药期间注意药物不良反应，给予及时处理。此外，硫必利也可用于控制抽动症状，不良反应较小但疗效不如氟哌啶醇。③非典型抗精神病药物。已有研究数据证明疗效较好的药物如阿立哌唑、利培酮、喹硫平、奥氮平、齐拉西酮均可控制抽动症状，这些药物出现迟发性运动障碍的风险明显低于典型抗精神病药物，但有些药物急性肌张力障碍、静坐不能、烦躁不安等不良反应发生率和经典抗精神病药物相似。使用利培酮、奥氮平治疗时，还有一个特殊的难题是体重增加；而使用齐拉西酮可能出现心功能异常（QTc间期延长），因此使用药物前后最好进行心电图监测。

（2）针对共患病治疗：①共患强迫障碍。可选用氯米帕明、舍曲林、氟伏沙明等治疗，一般是需要和抽动症状的药物联合应用。②共患ADHD。首选托莫西汀，也可选用可乐定；如果疗效不显著，可选用抗抑郁药物。对注意缺陷和多动症状较重、经治疗效果较差者，国外报道有氟哌啶醇或利培酮合并哌甲酯治疗。③伴发自伤行为。应用氟西汀治疗可减少自伤行为，其机制尚未明确。也有报道应用阿片受体拮抗剂纳洛酮或纳曲酮治疗自伤行为有效。

（二）预后

短暂性抽动障碍预后良好，患者症状在一年内逐渐减轻和消失。慢性运动或发声抽动障碍的预后也相对较好，虽症状迁延，但对患者社会功能影响较小。Tourette综合征预后较差，其症状约在10～14岁达高峰，对患者社会功能影响较大甚至损害严重，并有可能导致残疾，需较长时间服药治疗才能控制症状，停药后症状易加重或复发；多数患者症状到少年后期逐渐好转，50%～90%的患者抽动持续终生，可能导致行为问题和人格障碍，需特别注意加强教育和心理指导。

七、儿童抽动障碍的护理

（一）临床护理特点

患者在出现各种抽动症状之后，会使其心理负担明显加重，所以在抽动动作发生时部分患者的急躁、敏感多疑等病态情绪亦加重，抽动障碍症状越重的患者情绪变化越明显，最常见伴发注意力不集中、多动、强迫动作、冲动攻击行为、自伤行为、学习困难以及情绪障碍等。

（二）常见风险

严重连续不断发生抽动或由于抽动可造成躯体损伤、情绪障碍。

（三）评估内容与步骤

1. 评估患者有无肢体受伤。

2. 评估患者的异常行为，主要是异常行为的表现形式和严重程度等。

3. 评估患者情绪障碍状态，有无焦虑、抑郁、激惹等问题。

4. 评估患者有无社会适应困难。

5. 评估家庭及社会支持系统，家庭状况、父母教养方式及对该病的认识程度。

6. 评估以往健康状况，有无较正常儿童更易于罹患某些疾病，有无既往病史、药物过敏史、遗传史等。

7. 评估辅助检查结果，与疾病相关的实验室及其他辅助检查。

（四）护理措施

1. 基础护理

（1）生活护理：帮助患者制定有规律的生活制度，安排好日常生活，培养良好的习惯，克服生活、学习困难，指导患者的人际关系，要保证患者良好卫生状况，定期洗澡，剪指（趾）甲，注意冷暖。

（2）饮食护理：合理膳食，一日三餐督促患者进食保证足够的营养，对于食欲较差、入量不足的患者可考虑加餐补充营养。

（3）排泄护理：做好排泄护理，必要时可在训练和指导下完成。

（4）睡眠护理：为患者创造一个舒适、安静的睡眠环境，患者房间布置要求简单、温度适宜，床单位舒适。为患者制定规律的作息时间，如中午安排午睡2 h，晚上8～9时督促患者上床休息，早上6时左右按时起床。

2. 症状护理　①由于患者的主要症状为不能自控的抽动，在症状的影响下有可能出现外伤的风险，护理人员应严密观察患者有无外伤的情况，并且要严密注意体温的变化。②对连续发生严重抽动，或由于抽动造成躯体损伤的患者，需专人护理。避免患者参与有危险隐患的活动，避免受伤。③观察患者的情绪变化，当患者出现自伤或伤人的行为时，要及时给予制止。当患者秽语伤人，他人不理解而与患者发生冲突时，在制止的同时要向他人进行解释劝导，避免意外冲突的发生。转移患者的注意力，改变环境，可以缓解患者激越的情绪。

3. 药物治疗护理　①要严格地遵照医嘱按剂量给药，口服时一定要检查口腔，避免藏药，或一次大剂量服用。②要密切观察患者服药后的表现，如吞咽功能、说话吐字、四肢的协调运动，用眼视物是否正常。如出现药物的不良反应时，应及时报告医生，给予相应的对症处理；③提高患者的依从性，同时关注患者服药后的不良反应。

4. 安全护理　①加强巡视，随时警惕潜在的不安全因素。重视患者的主诉，密切观察患者动态变化，严防意外。②专人看护，及时关注患者的情绪变化，周围环境物品安全，关注人际压力，及时处理问题情绪。

5. 心理护理　给予心理支持和鼓励等。护理人员需与患者对良好护患关系进行建立，积极安慰和鼓励患者，与患者开展有效沟通，沟通过程中应用亲切和蔼的语气，多应用表扬及鼓励的话语；参照患者自身的年龄和理解能力，与其开展针对性交流，获取患者对医护人员的信任，使患者能够积极配合治疗和护理工作的开展，使患者明白自身无法控制的症状是因疾病所致，而非自身错误。为患者应用沙盘游戏疗法，心理咨询师指导患者接触沙盘中的沙子，感受沙子传递给自身的体验，并告知患者可参照自身的想象力和意愿，应用沙子对沙盘游戏作品进行制作，同时和心理咨询师共同欣赏、体验。

6. 健康教育　做好患者家长的疾病宣教工作，使患者家长对多发性抽动症的了解度提升，使患者家长明白多发性抽动症容易出现反复发作和频繁波动，因此需对自身急于求成的心理进行克服，需以平常心面对，对疾病症状需进行正确认识和对待，不可打骂患者，避免加重患者的心理负担和情绪的恶化。

（董　敏　李丽霞）

第十一章　精神分裂症和其他原发性精神病性障碍及其护理

◎ 案例 11-1

　　患者女性，20 岁，大专在读，1 年前上大专后出现不合群、行为孤僻，不上课。老师与其谈心，患者诉入学军训时受了惊吓，感觉自己的魂被吓得往后缩，怎么调节都恢复不了。后来又感到自己的魂向外蔓延，影响到了周围人，感觉舍友咳嗽、呼吸都受到了自己的影响，因此不敢和他们说话。上课时感觉周围人的一举一动都是在给自己发送不同的信号，因此不敢去上课。患者听到脑内有声音和自己说话，自己想到什么那个声音就会做出相关的评论，患者因此感觉自己的想法、隐私都暴露了。

　　请回答：

　　1. 患者可能存在哪些症状，首先考虑的诊断是什么？

　　2. 患者目前的护理注意事项及护理措施。

第一节　精神分裂症

一、概述

　　精神分裂症多起病于成年早期，涉及知觉、思维、情感和行为等多个方面的异常。部分患者症状迁延，病程慢性化，给患者和家庭带来严重的疾病负担。精神分裂症病因未明，复杂的遗传因素和环境因素可能相互作用并共同导致了精神分裂症的发生。

二、流行病学

　　精神分裂症的患病率在世界各国大致相等，终生患病率约为 1%，男女患病率大致相等。多数患者起病于 15～55 岁之间，男性的发病高峰年龄段为 10～25 岁，女性为 25～35 岁。我国 1993 年的全国流行病学调查资料显示精神分裂症的终生患病率为 6.55‰，2019 年的全国流行病学调查显示终身患病率为 0.7%，差异不大。女性患病率略高于男性，城市患病率高于农村。精神障碍是全球十大主要疾病负担之一，精神分裂症具有慢性化病程和明显的功能损害，对医疗资源的消耗、患病家庭的劳动生产力损害巨大。精神分裂症合并物质依赖的风险明显增加，尤其是尼古丁依赖。此外，精神分裂症共病其他躯体疾病（尤其是糖尿病、高血压及心脏疾病）和意外伤害的概率也高于健康人群，患者的平均寿命缩短了 8 ~ 16 年。

三、病理机制

精神分裂症的病因未明，目前的主要观点认为精神分裂症是一种大脑神经发育障碍，是遗传因素和环境因素共同作用的结果。遗传研究发现，人类基因组中有 100 多个遗传区域与精神分裂症相关，多个基因对精神分裂症都有一些贡献。神经生化研究表明多种神经递质与精神分裂症相关，如多巴胺和谷氨酸。神经影像学研究发现，精神分裂症存在灰质、白质和全脑体积减小，脑室增大。患者的临床症状与凸显网络、奖赏系统和"社会脑"（social brain）网络的激活和连接异常相关。在环境因素方面，母孕期感染、产科并发症、营养缺乏、迁居史、早年负性生活事件、药物滥用等可能参与了精神分裂症的发生过程。

多巴胺（DA）假说：DA 假说主要源于精神药理的研究和进展。苯丙胺抑制 DA 的再摄取，可引发类精神分裂症的症状。而临床使用的抗精神病药物主要依靠阻断 DA 受体来发挥治疗作用。DA 假说认为精神分裂症的阳性症状由中脑边缘系统 DA 功能亢进继发纹状体 D_2 受体过度激活产生，阴性症状和认知损害由前额叶 DA 功能低下导致前额叶 D_1 受体激活不足引起。多巴胺假说与目前以拮抗 DA 受体为主要机制的抗精神病药物相契合，然而约有 1/3 的患者对抗精神病药应答不佳，且抗精神病药对阴性症状和认知损害的改善有限，多巴胺假说不能完全解释精神分裂症的发病机制，多巴胺功能紊乱可能是精神分裂症病理生理过程中的最终环节，而非上游环节。

谷氨酸假说：谷氨酸是一种兴奋性神经递质，它有一种受体是 N- 甲基 -D- 天冬氨酸（N-methyl-D-aspartic acid，NMDA）受体。NMDA 受体拮抗剂苯环利定可以导致 NMDA 受体功能低下，诱发幻觉和妄想。谷氨酸假说认为，精神分裂症 NMDA 受体功能低下，通过 GABA 能抑制性神经元抑制中脑边缘 DA 神经元的功能受阻，导致 DA 过度活动，出现多种临床症状。目前已发现的精神分裂症易感基因都与谷氨酸传递有关。

四、临床表现

精神分裂症多起病于成年早期，部分患者在起病前即可能经历数月至数年的前驱期，表现出轻微的情绪改变、社交退缩、观念古怪和感知觉异常，常导致个体的社会功能下降。起病后主要表现为阳性症状、阴性症状和认知损害，还可出现情感症状和行为症状。思维、情感、行为意向的不协调和脱离现实是本病的特征。阳性症状包括幻觉、妄想和瓦解症状。阴性症状包括言语和肢体动作减少、情感平淡、社交退缩、快感缺乏、动机减退等。认知损害包括神经认知和社会认知损害。

（一）阳性症状

1. 幻觉　属于知觉障碍，是指在缺乏客观刺激的情况下所出现的感知觉。以听幻觉最为常见，也可出现幻视、幻嗅、幻味、幻触。精神分裂症患者常见评论性、争论性或命令性幻听，以及思维鸣响（即患者所产生的想法，被自己的声音读出来）。患者的行为和情绪可受到幻听的影响，出现发怒、自语自笑，沉浸于幻听而忽略周围环境。患者听到具有一定频率和强度的言语性幻听具有诊断意义，命令性幻听可能升高自杀及冲动风险。幻视亦较常见，而幻嗅、幻味和幻触则不常见。出现性幻触时常常指向精神分裂症的诊断。

2. 思维和思维障碍　包括思维形式障碍、思维逻辑障碍和思维内容障碍。思维形式障碍可表现为思维松弛，主要指患者的思维联想过程缺乏连贯性和逻辑性，对答不切题、不中肯，让医护人员感觉和患者接触困难。患者的言语或书写中，观念之间联系松散，语句在语法、结构上虽然完整，但上下文之间、语句之间缺乏内在联系，严重时概念与概念之间也缺乏联系，其表达没有中心思想和现实意义。

思维逻辑障碍包括逻辑倒错性思维（指逻辑推理荒谬离奇）、病理性象征性思维（患者用一些普通的词语或动作来表达某些特殊的意义，除了患者本人以外其他人都无法理解）、语词新作（患者创造新词，如把几个完全无关的概念或词句拼凑起来，赋予特殊的意义）等。其他常见的思维障碍有模仿言语、重复言语、刻板言语、持续言语、缄默症等。

妄想属于思维内容障碍，是指一种个人独有的、和自身相关的病理性坚信。妄想是精神分裂症出现频率最高的症状之一，以关系妄想、被害妄想、物理影响妄想多见。妄想的内容可与患者的生活经历、教育程度与文化背景有一定的联系。妄想可突然出现并立即形成妄想性坚信，没有任何精神活动或现实基础（原发性妄想），或与某些离奇的不可能发生的事件相关的不合逻辑的妄想，是精神分裂症的特征性症状。有些患者坚信陌生人的一举一动都是针对自己的，有特殊的暗示意味，或坚信有外人在干扰和支配自己的思想和行为，或有特殊仪器、电波等特殊力量在控制自己。有些患者有内心被洞悉感，坚信自己的内心所想不说出来别人都知道了。在疾病初期，部分患者保留着对症状的自知力，对明显不合常理的想法有批判能力，随着疾病的进展，妄想有固定和泛化趋势，影响患者的情感、行为及生活各个方面。

（二）阴性症状

阴性症状可分为原发性阴性和继发性阴性症状，前者被视为精神分裂症的核心症状，后者是指阳性症状、情感症状、治疗副作用等其他因素导致的阴性症状。2005 年的专家共识将阴性症状分为 5 个维度：情感平淡、言语贫乏、社交缺乏、意志缺乏及快感缺乏。情感平淡主要是指语音、语调、面部情感表达和手势的减少。患者的情绪表达及对事件的反应减少，可从表情、语言中自发流露，也可被家属及医生观察到。言语贫乏是指言语表达的减少，通常是说言语量。快感缺乏是指不能体验到正性刺激带来的愉快感，包括期待性快感缺乏（对未来参与活动或事件的快感缺失）和消费性快感缺乏（在活动或事件过程中的快感缺失），有学者认为精神分裂症患者受损的是预期快感，而非消费性快感。社交缺乏是指因缺乏对社会连接的渴望或感到无所谓而导致的社交退缩，患者少与家人与亲友交往，性兴趣下降，难以体会到亲情与友爱，不主动参与社交活动。意志缺乏包括主观兴趣、愿望和目标减少，以及自主和有目的的行为减少。轻者无所事事，对前途不关心、无打算；重者终日少动，孤僻离群，行为被动，个人生活不能自理。

（三）认知症状

精神分裂症存在广泛的认知损害，涉及注意力、记忆力、信息加工速度、目标行为的制定和执行功能、抽象思维能力等。在注意力方面，精神分裂症患者不能像健康人一样屏蔽无关信息，即"门控"反应受到损害。患者存在明显的词语学习和记忆损害，对新事物的学习和短时记忆受损明显。患者难以根据目标形成和制订相应的计划并完善执行，解决问题的能力受损，难以执行目标性任务。患者抽象思维能力受损，倾向于使用物体的局部特征进行分类，并使用具体化思维对成语或言语进行理解。近10年来精神分裂症的社会认知功能备受关注。社会认知涉及感知、理解和处理社会信息以适应社会互动所需的一系列心理过程。精神分裂症至少存在情绪处理和心智化损害。患者对他人情绪变化的识别困难，难以根据社交线索对他人的想法和意图进行正确推断。这些损害在首次发作期已经存在，在病程中相对稳定，并且在未患病的亲属和高危人群中可检测到轻微的社会认知损害。

（四）情感症状

情感反应不协调是精神分裂症患者的特征性情感症状，患者的情感反应与外界环境不相一致。例如，患者谈到自己被跟踪、监视，脑中被植入了某种仪器不断让自己难受时，显得漫不经心，甚至无故微笑或大笑。精神分裂症患者也可出现抑郁和焦虑症状，约80%的患者会体验到明显的抑郁和焦虑情绪。患者在急性期出现的抑郁和焦虑症状可能是精神分裂症的症状组成部分，也可能继发于幻觉妄想的影响，这种焦虑抑郁情绪常随着精神病性症状的缓解而改善，但也可以持续存在，甚至在精神病性症状缓解后显得更为突出。部分患者在慢性期出现抑郁症状，这可能是疾病的残留症状，也可能是药物相关不良反应，或者受到个人心理状态和社会环境的影响。

（五）意志行为症状

精神分裂症患者由于阴性症状和意志障碍，通常被观察到行为被动、缺乏主动性，对社交退缩，行为懒散，可能拒绝上学或上班。严重者终日卧床或呆坐，不洗澡、不理发，甚至口水含在嘴里也不咽下或吐出。患者可由于意向障碍，出现难以理解的行为。有些患者出现意向倒错，吃不寻常的东西，如肥皂、昆虫甚至粪便。有些患者可对一事物出现矛盾意向，如有患者站在房间门口犹豫呆立，诉自己又想进去又想出来。部分患者也可在幻觉妄想的影响下行为过度活跃，到处奔走，行为怪异。

部分患者可出现紧张综合征的表现，如木僵、缄默、违拗、作态等。木僵表现为运动抑制，轻者动作缓慢、少语少动，重者终日卧床，不语不动。有些患者出现肌张力升高，将自己的身体置于一个难受的姿势并毫无痛苦地维持很长时间。当别人摆弄患者的身体时，患者可在一段时间内保持该姿势不动（蜡样屈曲）。有些患者拒绝外界一切指令，如让患者张嘴，患者却使劲闭上嘴（违拗）。一些患者会机械性地执行外界给予的任何指令（被动服从），机械性地重复别人的言语或行为（模仿言语、模仿动作）。木僵患者可突然转变为紧张性兴奋，做出不可理解的冲动行为，言语内容单调刻板，行为缺少目的性。如连续几天卧床不动的患者，突然跃起打烂玻璃，然后又卧床不动。

五、诊断与鉴别诊断

（一）诊断依据

目前尚未发现与精神分裂症相关的遗传生化等特异性实验室检查变化，其诊断仍建立在临床观察和描述性精神病理学基础上，主要依靠全面可靠的病史和临床特点。布鲁勒提出的"4A症状"和Schneider提出的一级症状有助于理解精神分裂症的特征性症状。"4A

症状"包括思维联想障碍、情感淡漠、矛盾意向和内向性。一级症状包括思维鸣响、争论性幻听、评议性幻听、躯体被动体验、情感被动体验、冲动被动体验、思维被夺、思维插入、思维扩散、思维阻塞、妄想知觉。排除器质性精神病的情况下，一级症状可作为精神分裂症的诊断依据。

ICD-11 精神分裂症的诊断标准如下：

在一个月或更长的时间内，至少有以下两个症状（其中一个必须在 A 至 D 中）出现（可通过患者报告或由医生或其他知情者观察）：

A. 持续的妄想；

B. 持续的幻觉；

C. 思维紊乱；

D. 被动体验、被影响或被控制体验；

E. 阴性症状；

F. 明显的行为紊乱；

G. 精神运动性症状。

（二）鉴别诊断

1. 器质性精神障碍　许多脑器质性病变会引发精神病性症状，如癫痫、脑肿瘤、颅内感染等。当患者表现出不典型的精神病性症状，尤其伴有意识障碍和认知改变时，要首先考虑器质性精神障碍的可能。另外，躯体疾病所致精神障碍常有以下特点：①躯体症状先于或与精神症状同时出现，两者并行消长；②多合并意识障碍，以幻视常见，昼轻夜重；③有相应的阳性体征或实验室检查异常。

2. 精神活性物质 / 药物所致精神障碍　精神活性物质或药物（如抗肿瘤药、抗帕金森药、抗生素）等均可能引起精神病性症状。其特征是精神病性症状的出现在精神活性物质 / 药物使用数天或者数月后，精神病性症状不典型，常出现幻视、幻触，妄想片段化，可伴意识障碍。当停用精神活性物质 / 药物后，精神病性症状多可随之缓解。

3. 其他精神病性障碍　分裂情感性障碍及妄想障碍均可以表现出与精神分裂症类似的症状，应予以鉴别。急性短暂性精神障碍的特点是急性起病，精神病性症状在两周内达峰，症状的性质与强度通常每天之间甚至一天之内都有变化，通常在一个月内完全缓解，患者能恢复到病前功能水平，部分患者病前有明显的应激因素。分裂情感性障碍的特点是在一次疾病发作过程中精神病性症状和情感症状（躁狂或抑郁）的表现均很突出且差不多同时出现或消退，可同时达到精神分裂症和躁狂 / 抑郁发作的诊断标准。妄想障碍的特点是妄想结构严密系统，妄想内容有一定的事实基础，不荒谬离奇；幻觉、思维形式障碍、情感平淡、意志缺乏、非目标导向的行为不明显；在不涉及妄想时，情感反应和社会功能相对保持良好。

4. 心境障碍　抑郁或躁狂发作都可能伴有幻觉妄想等精神病性症状，其特征为精神病性症状明显晚于情感症状出现，且多数是和心境相协调的（如抑郁状态伴有自罪妄想，躁狂状态伴有夸大妄想），随着情感症状的缓解而缓解。

5. 强迫性障碍　部分精神分裂症起病初期以强迫症状为主要表现，某些强迫性障碍的强迫思维与妄想容易混淆，需要鉴别。鉴别要点在于强迫症状一般是指向自己的担心、怀疑，保持着现实检验能力，而妄想是指向外界的，内容荒谬离奇；强迫性障碍患者有主观痛苦体验，常伴有焦虑抑郁情绪，精神分裂症患者情感反应则没有这么鲜明，或常常淡然处之。

六、治疗和预后

精神分裂症需要全病程的综合治疗，可分为急性期、巩固期和维持期治疗。急性期治疗目标为缓解临床症状，控制激越、攻击、自杀等风险行为，以药物治疗、物理治疗为主，一般持续6~8周。巩固期治疗目标为改善残留症状、预防复发、恢复社会功能，此期需要维持急性期有效治疗至少6个月，并辅助康复治疗、心理治疗等促进患者社会功能的恢复。维持期治疗目标为维持症状缓解、预防复发、监测远期副作用（如代谢综合征和迟发性运动障碍等）。首发患者的维持期疗程依据个体情况而定，5年内发作2次及以上的复发患者建议长期维持治疗。对于首发患者，通常以单一抗精神病药治疗为原则，小剂量起始，根据患者耐受性、疗效、依从性、年龄、性别及经济状况等特点制定长期治疗计划。对于复发患者，需要对其以往治疗经过进行详细、认真的回顾，寻找疗效不佳或反复发作的原因，与患者及家属达成一致的治疗目标，据此调整治疗方案。

抗精神病药物是目前主要的策略，能有效改善精神分裂症的临床症状，治疗中也可能产生一定的不良反应。

在精神分裂症的全病程都要注重冲动、自杀、躯体风险的评估。有些患者在幻听妄想的支配下会出现毁物伤人或自伤自杀的冲动，疾病所伴随的抑郁症状也可能引发轻生观念。在躯体风险上，木僵的患者不吃不喝，可能出现电解质紊乱，部分患者还可能出现尿潴留。针对这部分患者，需要及时识别其存在的风险，加强护理，选择足量的抗精神病药物或联合改良电抽搐治疗。

第二节　妄想障碍

一、概述

妄想障碍多中年起病，以一种或一整套相互关联的系统妄想为主要表现。患者没有典型的抑郁或躁狂体验，也没有其他持续的幻觉、思维障碍。患者可出现与妄想内容相一致的感知觉障碍以及情绪行为反应，但不涉及妄想时，心理社会功能基本正常，因此通常不会寻求医疗帮助，因此这类疾病的患病率、治疗疗效、预后不明。妄想障碍病因不明，某些人格特征（固执、敏感多疑、好斗、内向性特征、自我中心、情绪不稳定等）、压力性生活事件和社会环境对其起病至关重要。神经影像学研究提示，内侧额叶/前扣带回皮质和岛叶的大脑功能异常可能与其发病相关。

二、临床表现、诊断与治疗

妄想障碍的临床特征为持续、系统的妄想，多为夸大、被害、色情、嫉妒或涉及躯体的内容。其妄想内容固定、不泛化，结构相对严密，通常只涉及或主要涉及一个主题。妄想持续数月甚至长达数十年，患者不出现明显的人格衰退和智能缺损，有一定的工作生活能力。

ICD-11 将妄想障碍定义为持续三个月以上，以一种或一组具有明显稳定性特征的妄想为主的精神病性障碍。诊断要点：①妄想是最突出或唯一的临床特征，持续至少三个月；②除受妄想本身或其结果的影响，患者的其他社会功能无明显损害，不伴明显的离奇或古怪行为；③妄想不是躯体疾病或某种物质的生理效应所致，不能被另一种精神障碍更好地解释。

妄想障碍的患者通常不主动求治，与患者建立治疗联盟、获得患者的认可对治疗至关重要。治疗应围绕妄想给患者带来的主观痛苦进行，从而取得患者的配合。关于妄想障碍的药物治疗，可参考的证据多来自小型观察性研究或病例报告。约 1/3 的患者对抗精神病药物治疗有效，第一代抗精神病药的疗效好于第二代抗精神病药。尚未发现某种药物疗效更好。对于伴有焦虑抑郁的患者可予抗焦虑和抗抑郁药物。

第三节　分裂情感性障碍

一、概述

分裂情感性障碍（schizo-affective psychosis，SAD）是一组精神分裂症和双相障碍的疾病表现同时存在或交替发作的疾病，常起病于青少年期，终身患病率可能为 0.5%～0.8%。与精神分裂症相似，SAD 的女性患者发病年龄更晚，男性患者更容易出现情感平淡、反社会行为和不适当的情感反应。

SAD 的病因不明，有研究显示，位于染色体 1q42 的 *DISC1* 基因与 SAD 有一定的关联。神经影像学研究发现 SAD 患者存在与精神分裂症患者相似的灰质体积变小，程度比双相障碍严重。此外，默认模式网络的异常可能是 SAD 的素质因素。

二、临床表现、诊断与治疗

SAD 为发作性病程，一次发作中：①有典型的抑郁或躁狂/轻躁狂表现，同时伴有精神分裂症的典型症状。②两套症状同时出现，或先后相差不久。③发作间期不残留明显缺陷。

在诊断上，ICD-11 要求精神病性症状至少一项是持续性妄想、持续性幻觉、思维紊乱或者影响、被动和被控制感的体验。情感症状要求满足中重度抑郁发作、躁狂发作或混合发作的诊断标准。SAD 可分为三种亚型：

1. 躁狂型　在一次发作中精神病性症状与躁狂症状同样突出，躁狂症状通常表现为情绪高涨，伴自我评价增高和夸大，有时以兴奋/易激惹更明显，伴攻击性行为和被害观念。上述两种心境变化均伴有精力旺盛、活动过多、注意力集中受损以及正常的社会约束力丧失。患者可出现评论性幻听，关系、夸大或被害妄想等。此型通常急性起病，症状丰富，常有广泛的行为紊乱，但一般在数周内可完全缓解。

2. 抑郁型　在一次发作中精神病性症状和抑郁症状同样突出，抑郁症状表现为迟滞、失眠、无精力、食欲或体重下降、正常兴趣减少、注意力集中受损、内疚、无望感及自杀观念。同时存在典型的精神分裂症症状，如第三人称幻听、古怪的妄想及被动体验等。此型患者一般持续时间较长，预后相对较差。

3. 混合型　在一次发作中精神病性症状与混合性情感发作同时存在。在情感症状上，患者的躁狂/轻躁狂及抑郁症状同时存在或迅速交替，混合性躁狂发作可表现为烦躁、焦虑、易激惹、冲动鲁莽、自控下降、自杀意念以及活动性增加等；混合性抑郁的核心症状是易激惹，伴随精神活动过度、注意力不集中等表现。

SAD 的药物治疗选择取决于其临床症状和分型，针对主要症状选择使用抗精神病药物、心境稳定剂和抗抑郁药。对于抑郁型，联合治疗往往比单一药物治疗有效，但对于情感症状继发于精神病性症状的患者可单独使用多巴胺拮抗剂。对于混合型或躁狂型，治疗以多巴胺拮抗剂（利培酮、喹硫平、奥氮平等）为主。情感稳定剂（如锂盐、丙戊酸盐、卡马西平）对各型 SAD 可能有效，但对抑郁型更需权衡此类药物的潜在风险及获益。电抽搐治疗可作为药物疗效欠佳患者的治疗选择。

第四节　精神分裂症护理

一、护理评估

由于疾病的原因，精神分裂症患者不暴露自己的思维内容，需要护士对患者进行全面系统的评估，才能为患者提供优质的、个性化的护理。首先要从医生、家属及其朋友等多方面了解患者的情况获取客观资料，同时通过对患者的言语、表情、动作行为等方面获得主观资料。评估内容的维度包括：生理、心理、社会等，评估重点应放在评估患者是否在精神病性症状影响下出现冲动、伤人、毁物的行为。

（一）生理状况评估

评估患者既往的躯体疾病史，目前的身体健康状况；生命体征是否正常；有无意识障碍；体重指数是否在正常范围；有无早醒、入睡困难、睡眠缺失、睡眠觉醒、周期紊乱；有无排尿困难、尿潴留、便秘等情况；患者的个人卫生状况，有无不洗澡、不刷牙等致使体味难闻。实验室及其他辅助检查是否有异常指标等。

（二）心理状况评估

（1）阳性症状：患者是否有幻觉、妄想、思维紊乱等阳性症状，其中重点评估患者对命令性幻听以及被害妄想等症状的应对方式。

（2）阴性症状：患者是否有情感淡漠、思维贫乏、意志缺乏、社会退缩等。

（3）认知功能：患者有无注意障碍、记忆障碍、执行功能障碍等。

（4）情感症状：患者有无抑郁、焦虑、绝望或有自杀倾向等。

（5）行为症状：患者有无兴奋、攻击、敌对、激越、不合作、紧张症等行为。

（三）社会状况评估

1. 患者的个人成长史、成长环境、性格特点、受教育情况及工作环境等。

2. 患者能否坚持正常工作与学习，与同事、家人的人际关系是否正常，患者遇到悲伤或压力的应对方式。

3. 患者自身的经济状况如何，是否能够胜任社会及婚姻角色功能。

4. 患者对疾病的认识程度、能否按时门诊复查、对服药的认识程度，对住院的认识程度等。

5. 患者家属对疾病知识的掌握程度、对待患者患病的态度、对患者的监护水平等。

二、护理问题

1. 有暴力行为危险（对自己或他人）　与情绪不稳定、易激惹、幻觉、妄想、冲动控制能力下降等因素有关。

2. 部分生活自理缺陷（进食／沐浴／穿衣／如厕）　与精神状态异常、行为紊乱兴奋不合作、行为退缩、意志活动减退等因素有关。

3. 不合作　与环境改变、自知力缺乏等因素有关。

三、护理措施

（一）基础护理

1. 生活护理　精神疾病患者由于阴性症状等原因导致生活懒散，不注意个人卫生，护士应定期督促或者协助完成日常个人卫生，做到患者身上无异味。

（1）根据患者自理能力保持程度、症状严重程度及治疗不同阶段，为患者制定相应的生活护理计划。

（2）生活护理计划：对有生活自理能力的患者重点是督促检查，对有部分生活自理能力的患者要协助指导，对于生活完全不能自理的患者要帮助患者保持良好的个人卫生状况。

（3）每天做好晨、晚间护理，督促患者完成洗漱，指导患者饭前、便后洗手。

（4）定期督促患者剪指甲、洗澡、更换内衣，洗澡过程中专人看护，防止烫伤、跌倒等意外的发生。

（5）协助患者进行个人物品的整理，分类放置。

（6）对于木僵等生活完全不能自理的患者，要做到"六洁"，定时为患者更衣、沐浴，做好口腔护理和皮肤护理，保持床单位清洁、平整、干燥，定时翻身，防止压疮的发生。

2. 饮食护理　精神分裂症患者一般宜采取集体进餐的形式，进食过程中护士应在旁观察患者的进食情况如进食量、进食速度、有无呛咳等，发现异常及时进行处理。

（1）对于拒食患者应根据拒绝进食的原因有针对性地采取相应护理措施，如因被害妄想拒食的患者可让其自行选择食物；对有自罪妄想拒食的患者，将饭菜混合在一起，让其以为是剩饭，诱导患者进食。

（2）对兴奋躁动、食欲亢进可能出现抢食的患者，宜单独进餐，并专人看护，防止进食过快造成噎食。

（3）老年患者、因药物不良反应引起吞咽困难的患者应以半流质饮食或流质饮食为主，进食速度要慢，以防止噎食的发生。

（4）对于木僵患者可将饭菜放置于患者伸手可及之处，在不引起患者注意的情况下观察患者进食。

（5）保证患者每天的营养摄入量。维持正常的营养代谢，如患者不合作，根据患者身体状况遵医嘱给予补液或者鼻饲。

3. 排泄护理

（1）每天观察、记录患者大小便情况，对生活自理差的患者要制订计划，定时督促患者排便。

（2）对于 12 h 未排尿的患者可采取听水声等诱导方法刺激排尿，必要时遵医嘱进行导尿。

（3）对于有便秘症状的患者，要鼓励患者每日适量活动、多吃水果和含粗纤维的蔬菜，如三天无大便，可遵医嘱给予缓泻药，必要时予以甘油灌肠剂灌肠。

4. 睡眠护理

（1）建立合理的作息制度，创造良好的睡眠环境，保持病区内安静，灯光适宜，巡视病区时做到"四轻"，即走路轻、关门轻、说话轻、操作轻。

（2）准确记录睡眠时数，观察患者是否有入睡困难、早醒、多梦、睡眠过多等情况，并予以记录交班。

（3）巡视过程中通过呼吸节律观察患者睡眠状态，对蒙头睡觉的患者要予以纠正，防止意外的发生。

（4）针对患者的睡眠情况，有针对性地采取相应护理措施，如早醒的患者宜将晚上服用的药物遵医嘱延后服用，稍晚卧床。帮助入睡困难、睡眠过多以及睡眠节律紊乱的患者培养良好的作息规律，白天督促患者多参加工娱活动，减少患者卧床时间或午睡。

（二）症状护理

1. 幻觉状态的护理　幻觉会影响患者的思维和情绪，有时在幻觉的支配下出现自伤、自杀、伤人、毁物、外走等危险行为。护理人员要密切观察患者的病情变化，鼓励患者表达内心感受，根据患者幻听的类型、内容、出现的次数、时间以及有无规律采取相应的护理措施，及早发现有自杀念头或行为的患者。对有严重自杀观念的患者应在护士视线的范围内活动，防止意外的发生。日常工作中，安排患者进行康复活动，减少独处的机会，分散注意力，讲解有关幻听的知识，指导患者正确应对幻听的方法等。

2. 妄想状态的护理　护理人员首先要与患者建立良好的护患关系，取得信任，在沟通过程中要耐心倾听，不主动引导患者重复病理体验，尤其要注意那些不暴露思维内容的患者，要主动观察患者的非语言行为所传递的信息，通过观察患者的言语、表情、动作了解患者是否受幻听、妄想的支配，及时发现患者的异常行为，采取相应的防范护理措施。

3. 抑郁状态护理　患者出现的抑郁情绪应引起高度重视。由于患者对自己思维内容的不暴露，在计划实施自杀行为时一般都采取坚决、隐蔽的方法。特别是在缓解期的患者，会制造各种假象蒙蔽护理人员，从而达到自杀成功的目的。护理人员要从细节处发现患者的变化,如突然和护理人员接近,帮助其他患者活动,谈话渐多等,要密切观察,防止意外的发生。对于情感变化减少,对周围人和自己漠不关心,对刺激反应减轻的患者,护理人员可根据患者病前的个人爱好和兴趣,安排患者参加工娱治疗,促进患者的情感表达。

4. 兴奋状态护理 护理人员要掌握病情变化,提高防范意识,对有兴奋冲动的患者应根据其严重程度分室居住,限制患者的活动范围,病室物品以满足基本需要为宜,防止患者损坏或伤人,阻止患者冲动伤人和破坏性的行为发生。必要时给予患者保护性约束,帮助患者控制行为,同时做好约束期间的各项护理工作。

5. 木僵状态的护理 木僵患者应设专人护理,防止患者卧床期间在失去自我保护能力的情况下被其他患者伤害。安排患者住单人房间,预防护理人员为其他患者开展护理工作时木僵患者突然兴奋造成其他人员的损伤。护理人员要掌握患者意识清楚,对外界事物能正确感知的特点,在为患者做好基础护理、提供各种治疗护理工作的同时,态度和蔼、语言亲切,给予良性暗示。注意保护性医疗制度,不在患者面前谈论与病情及无关的事情,保持患者肢体处于舒适功能位,每日定时给患者进行肢体按摩,活动关节,防止肌肉萎缩和关节强直。注意患者周围物品的放置,防止患者出现短暂的紧张性兴奋造成对其他人员的损伤。要掌握患者夜深人静时自行活动的特点,并给予相应的护理。

（三）安全护理

1. 病区安全管理 为患者提供安全、安静的环境。做好患者入院、探视返院后安全检查工作,防止将玻璃制品、刀具(剪子、水果刀、刮胡刀、指甲剪等)、绳索物品(鞋带、腰带、长毛巾、围巾、购物袋等)、打火机、各种药品等危险物品带入病区。严格执行安全检查制度、每日对患者床单位进行安全检查,对于发现的危险物品及时收回。加强病区设施的检查,如门锁、窗户、卫生间瓷砖是否损害等,发现问题要及时处理解决。办公室、浴室、杂物间、库房等房间要随时锁门。加强办公室内危险物品的管理,放于固定位置、上锁保管,每班清点、登记。患者需要使用危险物品如刀剪、针等要在护理人员的协助下完成,防止意外的发生。

2. 加强巡视、掌握患者病情变化 根据患者病情,每 15 ~ 30 min 巡视 1 次,定时清点患者人数,确保患者安全。对自伤、自杀、伤人、冲动、外走的患者应安置在重点病室。护理人员要做到重点患者心中有数,尤其要注意那些受幻觉、妄想支配,但思维内容不暴露的患者,要严密观察患者的情感反应,通过患者的外显行为,发现患者的异常表现,及时阻止,防止意外的发生。

（四）药物治疗护理

药物治疗是治疗精神分裂症的主要方法,许多患者由于没有自知力或者出现各种药物不良反应,导致对治疗依从性差,出现藏药或者拒绝药物治疗的行为。应加强护理,确保各项治疗顺利进行。

1. 服药依从性管理 对口服用药的患者,要注意在服药后检查患者口腔,防止患者出现藏药的行为。对注射用药的患者,要按时准确执行,并对不合作的患者做好耐心解释劝说工作,尽量取得患者的配合,使治疗工作得以顺利进行。对严重不配合治疗的重症患者,必要时要采取强制性治疗方法,保证在劝说解释无效的情况下给予患者有效的治疗。

同时，加强患者以及家属的健康教育，帮助患者以及家属认识到药物治疗的重要性，防止复发。

2. 药物不良反应观察　精神分裂症患者在治疗过程中，由于药物的作用，常常会出现各种不良反应，给患者带来痛苦，从而影响患者服药的依从性。护理人员要针对患者服药的不同反应进行针对性的观察，并采取相应的护理措施。

（五）心理护理

1. 新入院患者的心理护理　新入院的患者多数无自知力，因此要持不批判的接受态度，不与患者争辩病态表现是否是疾病，要以劝导患者安心住院为主要目的，使患者感到护理人员可亲、可信，从而使患者感到安全。在入院阶段，患者因对病房环境感到陌生，会产生焦虑、紧张、恐惧情绪。此时护理人员应对安静合作的患者主动热情地介绍病房环境、作息制度、探视制度和安全制度，安排床位、餐位，介绍患者与其他病友相识等，使患者感到温暖、关心和帮助。要善于利用开放式问题引导患者谈话，从中了解患者的病情特点，客观评估患者情况。对不合作的患者，要掌握其病情特点，找到适当的接触方法。对于不能进行有效交流的患者，可采用非言语性交流方法，如诚恳友善地点头，鼓励性地拍拍患者的肩等；对于可以交流但不愿暴露思维内容的患者，在接触时可以先从患者的生活、工作或兴趣爱好着手，与患者交谈，建立良好的治疗性护患关系后，再谈及病情。

2. 住院期间患者的心理护理　了解患者的病情动态变化和心理活动，采取不同的心理护理方法。如对关系妄想者给予安慰，采取目光接触，简单发问的方法，既把护理人员所理解的内容反馈给患者，又了解患者对谈话进行的兴趣程度。对罪恶妄想、消极观念和嫉妒妄想者要加强心理疏导，进行安慰。逐步启发患者对疾病的认识能力，达到自我批判的目的。对夸大妄想者要静静聆听，不去争辩。对钟情妄想者要举止稳重，护理过程中保持有效的交流距离，保持一定的严肃性。对幻觉丰富的患者应注意观察其突发行为，并给予对症处理。不可与缺乏自知力的患者争辩有病和无病。对严重兴奋躁动的患者，护士态度要镇定，语言要诚恳，动作要机敏，迅速组织人力将患者隔离保护，同时要向患者说明，隔离保护是为了他的安全。

3. 出院前患者的心理护理　护理人员应使用针对性强的个性心理护理方法。可从患者熟悉的病友中寻找康复效果较好的案例，帮助患者树立战胜疾病的信心。与患者一起制订合理的休养计划，根据病房情况实施，使患者逐步缩小回归社会和家庭的距离。此外，还要做好社区、工作单位有关人员及家属的健康教育，包括对症状的早期识别、服药的注意事项、巩固治疗等方面的知识，使他们接纳患者，协助患者进行维持治疗，使患者获得社会和家庭的支持，增强治病的信心，达到预防复发，保持身心健康的目的。

（六）康复护理

1. 入院阶段　根据患者具体情况合理制订康复计划。对于生活基本能够自理的患者，在完成新入院各项检查的同时，可酌情安排患者参加病房内一般性活动，如看电视、听音乐等，以达到患者安心住院的目的。对于生活部分或完全不能自理的患者，则要督促患者完成每天的生活料理，同时进行日常生活自理能力的康复训练。

2. 治疗阶段　康复护理的目的主要是转移患者的病态思维，纠正其病态行为。可根据病情指导患者参加各种工娱治疗、行为矫正治疗、音乐治疗，如折纸、编织、养花、体疗等。在治疗过程中要鼓励患者多与其他病友进行交流，从而增强治疗信心。

3. 康复阶段　患者主要以技能训练为主，为回归社会打下基础，可安排患者参加职业技能训练、社交技能训练、家居技能训练等。如进行角色扮演、厨艺比赛、手工制作、文艺表演等，从而延缓精神衰退的进程。

（黄冰洁　王　涌）

第十二章　双相障碍及其护理

◎ 案例 12-1 ··▶

　　马某，女，39 岁，高中文化。因"情绪低落、少语少动与情绪高涨、活动增加交替发作 2 年余，心情差、自杀未遂复发 3 个多月"入院。诊断：双相障碍，目前为不伴有精神病性症状的抑郁发作。

　　患者于 2 年前无明显诱因渐出现心情不好，少语少动，夜眠差，入睡困难，整日在家懒散生活，自卑，觉得自己不幸福，自己和家人都不如别人。有时甚至觉得活着太累了，想跳楼自杀。家人遂带其至医院诊治，诊断"抑郁障碍"，患者服药后情绪有所改善，不规律服药。1 年前无明显原因出现兴奋、话多，整日在家中忙忙碌碌，到医院门诊调药后患者病情好转，生活恢复正常。3 个月前患者与老公吵架后逐渐出现心情差，精力下降、疲惫，整日高兴不起来，对任何事情没有兴趣，对未来悲观绝望。家人为进一步诊治，今日带其来院住院治疗。患者食欲差，进食量少，夜眠差，早醒，每日睡眠 3～4 h，大小便正常，体重近一个月下降约 3 kg（身高 160 cm，体重 40 kg）。

　　请回答：

　　1. 该患者的护理评估重点是什么？

　　2. 该患者的护理措施是什么？

第一节　双相障碍临床特点

一、概述

　　心境障碍（mood disorder），又称情感障碍（affective disorder），在临床上表现为抑郁（depression）和躁狂（mania）两种截然相反的临床表现形式。仅有抑郁发作者称为抑郁障碍，既有抑郁发作又有躁狂发作或轻躁狂发作或混合发作的称为双相障碍（bipolar disorder）。双相障碍有反复发作的倾向，大部分患者在缓解期社会功能基本正常，但也可存在社会功能损害；多次反复发作之后会出现发作频率加快、病程迁延等现象。

二、流行病学

　　双相障碍患病率因国家而异，可能是由于方法问题和文化差异。据世界精神健康调查组织报告，双相障碍的终生患病率和 12 个月患病率分别为 2.4% 和 1.5%。中国精神障碍流行病学 2019 年调查结果显示，我国双相障碍终身患病率为 0.6%，12 个月患病率为 0.5%。双相障碍与其他精神疾病的共病率很高，包括焦虑（71%）、物质滥用（56%）、人格障碍（36%）和注意缺陷多动障碍（10% ~ 20%）。该病多发病于青少年晚期和青年期，总体平均发病年龄为 25 岁。

三、病理机制

双相障碍的病因尚不清楚。遗传因素、生物因素和心理社会环境等多种因素都对其发生有着重要影响，彼此之间的交互作用导致该病的发生和发展。

（一）神经递质

5- 羟色胺（serotonin，5-HT）参与调节情绪，其活动降低与抑郁发作相关，而增高则可能与躁狂发作有关。中枢 5-HT 递质及其相应受体的功能改变与双相障碍发生有关。

去甲肾上腺素（norepinephrine，NE）也与双相障碍有关，双相抑郁患者尿中肾上腺素代谢产物 3- 甲氧 -4- 羟苯乙二醇（MHPG）较对照组明显降低，转为躁狂发作时 MHPG 含量则升高。

多巴胺（dopamine，DA）在双相障碍发病中也可能扮演重要角色。有研究发现，某些患者抑郁发作时脑内 DA 功能降低，躁狂发作时 DA 功能增高。DA 激动剂［吡贝地尔（piribedil）、溴隐亭）］可使双相障碍患者转躁；而拮抗 DA 受体的抗精神病药物，可治疗躁狂发作。

乙酰胆碱（acetylcholine，Ach）能与去甲肾上腺素能之间存在张力平衡，脑内 Ach 能神经元过度活动，可能导致抑郁；而肾上腺素能神经元过度活动，可能导致躁狂。

此外，双相障碍患者存在谷氨酸能系统异常，可能与额叶皮质甘氨酸高亲和力、N- 甲基 -D- 天冬氨酸受体（N-methyl-D-aspartic acid receptor，NMDAR）的下调和局部脑区谷氨酸转化率的改变有关。

（二）神经内分泌

1. 下丘脑 - 垂体 - 肾上腺轴（hypothalamic-pituitary-adrenal axis，HPA 轴）　抑郁障碍和双相障碍患者的 HPA 轴活性增高，抑郁发作患者血浆皮质醇浓度过高且分泌昼夜节律也有改变，无晚间自发性皮质醇分泌抑制，约 50% 的单相抑郁和双相抑郁患者呈现地塞米松抑制试验阳性。

2. 下丘脑 - 垂体 - 甲状腺轴（hypothalamic-pituitary-thyroid axis，HPT 轴）　双相障碍患者中 TSH 对 TRH 的反应增强，血浆基础 TSH 浓度升高，其他异常包括 TSH 对 TRH 的反应钝化，血浆 TSH 浓度夜间峰值钝化或缺失，抗甲状腺微粒体抗体或抗甲状腺球蛋白抗体的出现率也较高。

3. 下丘脑 - 垂体 - 生长激素轴（hypothalamic-pituitary-growth hormone axis，HPG 轴）　双相抑郁发作和伴精神病性症状抑郁发作患者的生长激素（GH）对地昔帕明反应降低，部分患者 GH 对胰岛素的反应也降低；γ- 氨基丁酸（gamma-aminobutyric acid，GABA）激动剂巴氯芬可以激发躁狂发作患者的 GH 明显分泌。

（三）神经免疫学

患者存在免疫相关基因多态性、基因表达、细胞因子等的改变。细胞因子水平在双相障碍的急性期和缓解期均存在异常，例如外周血白细胞介素（IL）-6、IL-8、肿瘤坏死因子（TNF）-α 水平上升，IL-1、IL-2 水平下降；但不同特征的双相障碍患者的细胞因子改变存在异质性，外周血细胞因子的水平可能与疾病状态、症状特点、病程、严重程度及药物使用等多种因素有关。然而，双相障碍伴随的免疫功能改变既可能是果，进而影响患者的生理功能；也可能是因，由此导致双相障碍的形成或迁延。

（四）睡眠与脑电生理异常

双相障碍患者在发病前经历的社会生物节律紊乱事件更多，生物节律紊乱导致睡眠障碍、饮食紊乱等情况，因此睡眠节律改变在情感障碍发病中具有重要意义。通过脑电监测主要发现有：睡眠出现延迟、快眼动（REM）睡眠潜伏期（从入睡到 REM 睡眠开始的时间）缩短、首次 REM 睡眠时程延长、δ 波睡眠异常等。

（五）遗传因素

遗传因素是双相障碍发病的主要危险因素，临床上具有明显的家族聚集性。

1. 家系研究　遗传倾向调查发现，双相障碍的遗传度高达 80%。双相障碍患者的一级亲属中双相障碍的发生率较正常人的一级亲属高 8 ~ 18 倍。研究还发现，50% 的双相 I 型障碍患者的父母至少有一人患有心境障碍（抑郁障碍或双相障碍）。

2. 双生子、寄养子研究　双生子调查显示，单卵双生子的双相障碍同病率为 33% ~ 90%，异卵双生子的双相障碍同病率为 10% ~ 25%。寄养子调查发现，患病父母的亲生子女即使寄养到环境基本正常的家庭环境中仍具有较高的双相障碍发生率，说明环境因素在双相障碍发病中所起的作用不如遗传因素明显。

3. 分子遗传学研究　基因连锁分析发现双相障碍属于多基因遗传关联疾病，其中，获得重复证实的有 18p11.2、21q22、22q11-13、18q22、12q24、4p16 等染色体区域。单核苷酸位点突变、拷贝数变异、插入或缺失、线粒体 DNA 变异等遗传变异及 DNA 甲基化、组蛋白修饰等表观遗传变异均可能增加患病风险。

（六）心理社会因素

即使遗传因素在双相障碍发病中起重要作用，环境因素的诱发和致病作用依然不容忽视。例如，双相障碍患者童年创伤的发生率是健康对照的 2.63 倍，童年创伤与双相障碍早发、预后差、自杀风险增加、情绪症状严重及物质滥用等特点显著相关。应激性生活事件也是双相障碍的风险因素，研究发现，一级亲属自杀、离婚、残疾或失业等事件与躁狂发作首次住院明显相关。

四、临床表现

双相障碍临床表现复杂，情感不稳定、心境摇摆是其核心特征，基本表现为抑郁发作和躁狂发作两种完全相反的临床状态。

（一）躁狂发作

典型躁狂发作常为急性或亚急性起病，临床症状表现为心境高涨、思维奔逸和意志行为增强，即所谓的"三高"症状。

1. 心境高涨　是躁狂状态的主要原发症状，表现为轻松、愉快、热情、乐观、兴高采烈、无忧无虑等。这种情感是愉快的，并具有相当的感染力。但当要求不被满足时，患者情绪可快速变为易激惹，严重者可出现破坏或攻击性行为。

2. 思维奔逸　指思维联想速度的加快。患者言语增多，高谈阔论，滔滔不绝，感到说话的速度远远跟不上思想。有时可出现音韵联想，随境转移。在心境高涨的基础上可以出现自我感觉良好，言辞夸大，说话漫无边际，认为自己才华出众，出身名门，权位显赫，腰缠万贯，神通广大等，并可达到妄想的程度。可在夸大的基础上产生被害体验或妄想，但其内容一般并不荒谬，持续时间也较短暂。幻觉较少见。

3. 意志行为增强　即协调性精神运动性兴奋。其内心体验与行为，行为反应与外在环境均较为统一。与精神运动性迟滞恰恰相反，患者活动增多，喜交往，爱凑热闹。与人一见如故，好开玩笑或搞恶作剧，好管闲事，整日忙碌。但做事虎头蛇尾，一事无成。尽管自己感觉什么都能干成，脑子灵光至极，但由于不能专心于某一事物之上，因而成事不足甚至败事有余。办事缺乏深思熟虑，有时到处惹事。

4. 伴随症状　①常伴有睡眠需要减少，终日奔波而不知疲倦。②患者性欲亢进，偶可出现兴之所至的性行为，有时则可在不适当的场合出现与人过分亲热、拥抱、接吻而不顾别人的感受。③由于活动过度，入量不足，可能会导致虚脱、衰竭，尤其是老年或体弱患者。④轻躁狂患者可能保持一定自知力，而躁狂患者一般自知力不全。

（二）抑郁发作

详见抑郁障碍章节。

五、诊断及鉴别诊断

双相障碍的临床表现复杂且病程多变，常被误诊或漏诊，从首次出现症状到被确诊平均需要 7～10 年。双相障碍一般首次以抑郁发作为主，而且抑郁病程持续的时间和发作的次数都要远远多于轻躁狂或躁狂，因此，对该疾病诊断的关键是对躁狂和轻躁狂病程的识别。

（一）诊断

按照 ICD-11 的诊断标准，具体如下：

1. 轻躁狂发作是一种持续至少数天的心境状态，表现为持续的心境高涨或激惹性，以及活动增多或主观体验到精力旺盛，伴有其他特征性的症状，如言语增快，思维增快或奔逸，过于自信或夸大，性欲增强，睡眠需求减少，注意力不集中，行为鲁莽、冲动。这些症状不足以引起显著的职业功能损害，或日常社交活动或人际关系功能没有明显的损害，没有住院治疗的必要性，不伴有幻觉或妄想。

2. 躁狂发作是一种极端的心境状态，持续至少 1 周（或经治疗干预而缩短），表现为心境的高涨、易激惹，以及活动增多或主观感受的精力充沛，并伴有其他特征性的症状，如言语增快、言语迫促，思维奔逸，自尊提高或夸大，睡眠需要减少，注意力不集中，行为鲁莽、冲动，以及心境状态的快速变化（即心境不稳）。

3. 混合发作定义为在至少 1 周的大多数时间内明显的躁狂症状和抑郁症状混合或快速交替出现。

双相障碍的诊断需符合：①至少有 1 次轻躁狂发作、躁狂发作或混合发作。②如本次为抑郁发作，则既往需有至少1次轻躁狂发作、躁狂发作或混合发作。

（二）鉴别诊断

1. 抑郁障碍　患者以单相抑郁发作为特征，一般没有躁狂症状。即使个别患者出现躁狂症状，通常仅仅是很少几个，持续时间短，不符合轻躁狂或躁狂发作的标准。临床上，对于抑郁发作患者必须确定是否以前有过轻躁狂或躁狂发作史。

2. 精神分裂症　双相障碍可能伴有幻觉、妄想等精神病性症状，故应与精神分裂症鉴别。但是精神分裂症往往思维、情感和意志行为等精神活动是不协调的，病程多数为发作进展或持续进展，缓解期常残留精神症状或人格的缺损。

3. 躯体疾病　躯体疾病所致的躁狂一般并不表现为典型的心境高涨，其发生与原发疾病密切相关。详细的躯体及实验室检查可资鉴别。

4. 药物　某些药物可导致类似躁狂的表现（如皮质醇、异烟肼、左旋多巴、哌醋甲酯）。这种发作与用药有密切的关系，患者常常伴有程度不等的意识障碍。

5. 人格障碍　双相障碍与人格障碍共病率很高，尤其是边缘型人格障碍、表演型人格障碍。人格障碍起病于儿童期或青春期，逐渐起病，持续性病程，表现是稳定长期的。双相障碍的症状有起病、发展、缓解及消失等变化过程。

六、治疗

（一）基本原则

1. 个体化治疗原则　由于双相障碍临床表现复杂，疾病特征各不相同，影响治疗的因素众多，例如症状特征、躯体状况、共患疾病、目前用药和既往用药情况、治疗依从性以及社会心理应激等。因此必须在充分评估的基础上，开展个体化治疗。

2. 综合治疗原则　需要结合患者个体疾病特点，在疾病的不同治疗阶段应需组合、主次有序，将药物治疗、物理治疗、心理治疗、健康教育、危机干预等措施综合运用，以期尽可能提高疗效与治疗依从性、减少自杀和攻击行为、降低复发风险，促进患者全面康复。

3. 全病程治疗原则　双相障碍的治疗目标除缓解急性期症状外，还需阻断疾病的反复发作。在开始首次治疗之前，就应当告知患者及其家属全病程治疗的重要性及实施办法，争取建立良好的医患关系和治疗依从性。

4. 全面治疗原则　双相障碍的治疗措施不能只针对抑郁发作，或只针对躁狂发作进行对症处理。而应当将全面提高情绪稳定性作为双相障碍治疗的核心要点。

（二）药物治疗

1. 心境稳定剂　对于各种类型的双相障碍患者，心境稳定剂既是标准治疗，也是基础用药。他们的共同特点是不仅对躁狂、抑郁发作有治疗和预防效果，也可以避免在治疗时诱发另外一种状态，代表性的心境稳定剂包括锂盐、抗惊厥药如丙戊酸盐、卡马西平、拉莫三嗪等。某些抗精神病药也具有心境稳定作用。

（1）锂盐：锂盐是双相障碍的一线和首选治疗药物，对躁狂发作的有效率为70%～80%，尤其是具有预防自杀效果。而对于混合发作、快速循环型患者，锂盐治疗效果相对欠佳。一般服用锂盐7～14天即开始起效，但不少患者的疗效可能需要3～4周方能达到。因此，需要其他合并用药使患者能安全度过这一起效延迟期。一般治疗血药浓度维持在 0.6 ~ 1.2 mmol/L，若血锂浓度超过 1.5 mmol/L，对诊断锂中毒有一定参考意义，但需结合临床表现。服用时要注意其对肾、神经系统、甲状腺的不良影响，严格监测血药浓度。

（2）丙戊酸盐：丙戊酸盐是双相障碍的躁狂发作和维持治疗的一线和首选治疗药物。对急性躁狂发作，疗效与锂盐大致相当；对混合发作、快速循环发作，疗效优于锂盐；对双相抑郁，疗效不及锂盐。对各种情感发作复发的预防效果，疗效与锂盐相当，但更倾向于预防躁狂复发；相对于锂盐，丙戊酸盐耐受性较好，安全范围较锂盐要大。

（3）卡马西平：卡马西平对混合发作、快速循环发作的控制和预防具有相对较好的效果。但是，卡马西平可能导致粒细胞减少，与某些药物合用时容易产生药物相互作用，从而在一定程度上限制它的临床应用。

（4）拉莫三嗪：拉莫三嗪具有与抗抑郁药物类似的抗抑郁效果，几乎不会导致躁狂发作。因而，较为适合治疗双相抑郁。目前，临床上拉莫三嗪主要用于双相抑郁急性期的治疗和复发预防。

2. 抗抑郁药物　双相抑郁发作是否使用、如何使用抗抑郁药物一直有争议。一般认为，抗抑郁药物用于治疗双相抑郁易于导致与预期相反的不良效应，如疗效差、加剧心境不稳定和转躁、恶化双相障碍病程，以及混合发作和快速循环发作增多等。因而，对于双相抑郁患者不宜单独使用抗抑郁剂；若确有必要，应在充分使用心境稳定剂的基础上联合使用转躁风险比较小的抗抑郁药物，例如安非他酮、SSRIs 类药物（帕罗西汀除外）。

（三）物理治疗

电休克疗法（electroconvulsive therapy，ECT）已被广泛应用于严重躁狂发作、严重抑郁发作以及难治性双相障碍患者，能够迅速起效，可单独应用或合并药物治疗。另外，重复经颅磁刺激治疗、迷走神经刺激、脑深部电刺激、光照治疗等物理治疗措施对双相抑郁具有一定的疗效。

（四）心理治疗

双相障碍患者服药依从性欠佳、复发率很高。随着对双相障碍研究的进一步深入，发现有些依从性很好的患者仍然无法摆脱复发的困扰。以上诸多因素都决定着双相障碍治疗应不仅是单一的药物治疗，心理治疗也刻不容缓，心理治疗可以更好地让患者配合治疗，对症状更好的缓解及预防复发都有着极大的帮助。常用的方法有一般性心理治疗，如支持、鼓励、保证、解释、倾听等，认知行为方面也可以对患者的负性认知进行调整，还有心理教育干预、朋辈支持、家庭中心治疗、人际与社会和谐治疗等诸多心理治疗方法。

第二节　双相障碍患者的护理

一、护理评估

双相障碍的患者在护理评估过程中首先应评估患者的情绪状态，针对不同的情绪状态给予不同的评估重点。躁狂状态的患者重点评估是否存在伤人、毁物的风险；抑郁状态的患者重点评估是否存在自伤、自杀的风险；混合状态的患者应给予两种状态下双重风险的关注。

（一）生理躯体状况评估

包括生活方式、家族史、过敏史等；患者的营养状况，有无食欲低下、性欲减退；睡眠情况，有无入睡困难、早醒、醒后难以入睡等。患者有无其他躯体疾病、严重程度，患者自理能力，社会功能等。对服用丙戊酸盐及碳酸锂的患者，重点评估患者的药物不良反应，防止药物中毒的发生。

（二）精神状况评估

评估患者思维过程及内容改变情况，有无幻觉、妄想以及幻觉及妄想的种类、内容、对患者的影响等，判断患者的情绪状态，评估患者自我评价、情绪变化等。抑郁发作患者重点评估患者的自杀风险，躁狂发作时重点评估患者的冲动风险。

（三）心理社会状况评估

包括患者病前个性特点、患者应付挫折与压力的行为、方式和效果，患者所面临的困境与出现的问题，评估患病的诱发因素，是否有重大负性生活事件和慢性长期的不良环境。患者社会关系及支持系统等，患者对疾病的理解与态度，对治疗的合作程度。

二、护理问题

（一）躁狂发作相关护理诊断／问题

1. 有暴力行为的危险　冲动伤人，与易激惹、好管闲事、过分要求受阻有关。
2. 睡眠形态紊乱　与精神运动性兴奋、精力旺盛、睡眠需求减少有关。
3. 有受伤的危险　与易激惹、活动过多、好管闲事、爱打抱不平有关。

（二）抑郁发作相关护理诊断／问题

1. 有暴力行为的危险　自伤自杀，与情感低落、自我评价过低、悲观绝望、自责、自罪等有关。
2. 部分生活自理缺陷　与精神运动迟缓、兴趣减低、生活懒散、无力照顾自己有关。

三、护理措施

（一）基础护理

1. 生活护理　患者受精神症状的影响，对自己的行为缺乏判断，可能出现穿衣不得体或者个人卫生较差，护士应提醒和鼓励患者自行完成有关个人卫生、衣着的活动，对于不恰当的行为给予正确引导。抑郁发作的患者因情绪低落可能影响个人的生活自理，如个人卫生、衣物的更换等，护士应提醒、督促或适当协助患者来完成，尽量鼓励患者自行完成，同时给予积极性的言语鼓励，要保证床单位及衣服的干燥、整洁，做好皮肤、口腔等方面的护理，并做好记录。

2. 饮食护理

（1）躁狂／轻躁狂发作患者：躁狂患者可能因过度忙碌而忽略最基本的生理需求，且患者活动增多、体力消耗大、说话滔滔不绝，易造成口干舌燥，护士应督促或协助患者进食高热量、高蛋白质、营养丰富的食物，定时、定量督促患者饮水。集体环境无法安心用餐时应考虑安排患者单独进餐，不限制患者的进食时间，以防止周围环境对患者的影响。

（2）抑郁发作患者：协助患者平衡饮食，保证营养的摄入，可提供高热量、高蛋白质、高维生素的食物。食欲缺乏是抑郁患者常出现的胃肠道症状。可以让患者选择自己喜欢的食物类型，可选择含纤维素丰富的食物，少量多餐。若患者因觉得自己没有价值，不值得吃饭而拒食，则可让患者从事一些为他人服务的活动，以促进患者接受食物。若患者坚持不进食或体重持续减轻，则必须采取进一步的措施，如喂食、鼻饲、输液等。

3. 排泄护理 躁狂发作的患者由于忙碌，进食少，饮水少，易出现便秘；抑郁发作患者，由于患者意志活动减退、进食少、活动少，易出现便秘、尿潴留的情况，应注意观察患者的排泄情况，鼓励患者多吃富含膳食纤维的食物，保证饮水量，以免发生便秘。必要时遵医嘱给药、灌肠、导尿。

4. 睡眠护理

（1）躁狂/轻躁狂发作患者：患者活动过度，睡眠需要减少，对环境又很敏感，常常入睡困难。因此护士须为患者提供安静的环境，白天合理安排患者的活动，在身体条件允许的情况下，鼓励患者多参加一些需要体能但没有竞争性的活动，消耗多余的精力。康复期可以指导患者参加一些修身养性的活动，如书法、绘画等，使患者的情绪保持平稳。指导并督促患者每日养成定时休息的习惯，如有入睡困难，应做好相应处理，以保证患者有足够的休息时间。

（2）抑郁发作患者：应鼓励或陪伴患者白天多活动，不要长时间卧床。清晨是患者自杀、自伤等意外事件多发时期，应该予以高度警惕。对早醒者应予以安抚，关注患者情绪状况，做好巡视。对重度抑郁性木僵、完全卧床不动的患者，需要协助其翻身及被动运动，预防压力性损伤。

（二）症状护理

1. 躁狂/轻躁狂发作患者 躁狂患者精力异常旺盛，加之急躁不安、判断力差，容易使这些精力的发泄转变成破坏性事件，不仅可伤害自己，而且可能伤害到周围的人和物。对言语增多、易激惹但尚能接受劝告的患者，护理人员可根据其特点或爱好，鼓励患者参加一些没有竞争性的活动，从而使兴奋症状得以缓解。对于患者完成的活动，及时予以肯定。躁狂患者常不承认有病，有不同程度的自知力缺乏，不安心住院，有的过度兴奋，对治疗不合作，甚至拒绝治疗。护士应耐心劝说，鼓励患者表达对治疗的感受和想法。

2. 抑郁发作患者 用温和、亲切的语言及诚恳的态度，表达对患者的关心、支持。通过深入交谈，耐心倾听，帮助患者宣泄内心的不满或负性情感，强化患者的正性取向，充分肯定其优点。对患者存在的问题进行探讨，指导患者学会舒缓情绪及应对压力的方法。

（三）治疗护理

用药前，护士应全面评估并了解患者的躯体情况和肝、肾功能情况，确保用药安全。在病情允许的情况下，对患者进行疾病相关知识的宣传教育，使其对自身疾病有一定的认识。督促和保证药物治疗的顺利完成，观察药物疗效及不良反应。对采用碳酸锂治疗的患者因药物的治疗剂量和中毒剂量接近，护士需了解锂盐的作用及不良反应，并熟悉锂盐中毒的症状和处理方法。在用药过程中，鼓励患者多饮水，多吃咸的食物，增加钠盐摄入，促进锂离子的排出。每次服药后，应认真检查患者口腔、舌下、手和药杯，直到确认患者将药服下为止。对恢复期的患者，应明确告知用药对巩固疗效、减少复发的重要性和意义，了解患者不能坚持服药的原因，与患者一起寻找解决办法。对于不能耐受的患者，及时给予减少药物剂量或更换药物。

（四）安全护理

1. 患者安全

（1）躁狂／轻躁狂发作患者：患者受情绪高涨、意志活动增强、情绪不稳、易激惹等精神症状影响，部分患者可出现幻觉、妄想等精神病性症状，容易出现攻击行为。护士需要及时了解每位患者既往发生暴力行为的原因，设法消除或减少暴力行为发生的诱因。此外，护士还要善于早期发现暴力行为的先兆表现，如来回踱步、攥拳、咬牙、夸张或暴力性手势，语速加快，声调变高，对环境表现出明显不满，拒绝沟通，表情紧张或愤怒等，以便及时采取预防措施。对不安心住院有外走风险的患者，加强沟通取得信任，了解外走想法及原因，给予安抚和解释，降低患者外走的风险，严格执行病区安全管理制度。对于有攻击风险的患者应设立攻击风险警示标识，24 h专人看护，保证患者在照护者的视线范围内。当患者出现攻击行为时，护士应充分运用治疗性沟通技巧，首先采用降级技术，降级技术无效时，采用医学保护性约束，以保证患者安全。

（2）抑郁发作患者：双相障碍的自杀行为常常发生在抑郁发作期，患者感觉到无助、无望。尽可能多与患者接触，及时辨认出患者自杀意图的言行及方式，特别是异常的言行，如不自然的表情、流露厌世的想法、收藏危险品、交代后事、写遗书、反复叮嘱重要的问题等，以便及早发现自杀的先兆表现。抑郁发作患者易早醒，同时情绪处于较低落的状态，凌晨患者自杀风险很高，护士需加强巡视。在交接班时间、进餐时间、清晨、夜间或工作人员较少时，要特别注意密切观察患者。患者病情严重时，常没有精力实施自杀计划。病情有所好转时，可能精神运动性抑制的好转在前，所以在抑郁情绪未明显改善时，患者可能会实施自杀计划。

2. 环境及物品安全

（1）躁狂／轻躁狂发作患者：患者容易受周围环境的影响，如周围环境嘈杂、混乱，温度不适宜，空气混浊，患者相互争论、发生冲突，旁人的围观和挑逗等，可使患者的兴奋性明显增高。应当为患者提供一个安静的病室环境，室内物品力求简单，物品颜色淡雅、整洁，光线柔和、温度适宜、刺激性小，可帮助患者稳定情绪。与其他冲动、易激惹的患者分开管理，以减少患者间情绪相互感染。同时，护士接触患者时应保持温和、坦诚、尊重、冷静的态度，安抚患者，使患者镇静。

（2）抑郁发作患者：妥善安置患者，将患者置于群体及安全环境中，避免患者单独居住、单独活动。房间陈设尽量简单、安全，须撤除所有的危险品，如绳索、玻璃、刀具等，预防患者出现自伤行为。

（五）心理护理

建立良好的治疗性护患关系，沟通过程中要以真诚、支持、理解的态度听取患者的述说，使其体会到自己是被接受的。分析患者的合理与不合理要求，适当满足合理要求。不采取强制性语言和措施，对其过激言行不辩论，但不轻易迁就，应因势利导，鼓励患者按可控制和可接受的方式表达与宣泄激动和愤怒。引导患者参与他喜爱的活动，如简单的手工操作、文体活动、整理居室等，并配合恰当的肯定和鼓励，既增强患者的自尊，又使患者过盛的精力得以自然疏泄。一旦发生冲动，应实施有效的医疗护理措施，尽快终止和预防再度发生冲动行为。当难以制止冲动时，可隔离或保护约束患者，并及时报告医生采取进一步措施。对病情严重、思维迟缓者应给予简单明确的信息及非语言方式表达对患者的关心，并注意尊重患者的隐私权。对抑郁发作的患者，帮助患者增加治愈的信心，与患者讨论并接纳其抑郁体验，鼓励其诉说自己痛苦的感受和想法，帮助其分析、认识精神症状。适时运用沟通技巧帮助患者确认非正常的思维、情感和行为表现，减少患者因模糊观念而出现的焦虑、抑郁。应注意避免批判、争辩及责骂，耐心倾听，接纳患者的不满感受，并予以安抚。从患者的陈述中适当引导患者，使其明白自己言行将造成的后果，鼓励患者发掘更多更适宜的应对方法，增强自控能力。

（六）康复护理

1. 安全管理　处在康复期的患者已经逐步认识到自己的疾病，但许多患者仍存在消极言语和自杀倾向。护理人员或家庭照顾者应严密观察患者的一举一动，做好危险物品的管理，做好早期自杀风险的防范工作。

2. 帮助患者掌握应对压力的方法　鼓励患者通过各种正确的方式宣泄自己内心的感受、想法及痛苦，如通过运动、歌唱和听音乐来宣泄情绪。

3. 自我激励，增强自信心　帮助患者克服性格中的缺陷，教会患者大胆肯定自己的优点，勇于承认并正确看待自己的不足之处，充分肯定自己过去的成功，相信自己能以坚强的信念和毅力战胜烦恼。

4. 生活技能训练　了解患者在病前的个人特长及爱好，如唱歌、跳舞、绘画、书法等个人才艺，制订针对性的生活技能训练计划，做些力所能及的事情，以恢复患者病前的兴趣。

5. 人际关系的恢复和发展　重点是帮助患者告别过去，应着眼未来，恢复原有的人际关系，发展新的人际关系，适当地参加社会活动，恢复患者在社会中的正常地位。同时还需要积极调动患者家属、同事等社会支持力量，改变周围人对患者的态度，多关心与支持患者。

6. 职业技能训练　这是最终的康复目的，因为只有患者的工作和学习得到安置，恢复病前的职业技能或者掌握了新技能，重新发挥社会作用，康复才得以真正实现。

7. 集体康复训练　有研究指出针对轻中度抑郁障碍患者给予集体康复训练，可改善轻中度抑郁障碍患者的抑郁情绪。在集体训练过程中适当引导患者参与组间或个人比赛型训练，训练期间注重对患者兴趣感及成就感的培养，让患者在集体训练的娱乐氛围中真切感受到参与集体互动或交流的乐趣，并从中体会到自身价值，忌让患者多次失败，以免挫伤其参与集体康复训练的积极性。

（七）健康教育

告知患者疾病的病因、临床特征、治疗手段，用药不良反应的观察，复发先兆症状的识别等方面的知识。告知患者保持稳定的情绪、合理的营养、充足的睡眠、良好的心境对疾病的重要性和作用，使患者真正掌握自己健康的主动权，并激发家属监督患者的责任感。讲解疾病相关知识（发生、发展、治疗、预后等），对患者进行宣传教育，使用通俗易懂的语言，使患者、家属对疾病知识有比较全面的了解和认识。告知患者维持药物治疗的重要性和常见的不良反应，使患者了解坚持服药的必要性，掌握处理不良反应的方法。讲解疾病复发可能出现的先兆表现（如睡眠不佳、情绪不稳、烦躁、疲乏无力等），使患者及家属尽早识别复发症状，及时到医院就诊。告知患者按时复查，在医生的指导下服药，不可擅自增加、减少药物剂量或停药。向患者讲解自杀意念是疾病的症状之一，随着治疗的进行，症状会缓解。告知患者如出现强烈的自杀意念时及时寻求工作人员的帮助，暂不采取自杀行为。

（陈景旭　邵　静）

第十三章　抑郁障碍及其护理

◎ 案例 13-1

患者，女性，29 岁，已婚。近 3 周来无明显诱因出现情绪低落，晨重暮轻，兴趣缺乏，自觉脑子笨，觉得前途暗淡，悲观失望，早醒，食欲减退，便秘，多次自杀未遂。住院后不认为自己患病，自诉"是没用的人，拖累了家里"。

请回答：

1. 该患者需要重点评估哪些内容？
2. 该患者治疗初期的护理重点是什么？

第一节　概　述

抑郁障碍（depressive disorder）是最常见的精神障碍之一，是由各种原因引起的以心境低落或兴趣及愉快感丧失为主要临床特征的心境障碍，通常伴有相应的认知、行为、心理生理学以及人际关系方面的改变或紊乱。其中，最具代表性的抑郁障碍为重性抑郁障碍（major depressive disorder），又称单相抑郁障碍（unipolar depressive disorder），简称抑郁障碍（depression）。

抑郁障碍多数急性或亚急性起病，好发于秋冬季，平均起病年龄为 20 ~ 30 岁。女性的患病率一般是男性的 2 倍。2017 年世界卫生组织（WHO）调查数据显示，抑郁障碍全球患病率为 4.3%，中国为 4.2%。2019 年我国最新的全国流行病学调查结果显示，抑郁障碍年患病率为 3.59%，终生患病率为 6.8%。

WHO 认为，抑郁障碍是世界范围内的首要致残原因，也是导致全球总体疾病负担的重大因素。全球 204 个国家和地区的调查显示，2019 年，抑郁障碍的残疾调整生命年（DALYs）在所有的精神障碍中排名第一位，占比为 37.3%。抑郁障碍还会增加其他躯体疾病的病死率。抑郁障碍是与自杀关系最为密切的精神障碍之一。Meta 分析显示，抑郁障碍的终生自杀风险为 6%。抑郁障碍是全世界范围内导致过早死亡的主要原因之一。因此，需要采取全社会共同行动的方式来预防抑郁障碍。

抑郁障碍发病的风险因素涉及生物、心理、社会、环境等多方面。

一、病理机制

（一）遗传因素

抑郁障碍的发生与遗传素质密切相关，其遗传学基础包括基因组 DNA 序列改变、表观遗传学 DNA 甲基化、表观遗传组蛋白修饰等。同时，抑郁障碍与炎症基因的甲基化及外周炎症增加亦有关。抑郁障碍发生的遗传度约为 37%。总体而言，根据现有研究尚无法明确任何单个候选基因与抑郁障碍发生的关系。

（二）神经生化机制

抑郁障碍患者存在神经递质水平或神经递质相关神经通路的功能甚至结构异常。5- 羟色胺（5-HT）、去甲肾上腺素（NE）、多巴胺（DA）等单胺类神经递质的浓度水平或其受体功能改变是抑郁障碍比较经典的发病机制。某些氨基酸类（如 γ- 氨基丁酸、谷氨酸）、神经肽（如神经肽 Y、促肾上腺皮质激素释放激素、促肾上腺皮质激素、催乳素、P 物质、黑色素聚集激素、褪黑素等）及第二信号系统等的异常也与抑郁障碍的发病有关。

（三）神经内分泌及免疫机制

神经内分泌系统 [下丘脑 - 垂体 - 肾上腺轴（HPA）、下丘脑 - 垂体 - 甲状腺轴（HPT）、下丘脑 - 垂体 - 生长激素轴（HPGH）、下丘脑 - 垂体 - 性腺轴（HPG）] 的功能改变是抑郁障碍比较重要的发病机制。在抑郁障碍患者中可以发现 HPA 功能异常，如高皮质激素血症、地塞米松脱抑制（地塞米松抑制试验，DST），大约 50% 的抑郁障碍患者口服地塞米松后内源性皮质激素的分泌未被抑制，即地塞米松抑制试验阳性。抑郁障碍患者可以出现甲状腺素分泌昼夜节律的消失或平坦，其 TSH 和 T_3 血清浓度也可下降，而 TRH 对 TSH 分泌的激动作用也消失或减弱，即 TRH 兴奋试验阳性。此外，皮质激素、甲状腺素、雌激素以及炎性标志物（如白细胞介素、细胞因子、肿瘤坏死因子、干扰素 α/β、C 反应蛋白等）也被一些研究证实与抑郁障碍有关。

（四）神经电生理机制

目前，针对抑郁障碍的神经电生理研究主要集中在多导睡眠图、脑电图以及脑诱发电位等的研究。抑郁障碍常有多导睡眠图（PSG）改变，包括睡眠潜伏期延长、总睡眠时间减少、觉醒增多、早醒、睡眠效率下降和睡眠时相转换增多等。抑郁障碍患者的脑电图（EEG）异常多倾向于低 α 频率，左右脑半球平均整合振幅与抑郁严重程度呈负相关，且 EEG 异常有"侧化现象"（70% 在右侧）。抑郁障碍患者还可出现脑诱发电位（brain evoked potential，BEP）的改变。抑郁发作时 BEP 波幅较小，与抑郁的严重程度相关。视觉诱发电位（visual evoked potential，VEP）、听觉诱发电位（auditory evoked potential，AEP）和感觉诱发电位（sensory evoked potential，SEP）的研究发现晚成分波幅（> 100 ms）与正常人相比有显著差异。

（五）神经影像学机制

抑郁障碍的神经影像研究主要集中在磁共振成像研究，主要包括结构磁共振成像和功能磁共振成像研究。近些年，抑郁障碍结构性影像学研究集中于调控情绪的神经环路相关结构的异常，主要是额叶 - 丘脑 - 边缘系统环路。两项 Meta 分析一致发现抑郁障碍患者前扣带皮质灰质体积减小。多次发作的患者中，还存在外侧前额叶皮质灰质体积减小。近些年抑郁障碍功能性影像学研究提示最显著的脑区变化涉及内侧前额叶皮质、扣带回前部、杏仁核、海马、丘脑与下丘脑等脑区。

（六）心理、社会及环境因素

应激性生活事件是抑郁障碍的主要危险因素之一。应激事件的数量、强度及持续时间与抑郁障碍发生显著相关。童年期不良经历，尤其是遭受过性虐待，是成年期罹患抑郁障碍的重要危险因素之一。大量证据显示，社会支持对心理健康具有保护效应，一方面通过社会关系直接发挥作用，另一方面则通过对应激情境的缓冲发挥间接的作用。社会支持系统差是罹患抑郁障碍的危险因素。病前不健全人格，尤其是神经质、消极人格特征是抑郁障碍的易感素质。长期接触不良的环境因素，如高温、辐射、缺氧、生物污染、化学污染等，也会增加罹患抑郁障碍的概率。

（七）其他发病机制

涉及抑郁障碍病因与发病机制的研究还有很多，如微生物 - 脑 - 肠轴机制、第二信使失衡假说、神经可塑性与神经营养假说、抑郁障碍能量代谢假说等。

二、临床表现

抑郁障碍是一种异质性很大的疾病，临床表现复杂多样，主要分为情感症状群、躯体症状群、认知症状群和其他心理症状群四个方面。

（一）情感症状群

1. 情感 / 心境低落　患者感觉心情压抑、悲伤，诉说自己心情不好，高兴不起来，整日忧心忡忡，唉声叹气，常无缘无故哭泣。

2. 兴趣及愉快感丧失　患者往往对以前感兴趣的活动也难以提起兴趣，觉得做什么都没意思。典型患者对任何事物无论好坏都丧失兴趣，离群索居，不愿意见人。愉快感丧失，又称为乐趣丧失或快感缺失。患者常常无法从日常生活及活动中获得乐趣。部分患者也能看书、上网、看电视，但其目的主要是消磨时间，毫无快乐可言。

3. 焦虑 / 激越　患者常无缘无故感到恐慌、烦躁、坐立不安，无来由地担心自己及家人的健康及安全，担心一些还没发生的事。可伴有自主神经功能紊乱的症状，如口干、胸闷、心搏加快、尿频、出汗，有时这些躯体症状可以掩盖情绪体验而成为临床主诉。

4. 易激惹　患者有时表现情绪不稳定，遇事容易急躁，即对很小的要求和挫折容易表现出不恰当的烦躁、发脾气，甚至冲动、摔东西。

（二）躯体症状群

1. 精力 / 体力下降　患者感到自己整个人已经垮了、散了架了，觉得四肢沉重，活动困难，提不起精神，无精打采，懒动，个人卫生甚至都需别人催促，否则就根本不想动。多数抑郁障碍患者会有不同程度的疲乏感，且通过休息或睡眠并不能有效地恢复精力与体力。很多患者想当然地将这种易疲劳或精力下降归因于躯体疾病，从而辗转于综合医院进行各种检查来查明原因。

2. 睡眠障碍　患者大多有某种形式的睡眠障碍，可以表现为入睡困难、睡眠不深、易醒、早醒、睡眠感缺失等。其中以入睡困难、易醒最为多见，但最具有特征性的睡眠障碍是早醒，即比平常早醒 2 h 以上，患者醒后感觉头脑不清晰，无法再入睡，躺在床上悲观地思忖着即将来临的一天，反复思考过去的失败，对未来忧心忡忡，继而感到不安和烦躁。有自杀倾向的患者在此时间段的自杀风险最高。同样，临床上也可见到少数患者出现睡眠过多，但他们醒来时仍诉说尚未解乏，头脑不清醒，昏昏沉沉的感觉。

3. 食欲及体重改变　多数患者表现为食欲下降，没有胃口，进食少。由于进食量少且消化功能差，常常出现体重减轻（近 1 个月体重下降 5% 以上），甚至会出现营养不良，有些患者甚至在没有节食的情况下也出现体重下降，而且体重下降似乎通常比患者所述的食欲下降应有的结果更为严重。也有些患者表现为食欲亢进、暴饮暴食和体重增加。

4. 晨重暮轻的生物节律性改变　典型病例有晨重暮轻的特点，即情感低落在早晨较为严重，患者清晨一睁眼，就在为新的一天担忧而不能自拔，到了下午和晚间则有所减轻。这可能与患者神经内分泌昼夜分泌节律紊乱有关。但也有不少患者在晚间加重。

5. 性欲减退　患者常出现性欲下降，乃至完全丧失。有些患者勉强被动维持性行为，但无法从中体验到乐趣，也毫无兴趣可言。

6. 非特异性躯体症状　包括头痛或全身疼痛、头晕、胃肠功能紊乱、心悸、气短、尿频、尿急等，患者可以出现身体各个系统的不适症状。患者常因这些症状到综合医院反复就诊，接受多种检查和治疗，不仅延误诊断治疗，而且还浪费医疗资源。

（三）认知症状群

1. 集中注意和注意的能力降低　患者往往难以集中注意力，谈话时注意力下降，所以对问题的回答缓慢，有时需数问一答。有时因为注意能力不足，会忘记刚刚发生的事，如忘记关煤气，出门总忘记带钥匙、手机。

2. 记忆力下降　受损尤为突出的是对最近新学知识的提取和识别。患者常自感记忆力下降，做事常丢三落四。可能出现情景记忆功能的减退，进而出现"张冠李戴"的现象。工作记忆也经常受损。有时抑郁障碍患者的记忆受损很严重，以至于临床表现类似于痴呆，被称为抑郁性假性痴呆。

3. 其他认知功能受损症状异常　指整合感觉输入和记忆以便完成任务的能力，即执行功能受损。此外，判断力、决策、计划及组织能力下降。

（四）其他心理症状群

1. "三自"症状　即自责、自罪与自杀。患者经常会过分自责，认为自己是家庭的包袱、社会的累赘，甚至认为自己罪大恶极，应该进监狱。患者经常表现为对小事情不合理的自责，以前患者从未在意过的一些小事，但当处于抑郁状态时，这些事情就会像洪水般在记忆中泛滥，并产生强烈的自责甚至是自罪的体验。患者的记忆往往集中在不愉快的事情上，反复回忆悲伤、失败或运气不佳等负性事件，有时会有思维反刍的表现。严重者觉得生无可恋，觉得生活中的一切都没有意义，出现自伤、自杀观念或行为，有时会出现"扩大性自杀"，即在杀死他人后再自杀。所杀的对象往往是与自己关系最亲密、最羸弱的家人，绝大多数是自己的孩子，导致极严重的后果。

2. "三无"症状　即无望、无助与无用。无望是患者对未来的生活感到悲观失望，认为前途是灰暗的，看不到光明。这种绝望感在很多研究中被认为是自杀的重要危险因素。无助是患者对自己的现状缺乏改变的信心和决心。不少患者不愿就医，他们确信医生及其他人对自己的病情爱莫能助，谁也救不了自己。无用是患者常表现为与实际状况不符的自我评价下降，缺乏自信心，自感一切都不如别人，觉得自己什么都干不了，以前能干的事情现在也做不了了。患者常认为自己一无是处，只会给别人添麻烦，就是一个废人、累赘。

3. **精神病性症状** 主要是指幻觉、妄想和木僵。幻觉与妄想症状可以与抑郁心境相关，如出现遣责性的幻听、自罪妄想、贫穷妄想等，或与抑郁心境无关，如没有情感色彩的幻听、多疑、对周围的人充满敌意等。抑郁严重时会出现木僵，患者缺乏任何自主的动作和要求，反应极其迟钝，可以呆坐不动或卧床不起，且缄默不语，甚至不吃不喝。在反复劝导或追问下，有时对外界刺激能做出相应的反应，如点头或摇头、低声回答。但患者的情感活动与内心世界仍具有丰富的抑郁体验。具有晨重暮轻节律性改变特点的患者，到晚间可能会起床活动，能进行洗漱、进餐等复杂活动。

三、评估要点

（一）症状评估

鉴于抑郁障碍原因不明，目前诊断仅停留在症状学诊断水平。因此，做好抑郁障碍的症状评估很重要。具体内容详见临床表现。

（二）3P 因素评估

抑郁障碍的病因学分析中需要澄清 3P 因素，即素质因素（predisposing factor）、诱发因素（precipitating factor）和持续因素（perpetuating factor）。

1. **素质因素** 是指决定疾病易感性的个体因素。通常形成于生命早期，是遗传因素、宫内环境、孕产期损伤、婴幼儿心理社会环境因素共同作用的结果。可分为生理素质和心理素质。

2. **诱发因素** 是指与起病在时间上有密切联系，有理由认为对起病有促发作用的事件，包括躯体因素，如脑外伤、感染、中毒等。心理因素，如重大应激性生活事件，社会因素，如动荡、迁徙等。这些因素可以同时出现。

3. **持续因素** 是指疾病发生后加之于个体，使疾病加重或病程持续的事件。疾病本身的后果也可能成为持续因素。

（三）体格检查评估

体格检查主要用于鉴别诊断及其他共患躯体疾病的诊断。重点是体温、脉搏、呼吸、血压、自主神经功能紊乱症状、躯体外伤瘢痕（特别要注意自伤、自杀的痕迹）、甲状腺、水肿征象及有重点的神经系统检查。

（四）辅助检查评估

对怀疑有抑郁障碍的患者，还要注意物理检查及实验室检查等辅助检查。迄今为止，尚无针对抑郁障碍的特异性检查项目。辅助检查有助于临床诊断，但更主要是为了排除诊断，排除继发性抑郁障碍。常需进行的辅助检查评估如下：

1. **实验室检查** 血常规检查尤其要注意关注血红蛋白的水平，贫血患者容易继发心理问题，尤其容易出现焦虑、抑郁障碍症状。许多生化指标的异常，如电解质、血糖、肝肾功能、叶酸、维生素 B_{12} 等异常都可能会继发抑郁。神经内分泌检查中，要重点关注促甲状腺激素（TSH），甲状腺功能异常易出现抑郁。其他很多内分泌指标如皮质醇、催乳素、雌激素、孕激素等均会影响情绪。

2. 电生理检查　如多导睡眠脑电图检查发现，抑郁障碍患者总睡眠时间减少，觉醒次数增多，快速眼动睡眠（REM）潜伏期缩短。脑电图（EEG）检查发现，抑郁发作时多倾向于低 α 频率，左右脑半球平均整合振幅与抑郁严重程度呈负相关，且 EEG 异常有倾化现象（70% 在右侧）。红外线热成像技术及心率变异性分析也有助于抑郁障碍的辅助诊断。

3. 神经影像学检查　如头颅磁共振检查，结构性影像学发现抑郁障碍患者调控情绪的神经环路相关结构存在异常，主要是额叶 - 丘脑 - 边缘系统环路。此外还发现，抑郁障碍患者海马体积缩小，与患者未治时间呈显著负相关。功能性影像学检查发现，抑郁障碍患者前额叶皮质与边缘系统各区域的连接以及这些连接的功能异常，左额叶、左颞叶、左前扣带回等脑区的局部脑血流量（rCBF）降低。

4. 心理测查　心理测查量表评估是诊断抑郁障碍的重要辅助手段，可用于抑郁障碍的筛查、辅助诊断、风险评估及判定疗效转归等。

（五）分级评估

根据症状条目的多少、症状的严重程度、社会功能受损程度、是否伴有精神病性症状评估抑郁障碍的病情严重程度，通常分为轻度、中度、重度及未特定严重程度。上述分级评估对风险防范、治疗及护理方案的制定具有重要的指导作用。

（六）风险评估

抑郁障碍的临床实践中应注意防范的风险包括不治疗的风险，即疾病风险，如自伤、自杀、暴力等；治疗的风险，尤其是药物治疗的风险，如严重药物副作用等。这些风险均有可能演变成难以处理的医疗纠纷和诉讼，给临床工作及当事医务人员造成很大的困扰。

1. 不治疗的风险 / 疾病风险

（1）自伤、自杀风险：评估自伤、自杀风险应贯彻于抑郁障碍诊疗的整个过程中，并需要动态评估。尤其需要注意评估自杀相关的危险因素及严重程度分级。抑郁障碍是一种自伤、自杀风险比较高的疾病。产后抑郁障碍可能会出现"扩大性自杀"，自杀的同时也将自己的孩子同时杀死。常见的自杀危险因素：既往自杀未遂史，自杀家族史，社会支持系统差，负性生活事件，疾病严重程度，共患躯体疾病，共患物质滥用，共患人格障碍及其他精神心理问题，童年期遭受暴力（尤其是性暴力）及睡眠障碍等。自杀风险等级评定：一般分为无风险、低风险、中等风险和高风险。低风险的界定：被动的自杀观念（如觉得死了会更好，或者希望自己已经死了，或者有伤害自己的想法），或既往自杀未遂史但目前没有自杀想法。中等风险的界定：有自杀观念但无具体内容及计划，或既往有自杀未遂史同时目前有伤害自己的想法。高风险界定为：有自杀计划或自杀企图，或既往有自杀未遂史同时目前存在自杀观念。

（2）暴力风险：抑郁障碍患者发生暴力行为并不少见，在患者处于焦虑激越、易激惹，尤其是出现被害妄想、命令性幻听等症状，或共患物质滥用、人格障碍时更容易出现暴力行为。

2. 治疗的风险　治疗的风险主要来源于药物治疗及物理治疗。尽管常见药物及物理治疗相对安全，严重不良反应发生的概率比较低。但在某些敏感个体，仍可能存在严重的副作用及并发症。

四、诊断要点

主要根据病史、临床症状、病程特点、体格检查和实验室检查，依据相关的精神疾病诊断分类标准而确定。密切临床观察，把握疾病横断面的主要症状或综合征及纵向病程特点，才能进行准确的临床诊断。现以 ICD-11 为例加以叙述。

（一）单次发作抑郁障碍

单次发作抑郁障碍（single episode depressive disorder）表现为 1 次抑郁发作，且既往无抑郁发作史。抑郁发作表现为一段时间内几乎每天的抑郁心境或对活动的兴趣减少，持续至少 2 周，并伴有其他症状，如：集中注意力的困难，无价值感或过度而不适当的内疚自罪，无望感，反复的死亡或自杀的想法，睡眠或食欲的变化，精神运动性的激越或迟滞，精力减退或乏力。既往从未经历过躁狂、混合性或轻躁狂发作（这些发作提示双相障碍）。

（二）复发性抑郁障碍

复发性抑郁障碍（recurrent depressive disorder）所使用的症状学诊断标准与单次发作抑郁障碍相同。复发性抑郁障碍表现为至少出现 2 次及以上的抑郁发作，2 次发作间隔的至少数个月内没有显著的心境紊乱。

抑郁发作按严重程度可分为轻度、中度、重度及未特定严重程度发作，还可处于部分缓解或完全缓解状态。中度及重度抑郁发作还可伴有幻觉、妄想等精神病性症状。轻度抑郁发作的任何症状都不应达到强烈的水平。轻度抑郁发作的个体通常在进行日常工作、社交或家务活动中有一些困难，但不甚严重。发作中没有幻觉或妄想。中度抑郁发作可有少许症状表现突出，或整体症状略微突出。中度抑郁发作的个体通常在进行日常工作、社交或家务活动中有相当程度的困难，但在一些领域仍保有功能。重度抑郁发作中，较多或大多数的症状表现突出，或一些症状表现尤为强烈。重度抑郁发作的个体在个人、家庭、社交、学业、职业或其他重要领域中无法保有功能，或功能严重受限。

五、鉴别诊断

1. 正常人的抑郁情绪　正常人的抑郁情绪持续时间短，随着时间淡化；抑郁障碍至少持续 2 周，且每天大部分时间均如此。正常人的抑郁情绪程度较轻，抑郁障碍程度重，往往会出现"三无、三自"症状，患者的工作、学习、人际交往、自我照料等社会功能会明显受损。正常人的抑郁情绪与处境、负性事件刺激强度是一致的，受环境影响，而抑郁障碍患者则不是。典型的抑郁障碍患者的抑郁情绪具有晨重暮轻的生物节律性改变，而正常人则无此改变。

2. 继发性抑郁障碍　脑器质性疾病、躯体疾病、某些药物和精神活性物质等均可引起抑郁情绪，被称为继发性抑郁障碍。与原发性抑郁障碍的鉴别要点：①前者有明确的器质性疾病、某些药物或精神活性物质应用史，体格检查有阳性体征，实验室及物理检查有相应指标改变；②前者可出现意识障碍、记忆障碍及智能障碍，后者一般无；③前者的症状随原发疾病病情的相应好转而好转；④前者既往无抑郁障碍的发作史，而后者可有类似的发作史。

3. 双相障碍 鉴于抑郁也可见于双相障碍，故针对所有抑郁个体均应询问，此前是否曾有连续 4 天及以上存在显著超出平时水平的心境高涨 / 易激惹、活动增多、精力增加等，以至于将自身置于困境，或让旁人认为当事人与平时不一样。若得到阳性回答，则需进一步加以评估，因为单用抗抑郁药可能加重双相障碍。研究发现：发病早（＜25岁）、有双相障碍阳性家族史、病前性格为环性人格或有精力旺盛型素质、伴有精神病性症状、不典型抑郁（如伴有睡眠过多、体重增加、饮食增多等特征）、频繁发作（每年抑郁发作≥4次）、发作持续时间短（＜6个月）、对抗抑郁药物反应差或过早起效、合并酒药依赖、产后起病、季节性特点的患者，往往提示双相障碍的诊断。

4. 焦虑障碍 抑郁障碍与焦虑障碍常共同出现，并常共存几种症状，如躯体不适、注意力集中困难、睡眠紊乱和疲劳等。但抑郁障碍以情感低落或兴趣及愉快感丧失为核心，焦虑障碍以害怕、恐惧及过分担心为主要特点。

5. 创伤后应激障碍 创伤后应激障碍常伴有抑郁情绪。其与抑郁障碍的鉴别要点是：①前者发病必须存在严重的、灾难性的创伤性事件，如天灾人祸；而后者可以没有任何诱因，或只有一般性的生活事件。②前者对创伤性事件常有反复的闯入性回忆，警觉性增高，回避，而后者通常没有此类表现。

6. 精神分裂症 伴有精神病性症状的抑郁障碍需与精神分裂症鉴别。其鉴别要点为：①抑郁障碍以心境低落为原发症状，精神病性症状是继发的；精神分裂症则往往相反。②抑郁障碍患者的思维、情感和意志行为等精神活动的协调性好于精神分裂症。③抑郁障碍多呈间歇性病程，间歇期基本正常；精神分裂症多数为发作进展或持续进展病程，缓解期常有残留症状。④病前性格、家族史和药物治疗反应等均有助于鉴别。

六、治疗

（一）治疗目标

抑郁障碍的治疗目标在于尽可能早期诊断，及时规范治疗，控制症状，提高临床治愈率，最大限度减少病残率和自杀率，防止复燃及复发，提高生存质量，恢复社会功能。

（二）治疗原则

1. 整合治疗原则

（1）建立治疗联盟：这是治疗的前提，有助于良好的医患关系的建立。治疗联盟本身就是基本的治疗措施之一，建立治疗联盟包括对患者及其家属进行抑郁障碍相关知识的教育，使其能够清楚地认识病情，并对抑郁障碍的严重性有足够的认识。告知患者及其家属治疗目标、适用的治疗方法、各种方法的利弊及起效所需时间等。

（2）综合治疗：当前抑郁障碍的主要治疗方法是药物治疗、心理治疗、物理治疗及其他治疗等。众多循证证据显示，综合治疗的效果优于单一的任何一种治疗方法。

2. 全病程治疗原则 抑郁障碍是一种慢性、高复发性疾病。因此倡导全病程治疗。通常分为急性期治疗、巩固期治疗和维持期治疗三个阶段。推荐急性期治疗 8~12 周，巩固期治疗至少 4~9 个月，维持期治疗一般倾向至少 2~3 年，对于多次复发以及有明显残留症状者，主张长期维持治疗。

3. 个体化治疗原则 抑郁障碍异质性很高，个体化治疗对于改善患者转归意义重大。

治疗决策需要考虑患者的年龄、性别、躯体状况、症状种类、临床亚型特征、严重程度、神经认知功能、社会功能及生活质量水平、临床分期、共病情况、人格特质、家族史、早年及近期环境暴露、既往药物疗效及副作用、患者偏好等诸多因素。

4. 量化治疗原则　为基于评估的治疗，对诊断、症状及其特点、躯体状况、自杀等风险、患者的主观感受、社会功能、生活质量、治疗依从性、转相风险、经济负担等进行充分评估；定期应用实验室检查及精神科量表进行疗效及耐受性、安全性方面的量化评估。最后依据上述评估结果指导治疗决策。

（三）治疗方法

1. 药物治疗　抗抑郁药是当前治疗各种抑郁障碍的主要药物，各种严重程度均适用，中重度以上为首选，一般 2 ~ 4 周开始起效，敏感的 1 周左右起效。抗抑郁药尽可能单一使用，遵循个体化合理用药原则，选择适宜的起始剂量，根据有效性及可接受性逐渐调整至最佳有效剂量。提倡足量、足疗程治疗。抗抑郁药种类繁多，根据国内外相关指南及众多循证医学证据，首选以下六类药物：

（1）选择性 5-HT 再摄取抑制剂（SSRIs）：主要包括氟西汀、舍曲林、帕罗西汀、氟伏沙明、西酞普兰和艾司西酞普兰。该类药在服药初期容易出现胃肠道反应，一般不超过 2 周，中长期用药的副作用主要为性功能障碍及轻度体重增加。

（2）选择性 5-HT 和 NE 再摄取抑制剂（SNRIs）：主要包括文拉法辛、度洛西汀和米那普仑。常见副作用基本同 SSRIs 类，此外高剂量的文拉法辛可能会升高血压。

（3）NE 和特异性 5-HT 能抗抑郁剂（NaSSAs）：代表性药物为米氮平。该药的主要副作用为体重增加、影响糖脂代谢及白天困倦。

（4）NE 多巴胺再摄取抑制剂（NDRIs）：代表性药物为安非他酮。该药在高剂量时有诱发癫痫发作的风险。

（5）褪黑素 MT_1/MT_2 受体激动剂和 $5\text{-}HT_{2c}$ 受体拮抗剂：代表性药物为阿戈美拉汀。该药在服用早期需要注意肝功能的监测。

（6）多模式作用机制抗抑郁药：代表性药物为伏硫西汀，既能抑制 5-HT 转运体，又能调节多种 5-HT 受体，还可诱导除单胺类递质系统以外的神经递质传递的改变，促进神经突触可塑性的发生。

其他常用的抗抑郁药，如 5-HT 拮抗和再摄取抑制剂，如曲唑酮等，该药有直立性低血压，男性服用偶可引起阴茎异常勃起的副作用；三环类抗抑郁药（TCAs），如阿米替林、多塞平等，该类药最常见的副作用为抗胆碱能、心血管系统及抗组胺能和神经系统方面副作用；中草药如舒肝解郁胶囊、圣·约翰草提取物片、巴戟天寡糖胶囊等，该类药作用偏弱，主要用于轻中度抑郁障碍。

2. 心理治疗　推荐和药物联合治疗，心理治疗有助于提高患者服药的依从性，以及整体、全面地改善患者的功能状态。对于抵触或不适宜服药的轻中度抑郁障碍患者，也可作为首选疗法。心理治疗起效比较慢，一般 4 ~ 8 周开始起效。目前循证证据较多、疗效肯定的心理治疗方法包括：认知行为治疗（CBT）、人际心理治疗（IPT）和行为心理治疗（如行为激活）。

3. 物理治疗　临床上比较常用改良电抽搐治疗（MECT）及重复经颅磁刺激（rTMS）

等。MECT 是严重抑郁尤其是伴有自杀、拒食或木僵患者的首选疗法。rTMS 是一种无创性治疗，目前已成为抑郁障碍常用的辅助疗法之一。

4. 其他疗法　如光照疗法、运动疗法、针灸疗法、阅读疗法、omega-3 多不饱和脂肪酸疗法等。

七、病程与预后

抑郁障碍通常是一种发作性、容易复发的疾病，发作间期基本正常，通常预后良好，但也可能是一种慢性、进展性疾病，部分患者会存在严重的社会功能障碍。

抑郁发作的平均病程为 16 周，若不治疗，病程一般会持续 6 个月或更久。典型的抑郁障碍患者一生中要经历 7～8 次抑郁发作，大约有 21% 的时间是在抑郁状态下度过的，其中，15%～20% 是慢性抑郁障碍患者，终生复发率高达 75%～85%，2 年内的复发率为 50%。

在抑郁障碍患者中，有 20%～30% 经抗抑郁药治疗无效或效果不佳，对治疗有抵抗，属于难治性抑郁。抑郁障碍症状缓解后，患者一般可恢复到病前的功能水平，但有 20%～35% 的患者会有残留症状以及社会功能或职业能力受到影响。

第二节　抑郁障碍患者的护理

一、护理评估

抑郁障碍患者的护理评估重点是在抑郁情绪的影响下是否出现自伤、自杀的风险，评估维度应从患者依从性、主要精神症状及应对、躯体症状和用药不良反应入手，尤其应关注患者的社会心理因素，社会心理因素是抑郁障碍患者自伤、自杀行为的主要促发因素。

1. 依从性的评估　根据入院方式初步判断患者住院的依从性。询问患者对自己目前状态的看法、能否接受住院治疗。如果患者认为自己没有生病或不愿意住院，要进行安抚、解释，争取患者的配合。

日常评估患者对治疗、护理的依从性。询问患者既往是否用药，能否坚持服药，如果不能坚持，要询问不想服药的原因，并表示理解。询问患者对目前治疗的态度和感受，判断患者住院治疗、服药的依从性，给予相应的安慰、鼓励和指导。

2. 抑郁相关症状的评估

（1）自杀风险：抑郁障碍是与自杀关系最为密切的精神障碍之一，自杀观念和行为是抑郁障碍患者最危险的症状。护士对患者自杀风险的评估是非常重要的。首先要评估患者既往是否出现过自杀的想法，何时出现，是否有具体的事件引起这种想法，出现的频率，想采取什么方法，有没有计划，是否实施过。如果没有实施，原因是什么，以后会不会尝试。如果已经有过自杀行为，询问患者具体方式，对此行为和没成功是什么态度。除了自杀观念、计划和实施史外，自杀行为的危险因素还包括：有自杀家族史，有强烈自责、自罪或绝望感，共病其他精神心理问题、合并躯体疾病，有重大生活事件，缺乏社会支持系统，年龄和性别因素。

（2）抑郁障碍的核心症状：抑郁障碍的表现是多方面的，成年抑郁障碍的核心症状为情绪低落、兴趣减退、快感丧失。三个主要症状是互相关联的，有些患者同时出现，有些患者只有其中一种或两种症状突出。也有的患者不觉得自己情绪不好，就是对周围事物没兴趣。

其中情绪低落的基础上可能出现绝望、无助、无用的感受，使患者对治疗、生活失去信心，自我评价降低，增加自杀风险；也可能出现自责、自罪，或幻觉、妄想等症状，进而产生自我惩罚或对周围产生敌意、出现暴力行为的风险。

儿童及青少年抑郁障碍患者往往不具备较好描述自身情绪和感受的语言能力，更多的是通过行为来表达抑郁的心情，主要表现多为心情压抑、不愉快、厌烦，甚至出现暴力和冲动行为。

老年抑郁障碍患者对低落情绪不能很好地表达，多伴有明显的焦虑症状，有时表现为激越、恐惧。多数患者会有记忆力减退、思考困难，行动迟缓的表现。还会出现疑病和躯体症状，如疼痛综合征、胸部症状、消化道症状和自主神经系统症状等。

（3）主要躯体症状：睡眠障碍是抑郁障碍较为突出的躯体症状之一。主要表现为入睡困难、睡眠浅、早醒，其中早醒最为突出。抑郁障碍的低落情绪具有"晨重夜轻"的特点，所以评估患者的睡眠情况很重要。

饮食及体重异常主要表现为食欲下降和体重减轻。轻者食不知味，主诉"没有胃口"；严重者食欲下降，甚至失去进食欲望，进食后感觉腹胀、胃部不适，体重下降明显，营养不良。

精力丧失表现为无精打采、疲乏无力。患者常感到力不从心，日常生活中的小事做起来都觉得费力。

3. 常见药物不良反应的评估　药物不良反应会影响患者的耐受性和依从性，所以需要及时观察和处理。

SSRIs 最常见的不良反应是胃肠道反应，如恶心、呕吐及腹泻；激越或坐立不安；头痛及增加跌倒风险；性功能障碍；有些患者还会体重增加。SNRIs 常见不良反应与 SSRIs 相似，此外还可能出现血压升高、心率增快、口干、多汗和便秘。米氮平的不良反应多为口干、体重增加和困倦，安非他酮要注意高剂量时癫痫发作的可能，使用曲唑酮要注意体位性低血压。

5-TH 综合征（SS）是一种严重的不良反应，临床表现有恶心、呕吐、腹痛、颜面潮红、多汗、心动过速、激越、震颤、腱反射亢进、肌张力增高等，严重时可出现高热、呼吸困难、抽搐、酸中毒性横纹肌溶解，继发肾衰竭，可致休克和死亡。

二、护理问题

1. 有自伤、自杀的危险　与情绪低落、无价值感、绝望有关。
2. 睡眠形态紊乱：入睡困难、早醒　与抑郁情绪有关。
3. 营养失调：低于机体需要量　与情绪低落、食欲下降、自我伤害有关。

三、护理措施

1. 基础护理

（1）生活护理：患者因兴趣减退，自觉没有心情打理自己的日常起居，或因精力丧失，自觉做一件小事都很困难。表现为卧床不起，生活懒散，不在意个人卫生。护士要在给予理解的基础上对患者进行劝慰，帮助其改善消极的状态，鼓励、协助患者完成生活自理。鼓励经常卧床的患者进行简单的活动，关注其皮肤状况，必要时协助其翻身、被动运动等，预防压力性损伤。

（2）饮食护理：评估患者进食量少或不愿进食的原因，如果因为抑郁情绪导致没有胃口，了解患者的饮食习惯，尽量提供患者喜欢的食物，鼓励患者进食；如果进食后感觉胃肠道不适，可以少量多餐，必要时给助消化、缓解不适的药物；如果患者没有进食欲望，体重下降明显，给予高热量、高蛋白、营养丰富的食物，必要时给予加餐；如果患者因自责自罪拒绝进食，可以让患者选择一些服务性质的简单活动，帮助其接受进食。如果以上措施不能改善患者的进食情况，不能维持正常体重，须采取进一步措施，喂食、鼻饲或肠外营养，必要时记录出入量。

（3）排泄护理：抑郁障碍患者，尤其老年患者伴随焦虑症状时，可能会出现频繁排尿的情况，需要做好患者的会阴护理，在如厕过程中预防跌倒。有些患者因为进食少、活动少，或因为药物的不良反应，出现便秘，鼓励患者多活动、多饮水、多吃富含维生素、纤维素的食物，必要时给予缓泻药。对于缄默和长时间卧床的患者，要定时协助患者如厕，预防尿潴留。

（4）睡眠护理：患者常出现入睡困难、睡眠浅、早醒。护士要为患者创造一个舒适、安静的睡眠环境，患者房间布置要求简单清雅、光线柔和、温度适宜。白天尽量避免卧床，用坚定温和的口气鼓励患者下床活动。向患者讲解生理睡眠的重要性及睡眠与疾病的关系，督促患者养成正常睡眠的习惯，避免引起兴奋的活动，晚餐不宜吃得过饱，晚饭后不宜大量饮水。发现患者有失眠表现时，首先应了解患者失眠的原因，及时给予安慰及协助解决。必要时可给予辅助睡眠药物。

2. 有自杀风险患者的护理　如发现患者情绪不符合疾病恢复规律地突然好转，出现写遗书、交代后事、整理自己的物品或把物品赠送他人等，或谈及"解脱"相关的内容，要严密观察患者，及时处理，防止患者实施自杀行为。

护士应直接询问患者的自杀意向，不做评价，鼓励患者说出具体的内容，如计划采用的方法和原因，放弃的方法和原因，实施的地点和时间，没实施的原因等。沟通过程中护士应以真诚的态度，理解和同情患者。帮助患者寻找解决问题的积极方式，告诉患者寻求帮助可以得到回应。与患者达成互相信任协议，一旦出现持续的强烈的自杀观念，及时告诉医护人员。

患者用药尚未起效或出现较重不良反应，对治疗没有信心；重度抑郁患者治疗起效初期；夜间早醒；周末或值班的时候；工作人员交接班或忙碌的时候，都是患者容易实施自杀行为的时刻，要给予重视，加强防范措施，避免意外发生。

3. 安全护理　将患者安置在易观察的多人房间，房间光线明亮，空气流通，整洁舒适，物品尽量简单，符合安全要求，满足患者的生活需求。患者入院、会客后做好安全检查，避免危险物品带入病房。避免患者一人独处，尤其是洗澡、外出检查、参加活动等，须重点看护，必要时专人陪伴。排查病房安全隐患，防止患者从周围环境中取得危险物品，发生自伤、自杀。护士须看护患者服药，保证患者药物全部服下；预防有自杀风险的患者藏药、存药，一次性大剂量服药。

4. 治疗护理 精神科治疗包括药物治疗、物理治疗、心理治疗等，在患者病情严重时，药物或物理治疗（如电抽搐治疗）为首选。

（1）药物治疗的护理：护士应确保患者每次将药物全部服下，保证药物治疗的效果。治疗药物的不良反应常是患者不能坚持服药的原因，故应将常见的不良反应及处理措施告诉患者，让其有心理准备，告知患者若有不适，要及时与医生、护士沟通，不要自行减量。护士应密切观察患者服药后的不良反应并采取适当的措施。

（2）改良电抽搐治疗护理：参见改良电抽搐治疗护理。

有些抑郁患者因疾病影响不认为自己患病，或因自杀观念的影响，可能不配合治疗，护士要重点关注治疗前的准备，做好安全管理，防止患者治疗前进食、饮水等，导致治疗中发生意外。

5. 心理护理 建立良好的治疗性护患关系，沟通过程中要以真诚、支持、理解的态度听取患者的诉说，使其体会到自己是被接纳的。对病情严重、思维迟缓者，应给予简单明确的信息及非言语方式表达对患者的关心，并注意尊重患者的隐私权。

帮助患者增加治愈的信心，与患者讨论并接纳其抑郁体验，鼓励其诉说自己痛苦的感受和想法，帮助其分析、认识精神症状。适时运用沟通技巧帮助患者确认非正常的思维、情感和行为表现，减少患者因模糊观念而出现的焦虑、抑郁情绪。反复向患者传达其症状是可以治愈或缓解的。

6. 社会方面的护理 了解患者的兴趣爱好，鼓励其参与易完成、有趣味的活动，引导患者关注周围及外界的事情，帮助患者与病友交往，酌情参与病室活动，如工娱治疗、小组治疗等，关注患者的细微进步并给予鼓励和表扬。

充分利用家庭资源，增进家属对疾病的认识，引导家属共同面对患者的问题，调整家庭的适应能力，构建良好的家庭支持系统。

（陈 林 王小鸥）

第十四章 焦虑障碍及其护理

◎ **案例 14-1**

　　患者李某，女性，已婚，45 岁，本科，公司职员。主因"紧张不安、担心害怕、伴夜眠差 6 月余"入院。该患者 6 个月前在当地医院常规体检，发现"甲状腺结节""乳腺结节""子宫肌瘤"，患者得知后非常担心，害怕这些问题会发展为更严重的身体疾病，为此连续 3 天夜不能寐。此后仍担心自己的健康问题，到医院找不同医生复查多次，在网络上查找相关信息。每天在想自己的疾病，担心治疗的痛苦和经济花费，担心影响家人，并开始对家人的健康、饮食、睡眠十分关注。到当地私人诊所就诊，诊断不详，予以"草酸艾司西酞普兰片 10 mg qd，奥氮平 5 mg qn，解郁丸（具体剂量不详）"治疗，睡眠和担心有所好转。规律服药 20 天后，患者担心继续服药会有副作用，便自行停药。停药后患者逐渐出现睡眠不好，放松不下来，总是担心自己和家人的身体健康和生活琐事，但由于害怕药物不良反应一直没有服药。1 个月前，患者母亲查出肿瘤并行手术治疗，患者开始反复担心母亲的病情恶化，危及生命，终日忧心忡忡，唉声叹气，严重时坐立难安，浑身不适，心慌，出汗，且注意力难以集中，入睡困难，睡眠时间减少，比平时减少 3 h 左右，严重影响其工作和生活，现为进一步诊治收入院。精神病家族史阴性。既往无重大躯体疾病。个性敏感内向，不吸烟不饮酒。已婚，与丈夫和 16 岁女儿共同生活，家庭无重大矛盾。

　　请回答：

　　1. 患者可能的症状和诊断是什么？

　　2. 入院后相应的护理评估和护理措施有哪些？

　　焦虑和恐惧相关障碍（anxiety and fear related disorders，简称焦虑障碍）是最常见的精神障碍之一，发病较早，也是最能体现遗传与环境交互作用的精神障碍之一。2013 年美国精神病学协会（APA）出版的 DSM-5，以及 2022 年全球使用的 ICD-11 在焦虑障碍的分类相对一致，包括主要发生在儿童期的分离焦虑障碍和选择性缄默症、在儿童青少年和成年人群中都可能出现的特定恐惧症、社交焦虑障碍和广泛性焦虑障碍，以及惊恐障碍和场所恐惧症。

　　焦虑障碍的核心特征包括过度的恐惧和焦虑，恐惧是由威胁或即将发生的危险引起的一种急性反应，而焦虑则涉及对未来可能发生的真实或想象的威胁或危险的预期情绪状态。

恐惧和焦虑都有助于生存，并且通常是适应性的。

1. 焦虑障碍的严重程度：当恐惧和焦虑与威胁不成比例，严重且持久，或扰乱正常功能时，则达到病理性焦虑的程度，需要临床关注。

2. 焦虑障碍的主要表现为：①情绪症状：恐惧、担忧，持续的内心紧张、不安；②自主神经过度唤起症状：心慌、出汗、呼吸急促、口干、恶心、腹胀、尿频等症状；③运动性不安：无目的的行为增多，甚至坐立不安；④其他症状：肌肉紧张伴有震颤、头痛，注意力不集中，易怒，疲劳感等；⑤行为表现：回避、逃离或者采取预防和保障措施。

3. 焦虑障碍病因体现了遗传与环境的交互作用，起病多与社会心理因素有关，有一定的人格基础，病程迁延。

4. 焦虑障碍可以与多种躯体疾病和精神障碍共病，焦虑障碍的诊断需要排除其他躯体疾病或精神障碍。

5. 焦虑障碍的患者多有一定的自知力，精神痛苦明显，有求治需求。

不同亚型焦虑障碍之间的区别在于焦虑表现的轻重缓急、个体恐惧的焦点和核心想法不同。当然这种区分具有人为的特征，且焦虑障碍不同亚型之间的共病也常见，因此临床上的鉴别存在困难。所有亚型焦虑障碍的诊断均要求遵循症状表现、持续时间、严重程度的规则，同时需要排除导致焦虑症状的躯体疾病、酒药滥用以及其他精神障碍。

几种焦虑障碍亚型的临床特征和病程标准详见表 14-1。本教材着重介绍临床常见的 3 种亚型：惊恐障碍、广泛性焦虑障碍、社交焦虑障碍。

表 14-1 焦虑障碍不同亚型临床表现的核心特征和病程标准（ICD-11）

亚型	核心特征	病程标准
广泛性焦虑障碍	没有特定目标的长期过度担忧，担忧通常集中在健康、安全、家庭关系、人际关系、工作学习及财务状况这些日常生活的常见主题，可能因反复出现"医学无法解释"的躯体症状而多次就医	几个月
惊恐障碍	反复出现突如其来的惊恐发作，通常在 10 min 内达到高峰，持续 30 ~ 45 min。伴有濒死感或感觉要崩溃、发疯，经常急诊求治。发作间期担心再次发作、担心发作的后果，需要有人陪伴	1 个月
社交焦虑障碍	在社交或表演场合中，在社交或表演场合过度害怕被他人注视、感到尴尬和害羞、难为情，担心出丑、被人贬低。症状本身会限制个体到医院就诊	几个月
场所恐惧症	核心是担心无法离开某些处境：个体身处某些场合（如驾车或拥挤的场合、影剧院等）会引发极度恐惧和焦虑，担心无法逃离、当众发生惊恐发作或晕倒等尴尬的症状，因此主动逃离或回避，或采取安全措施；多数患者会伴有预期的惊恐发作，有些患者共病惊恐障碍	几个月
特定恐惧症	过度或不合理地害怕动物、物体或处境（例如，牙医、蜘蛛、电梯、飞行、看到血），其恐惧焦点在于个体面对恐惧物体或情境时，感到极度恐慌、身体不适、恶心，害怕可能受伤害甚至面临生命危险	几个月

亚型	核心特征	病程标准
分离焦虑障碍	持续且过度担心与依恋对象的分离，预计要短暂分开时会非常痛苦，甚至出现躯体症状，如头痛、胃痛、恶心、呕吐。依恋对象可以是主要抚养人（儿童期）或是配偶、恋人、父母/子女（成人期）	几个月
选择性缄默症	在特定情况下（例如，在学校或陌生环境），不会主动说话或没有语言的回应（可以有行为回应），而在其他情况下（例如，在家里，或与父母和其他家庭成员，或和亲密的朋友）完全能够说话。不是由于语言或口音的原因	1 个月

第一节　惊恐障碍

一、概述

惊恐障碍患者反复出现突如其来的惊恐发作，在发作间期仍表现担心再次发作/发作的后果，或存在与惊恐发作有关的适应不良的行为，例如回避诱发惊恐发作的情景，需要时刻有人陪伴。

二、流行病学

惊恐发作在女性中的患病率是男性的 2～3 倍，终生患病率为 1.5%～3.5%，时点患病率为 1%～2%。大约有 1/3 的人一生中至少经历过一次惊恐发作，大多数发生在情绪不稳、劳累、压力、过量饮用咖啡等情况下。惊恐障碍患者的一级亲属的患病率是一般人群的 4～7 倍。惊恐障碍通常发生于年轻成人（18～35 岁，中位数 24 岁），60 岁以上首次发作的患者显著下降。病程多变，部分患者呈现慢性持续性病程，另一些则是短期发作。

三、发病机制

惊恐障碍的发病机制符合应激 - 素质模型（即，基础易感性与生活应激相互作用，应激触发疾病易感性的表达）。易感因素包括：特定的遗传学因素、儿童期的逆境和几种人格特质（包括焦虑敏感性和神经质）。当前的应激性生活事件联合上述一个或多个易感因素，经常会促发惊恐发作。

双生子研究提示惊恐障碍的遗传度约为 40%，多基因遗传、表观遗传学因素可能与惊恐障碍的发病有关。

焦虑气质（高神经质、高焦虑敏感）是惊恐障碍的危险因素，也可能是焦虑障碍的早期表现。具有焦虑气质的个体在经历应激生活事件后，更可能发生惊恐障碍。惊恐发作者在最近 12 个月内，尤其在最近 1 个月内，相比健康对照人群经历更多生活应激事件，特别是亲友亡故、遭受威胁和生病等事件。

四、临床表现

惊恐发作又叫作急性焦虑发作，通常表现为恐惧或焦虑的急性爆发，发作突然出现，在数分钟内达到高峰，持续数分钟至 1 h。惊恐发作的具体表现：

①心悸、心慌或心搏加速感；

②出汗；

③震颤或发抖；

④气短或窒息感；

⑤哽噎感；

⑥胸痛或胸部不适；

⑦恶心或腹部不适；

⑧感到头晕、站立不稳、头晕目眩或要晕倒；

⑨身体发冷或发热感；

⑩感觉身体麻木或针刺感；

⑪现实解体（感觉不真实）或人格解体（感觉脱离了自己）；

⑫害怕失去控制或"发疯"；

⑬濒死感。

以上 13 个症状出现 4 个及以上的惊恐发作可称之为"完全发作"，反复出现惊恐发作的患者，也可能会表现出"不完全发作"，即症状条目不足，或者发作是有预兆的。

注：来自 DSM-5 的标准

惊恐障碍表现为反复出现惊恐发作（包括完全发作或部分发作），发作间期至少有 1 个月持续担心再次出现发作，担心发作的后果（心脏病、意外），或出现发作相关的行为改变（如回避诱发惊恐发作的情境，不能独处需要有人陪伴，不敢离家）。

由于惊恐发作的表现以心肺、胃肠道和神经系统症状多见，因此许多患者常就诊于综合医院的急诊科和躯体疾病科（非精神科）。患者通常对躯体疾病检查的阴性结果将信将疑，并且会反复就医，多数患者会转诊到精神科就诊。

五、诊断和鉴别诊断

1. 评估　为了排除器质性病因并准确诊断惊恐障碍，需行全面的检查以排除躯体疾病，包括病史采集、体格检查和神经系统检查、实验室检查（甲状腺功能检测、全血细胞计数和生化检查），以及心电图或动态心电图监测。这样也可打消患者的疑虑。病史的收集应包括当前的生活应激、是否存在分离类的生活事件、患者的担忧和恐惧、人际交往问题、近期物质滥用和用药的情况。医生应向患者询问自惊恐发作后的行为模式。

2. 诊断　惊恐障碍的 ICD-11 诊断标准：

①惊恐障碍（panic disorder）表现为反复的、非预期的惊恐发作。这种惊恐发作不限于特定的刺激或情境。惊恐发作定义为散在的、发作性的强烈恐惧或忧虑，伴有快速出现的表现（如，心悸或心率增快、出汗、震颤、气促、胸痛、头晕或眩晕、寒冷、潮热、濒

死感）。②惊恐障碍还表现为对惊恐发作的复发或其显著性有持续性的担心，或一些意图回避复发的行为。③导致个人、家庭、社交、学业、职业或其他重要领域功能的显著损害。④症状不是另一种健康情况的临床表现（如，甲状腺功能亢进、心肺疾病），也不能是某种作用于中枢神经系统的药物或物质所致。

3. 诊断惊恐障碍需要排除以下情况

（1）物质滥用和戒断——过度使用咖啡因和滥用兴奋剂（如可卡因和苯丙胺）可诱发惊恐发作；镇静催眠药、酒精和阿片类物质戒断也会诱发惊恐发作。

（2）一般躯体疾病——某些躯体疾病的症状可与惊恐发作相似，需要仔细地查体及客观检查来鉴别：①心绞痛，②心律失常，③二尖瓣脱垂，④慢性阻塞性肺疾病，⑤颞叶癫痫，⑥肺栓塞，⑦哮喘，⑧甲状腺功能亢进，⑨嗜铬细胞瘤，⑩低血糖等。

（3）其他精神障碍：惊恐发作本身不具有特异性，可能发生于其他焦虑障碍，场所恐惧症、特定恐惧症、单纯恐惧症、社交焦虑障碍、分离焦虑障碍的患者在突然面对恐惧暴露或处境时可能出现惊恐发作；PTSD 患者在经历 / 回忆创伤处境或类似处境也会触发惊恐发作；强迫障碍患者面对污染等会明确触发惊恐发作。惊恐发作也经常会出现在抑郁发作中，甚至在精神分裂症患者中，当患者经历令人恐惧的幻觉 / 妄想时，也会引发惊恐发作。

六、治疗和预后

药物治疗和心理治疗均可以有效治疗惊恐障碍。有效的药物包括选择性 5- 羟色胺再摄取抑制剂（SSRIs）、5- 羟色胺 - 去甲肾上腺素再摄取抑制剂（SNRIs）、三环类抗抑郁药（TCAs）、单胺氧化酶抑制剂（MAOIs）和苯二氮䓬类（BZs）药物。这几类药物对惊恐障碍的症状（发作频率、预期性焦虑和恐惧性回避）均有疗效，SSRIs 因其安全性良好作为一线用药，治疗早期合并苯二氮䓬类药物可以快速改善焦虑障碍症状，长期治疗应尽量减少苯二氮䓬类药物的使用（考虑到滥用的可能性）。

在惊恐障碍的心理治疗中，证据最多的是认知行为疗法（CBT）。CBT 认为内感受性条件反射和灾难性评价导致个体对低水平的躯体感觉产生焦虑反应，由此引发的焦虑性自主神经系统兴奋，强化躯体反应，形成恐惧与躯体感觉的往复循环，造成惊恐发作。

为打破这个循环，CBT 着眼于帮助患者学习自我观察形成自我认识的技能，学习认知和行为应对技巧，反复练习强化，并逐步过渡到在治疗环境外的焦虑诱发情景中反复练习此类技能。具体技术通常包括：健康教育、自我监测、呼吸训练、肌肉放松、认知重建、暴露及预防复发。

惊恐障碍患者采用 CBT 时，通常给予每周 1 次的治疗，治疗方式为一对一或小组形式，每次治疗持续 60 ~ 120 min。CBT 疗效持久，在 6 ~ 12 个月随访时，其益处几乎没有减少。其他形式的心理治疗，如短程的动力学心理治疗、接纳和承诺疗法、正念疗法等也对惊恐障碍有效，但循证证据有限。

第二节 广泛性焦虑障碍

一、概述

广泛性焦虑障碍（generalized anxiety disorder，GAD）以慢性持续的过度担忧为特点，给患者带来显著痛苦或损害，占据一半以上的时间，且至少持续 6 个月。其他特征包括焦虑的心理症状（如恐惧感和易激惹）和躯体症状（如疲劳感和肌紧张）。

二、流行病学

GAD 在社区和临床中均常见。GAD 的终生患病率为 5.1% ~ 11.9%（美国）、2.0%（欧洲）、0.3%（中国）。患病率女性:男性约等于 2 : 1，GAD 可能是老年期最常见的焦虑障碍。由于各种躯体不适，患者可能反复就诊于综合医院进行检查和治疗，同样导致医疗花费的增加。临床上"难以解释的躯体主诉"的患者很多合并 GAD。

三、病因和发病机制

遗传和环境因素均在 GAD 的发病过程中具有作用。成人 GAD 患者其早年不良经历高于平均水平；具有"行为抑制"（在新环境中出现胆怯和害羞的倾向，而不是积极探索）特征的人更可能发生 GAD，具有"神经质"的人格特质与 GAD 合并抑郁障碍相关。

四、临床表现

GAD 没有特征性的症状，主要表现为过度且持续担忧，伴有过度警觉、自主神经过度活跃和肌紧张相关的其他症状，包括：睡眠差、易疲劳和难以放松；头痛及颈肩背部疼痛。严重者彻夜不眠、终日坐立不安。患者担忧的主题与一般人群类似，围绕身体健康、家庭关系、人际关系、工作和经济状况等。但患者对小事情的担忧程度明显超出可接受的范围，造成了精神痛苦和功能损害。

五、诊断和鉴别诊断

1. 诊断　GAD 的诊断需要存在广泛、持续、过度的焦虑，并且合并多种心理和躯体症状。ICD-11 中 GAD 诊断标准如下：①表现为显著的焦虑症状，持续至少数月的大多数日子中出现。有以下两者之一：广泛性的忧虑（即"自由浮动性焦虑"），或聚焦点在诸多日常事件的过度的担忧（多为家庭、健康、经济情况、学业、工作）。②同时伴有附加症状，如肌紧张、运动性坐立不安、交感神经过度活跃、主观体验的精神紧张、难以维持注意集中、情绪易激惹或睡眠紊乱。③这些症状导致显著的痛苦，或导致个人、家庭、社交、学业、职业或其他重要领域功能的显著损害。④症状不是另一种健康情况的临床表现，也不能是某种作用于中枢神经系统的药物或物质所致。

2.鉴别诊断

（1）抑郁障碍：焦虑障碍经常与抑郁障碍共病，抑郁个体往往对过往经历进行自我批评、反复思虑（也叫做思维反刍），而 GAD 患者往往担忧以后可能发生的危险。二者共病时，应该仔细区分核心症状究竟是"三低"还是过度担心，以及症状发展的先后顺序，以便鉴别"伴有焦虑特征的抑郁发作"与"GAD 合并抑郁障碍""GAD 伴抑郁心境"。

（2）其他焦虑障碍：焦虑障碍不同亚型之间的区别依赖于焦虑表现的轻重缓急（惊恐障碍与 GAD 的区别）、个体恐惧的焦点和核心想法的不同。

六、治疗和预后

如果患者的 GAD 显著干扰社会功能、造成精神痛苦、妨碍了躯体健康，则需要立即开始治疗，否则可以定期随访，轻微的 GAD 患者也可能在环境变化下不治而愈。

SSRIs 和 CBT 均可以有效治疗 GAD，选择治疗时需要考虑疗法的可获得性、患者的意愿、不良反应和费用等问题，还需要考虑疾病的严重程度、有无共病、以往治疗的疗效等因素。合并抑郁障碍、症状严重的患者可能因临床症状而无法充分参与 CBT 治疗。可以合并用于强化 SSRIs 作用的药物如 5-HT 激动剂丁螺环酮、坦度螺酮，离子通道药物普瑞巴林；辅助使用苯二氮䓬类药物可以缓解 SSRIs 治疗初期的激越和失眠，需关注 BZs 的种类、剂量和使用时间以防止滥用倾向。

GAD 可导致严重的功能损害，类似于重性抑郁所致的功能损害程度。与临床研究 GAD 人群相比，社区中的 GAD 患者预后更好。长期看，GAD 的病程呈现慢性迁延，症状严重程度随时间波动。

第三节　社交焦虑障碍

一、概述

社交焦虑障碍（social anxiety disorder, SAD）又称社交恐惧症，特征为在社交或表演场合过度害怕被他人注视、感到紧张和羞愧，导致明显的精神痛苦或功能损害。

二、流行病学

SAD 是一种常见的焦虑障碍，估计美国人群的终生患病率为 5%～12%，12 个月患病率为 3%～7%；欧洲的 12 个月患病率为 2%，国内 2019 年的全国流行病学调查显示终生患病率为 0.6%。

三、病因及发病机制

SAD 的发病涉及遗传和环境因素，目前无法确定特定的易感基因。SAD 发病机制相关研究侧重于多种相互影响的神经激素系统和神经递质系统，还侧重于涉及杏仁核、岛叶和前额叶皮质的功能性神经回路。心理社会因素包括儿童期早期逆境、父母与同伴的影响，回顾性研究提示儿童期虐待（包括躯体虐待、性虐待、情感虐待及忽视）与更严重的 SAD 症状和功能受损相关；过度批评和过度保护的教养方式、儿童期遭到取笑等不良事件也与 SAD 相关。需要注意这一类研究中的回忆偏倚。

四、临床表现

SAD 的标志是过度害怕被他人注视、感到紧张和害羞，患者通常担心自己缺乏社交能力，害怕他人指责或轻视，担忧他人注意到自己的紧张。在社交或表演的场合中，SAD 个体还可能出现焦虑的躯体表现，包括脸红、发汗、颤抖和心悸，有时出现全面的惊恐发作。SAD 个体会尽可能避免参加社交活动，也可能带着强烈的紧张勉强参加，事后会因自己的表现欠佳而懊恼，更加确认自己不善社交。

SAD 常于儿童期和青春期发病，表现为羞怯加重，可能为某次"表现不佳"的应激事件诱发。在 30 岁后新发 SAD 并不常见，可能是源于个体有新的社交需求时（如晋升、入职）。

五、诊断和鉴别诊断

1. 诊断　ICD-11 中 SAD 诊断标准如下：①表现为在一个或多个社交情境中一致出现的、明显而过度的恐惧或焦虑。这类社交情境包括社交互动（如与他人谈话），被他人观察的情境（例如吃饭或喝酒中），或在他人面前表演时（例如发表演讲时）。②个体担忧他（她）的行为举止或焦虑症状会导致他人负面的评价。③个体抑制地回避这类社交情境，或不得不带着强烈的恐惧或焦虑进入、忍受这些情境。④症状持续至少数个月，且足够严重以导致显著的痛苦，或导致个人、家庭、社交、学业、职业或其他重要领域功能的显著损害。

2. 鉴别诊断

（1）精神分裂症：此类患者由于幻觉、被害妄想的支配可能竭力回避社交，或表现出社交退缩的阴性症状，澄清患者是否存在对社交的担忧以及担忧的核心可以鉴别。

（2）抑郁障碍：抑郁发作的患者出于"三低"，没有兴趣和动力，也会回避活动和社交，与 SAD 回避社交源于过度的恐惧和焦虑有明显区别。

六、治疗和预后

由于 SAD 症状的原因，很多患者会回避就医。在社区中，SAD 的个体可能会选择适应于 SAD 的工作和生活方式，以减少功能损害和精神痛苦。年轻个体可能会主动寻求线上的帮助，他们通过对疾病的了解、对自身症状的认识、反思也可能获益。诊断 SAD 后，医患可以一起评估社交焦虑对个体生活质量的影响程度，是否影响未来发展等因素，进而选择治疗方案。

采用药物治疗（SSRIs 等）和心理治疗（CBT）均可以改善 SAD，药物治疗可能会更快缓解症状，但 CBT 的疗效更持久。由于大多数个体已患病多年，起效是否迅速可能意义不大，除非患者面临紧急的困难（谈恋爱、升职等）。

SAD 个体有时会自发改善，若不治疗，多数患者的症状持续多年，逐渐出现抑郁障碍、物质滥用和其他精神障碍，导致广泛的功能损害和生活质量降低。药物持续治疗 6~12 个月可以降低复发率，CBT 等心理治疗可以改善长期预后。

第四节　焦虑障碍患者的护理

一、护理评估

焦虑障碍的患者护理评估，除应评估焦虑症状给患者造成的社会功能影响外，重点评估患者对疾病的认知及应对方式的了解。

（一）躯体评估

1. 生命体征及营养状况　体温、脉搏、呼吸、血压等生命体征是否正常，评估面色及皮肤弹性情况，有无营养不良情况。

2. 入院方式　自行步入、搀扶、轮椅等。

3. 睡眠障碍　有无入睡困难、早醒等现象。

4. 患者的进食及二便情况。

5. 有无药物过敏史　是何种药物及食物过敏及具体过敏症状，处置措施。

6. 有无重大躯体疾病以及所患疾病对患者的影响程度。

（二）心理社会评估

1. 病前性格　评估患者性格及人格特点，兴趣爱好，工作、学习、生活能力保持情况。应激水平及独立解决问题的能力。

2. 寻找焦虑源　近期有无重大生活事件，生活事件的强度、内容，以及对患者的影响程度。评估患者所惧怕的事情可否追溯到现实刺激。

3. 社会关系　患者的生长环境、职业、婚姻状态、工作情况、经济水平等。评估患者患病后社会关系有无改变。

4. 社会支持　家属对患者患病前后的评价如何，家属对患者的态度，家属对疾病的认知程度。

（三）症状评估

1. 评估患者焦虑发作时的症状、体征，患者是否突然出现心悸、气促、多汗、尿频、腹部不适、濒死感等。评估焦虑发作方式、持续时间、发作频率及应对方式。

2. 评估患者恐惧的具体内容、恐惧的程度，行为表现及采取何种应对措施。

3. 评估患者情绪方面的改变，有无烦躁、焦虑、易激惹等，评估有无冲动毁物、自杀等行为。

4. 沟通交流与护士沟通有无困难，是否有注意力不集中、记忆力降低。

二、护理问题

1. 焦虑　与焦虑障碍症状，担心再次发作有关。

2. 社交障碍　与社交恐怖有关。

3. 舒适改变　与焦虑情绪所致的神经系统的症状有关。

4. 睡眠形态紊乱　与焦虑障碍症状有关。

5. 部分生活自理缺陷　与紧张不安、担心出事影响正常生活有关。

6. 个人应对无效　与焦虑障碍症状影响有关。

三、护理措施

（一）基础护理

1. 生活护理

（1）为患者提供清洁、安静、舒适、整齐的休养环境。护士每日检查患者个人卫生，督促其养成良好的生活习惯，帮助其改善自我照顾能力。

（2）为患者制订日常生活计划，并督促检查其完成情况，必要时协助完成。

2. 饮食护理

保证患者每日入量 2500 ml 以上，并选择营养丰富、易消化的食物，可根据患者的饮食习惯提供可口饭菜。对于焦虑障碍症状严重的患者，可给予高营养易消化的食物，劝其多吃水果和蔬菜。

3. 排泄护理

（1）观察患者排便情况，如三日无大便的患者应遵医嘱给予甘油灌肠剂灌肠，也可适量服用缓泻剂促进排便。指导患者多饮水，腹部按摩，进食粗纤维蔬菜、水果，预防便秘，并帮助患者养成定时排便的习惯。如排便次数增多出现腹泻情况时，应及时留取便常规，注意给予腹泻患者保暖，鼓励患者多饮水，给予清淡饮食，严重者应暂禁食，做好肛周皮肤护理，保持床单位清洁，密切观察大便的颜色、性质、次数、量，记录并报告医生，给予处理。

（2）观察患者排尿情况，有无小便延迟、排尿无力或排尿不畅。如让患者听水声或用温水会阴冲洗，同时配合言语鼓励和暗示，按摩、热敷可使肌肉放松，促进排尿，必要时可遵医嘱行导尿术。尿频患者注意个人卫生情况，避免出现尿路感染。

4. 睡眠护理

（1）评估患者睡眠规律、卫生习惯、入睡方式等，如出现睡眠障碍评估入睡困难的原因、影响和感受，记录睡眠时数。

（2）消除睡眠障碍的诱因，如有无躯体不适、焦虑情绪问题等。

（3）创造良好的睡眠环境，拉上窗帘，夜间适宜照明，减少不必要的噪声干扰。提供合适的被褥、枕头，协助患者舒适的体位。

（4）指导患者使用促进睡眠的方法：①睡前避免剧烈活动；②睡前禁饮咖啡、浓茶，不看刺激的电视；③睡觉前泡脚；④教会患者一些放松的技巧如听轻音乐，静卧深呼吸时全身放松。

（5）夜间经常巡视病房，及时评估患者的入睡及睡眠情况，必要时给予助眠药，观察患者服用助眠药效果。

（6）增加白天活动时间，与患者一起制定白天活动时间表，白天规律锻炼如跑步、打球、做保健操等，限制白天睡眠时间，最多不超过 1 h。

（二）症状护理

1. 对患者的焦虑程度及躯体情况进行全面评估，尤其是老年患者及伴有躯体疾病的患者。

2. 焦虑障碍症状发作时，可采用分散注意力的方法缓解症状。对于焦虑障碍症状严重的患者，护士陪伴，给予支持性言语，帮患者度过困境。必要时遵医嘱给予抗焦虑药物帮助患者控制焦虑障碍症状。

3. 教会患者掌握应对焦虑的方法，如放松疗法、深呼吸、静坐、慢跑等。

4. 指导患者学习应对压力的有效策略：

（1）教会如何中断焦虑（如向上看，控制呼吸，放低肩膀，放慢思维，改变声音等）。

（2）了解并接纳压力事件时自己的情绪反应。

（3）借由自我认识、自我肯定及接纳别人，进而自我掌控情绪。

（4）选择妥协、逃避等应对压力策略，回避焦虑情绪。

（三）治疗护理

1. 药物治疗

（1）评估患者服药依从性：有的患者由于过分关注自己躯体状况，担心药物副作用，或因治疗效果不明显时，出现不愿服药、自行减药甚至藏药行为。

（2）遵医嘱，合理用药，保证药物治疗的完成。

（3）观察疗效及不良反应情况，及时处理。

（4）讲解相关药物知识，消除对药物的顾虑。

2. 物理治疗　治疗之前充分讲解治疗的目的、操作流程等，取得患者的配合，治疗后观察患者有无不适主诉。

（四）安全护理

1. 患者安全

（1）评估患者可能受伤的危险因素。

（2）患者严重焦虑时将其安置在安静房间，必要时专人看护。

（3）焦虑患者病情严重时会有情绪问题，认为生不如死，产生轻生的念头及行为，如出现此类想法，应详细询问，防止自杀、自伤行为。

2. 物品安全　房间内物品安置要简单、安全，随时检查患者的床单位，避免危险物品留在患者身边。探视时告诉家属不能离开患者让其单独行动，不能将危险物品交给患者。

3. 环境安全　陌生的环境对患者来说也是压力源，为患者安排舒适安静的环境，满足患者的合理需求。患者出现焦虑或恐惧症状时，护理人员不应该取笑，并阻止其他患者的此种行为，以免使患者缺乏安全感，或有其他症状的出现。

（五）心理护理

1. 建立信任关系，护理人员首先以倾听为主，鼓励患者多作言语表达。

2. 要以温和、宁静、坚定的态度面对患者，对于患者的反应要给予回应、支持。

3. 多陪伴患者，理解患者焦虑时的内心感受，注意倾听患者诉说。对于患者躯体不适的主诉，不要否定，在排除躯体疾病的基础上，不要过分地关注。鼓励患者参与认知心理治疗。

（六）康复护理

1. 鼓励参加工娱治疗活动，患者在参加工娱治疗活动时分散自身症状的注意力，同时消耗体能，有助于减轻焦虑情绪。活动方式可以有简单的劳动、艺术治疗、游戏、运动等。

2. 患者掌握一套行之有效的放松技巧。如腹式呼吸：患者轻装坐在靠背椅上，双手交叉轻放在下腹部丹田处。亦可站立或仰卧，两腿稍弯。用鼻慢慢吸气，慢慢呼气，嘴闭紧。吸气时，胸部与腹部同时向外隆起，感到肺部吸入了大量的空气、使横膈膜往腹部下压，使腹部鼓气，放在丹田处的双手感觉到腹部向外逐渐鼓出。呼气时胸部与腹部同时向内缩进，仿佛空气逐渐从鼻孔处向外排出，双手感觉到腹部向背部脊椎压进，协助胸部将空气排出。胸、腹部同步吸气的方法，须反复练习，直到熟练掌握。每次 15 ~ 30 min，可缓解焦虑、抑郁、恐惧等紧张情绪。

3. 与患者共同探讨出院后的具体计划，做力所能及的事情，保证社会功能。

（七）健康教育

1. 焦虑患者在焦虑发作时常常出现心悸等不适症状，患者感觉自己得了重病，会紧张恐惧，护士向患者讲解上述症状产生的原因，降低焦虑紧张情绪。

2. 要让患者和家属了解有关疾病的相关知识，如病因、临床表现、治疗及药物的不良反应等；重要的是与患者共同分析现实问题，探讨其产生焦虑的压力源和诱因，有针对性地指出患者问题所在，共同制定和尝试适合于患者减轻焦虑的应对方式。注意家属对患者的不良影响，有针对性地指出可能的解决方法。

3. 向患者讲解应对焦虑的方法，如放松训练、脱敏疗法、正念训练等，讲解放松训练对于焦虑治疗的益处。

（刘　琦　赵　静）

第十五章　强迫障碍及其护理

◎ 案例 15-1

　　患者，女性，16 岁，目前高一休学。2 年前患者读初三时感到学习压力大，出现过度怀疑没有看清楚题目，反复检查作业，经常需要熬夜才能写完作业，考试时难以完成试卷，成绩下降。1 年前患者脑子反复出现对立性的内容，比如想到一个好的玩具、喜欢的动画片或者动漫人物、玩得好的朋友等，脑子里会出现对立性的想法，比如"这个人其实很坏"等。患者通过反复清洗来抵抗，反复洗手、洗澡等，用大量洗手液及沐浴露，一次清洗时间由几分钟逐渐加重至 1 ~ 2 h，导致患者皮肤干燥、发白，患者感到痛苦，但控制不住。患者间断不去上学，成绩明显下降，为此感到困扰，情绪低沉，活动少，整天躺着，失眠，后办理休学，首次来诊。

　　请回答：

　　1. 描述该患者可能存在的症状和诊断。

　　2. 请罗列出目前患者存在的护理问题，并给予护理措施。

　　强迫障碍（obsessive-compulsive disorder，OCD）又称强迫症，是以反复出现强迫思维和强迫动作为基本特征的一类精神障碍。强迫思维是反复的、持久的、侵入的和不必要的想法、表象、冲动等，通常伴明显焦虑、恐惧、不确定等。强迫行为是重复出现的外显的行为或内隐的心理活动，是患者感觉被强迫思维驱使的执行反应，目的在于防止或减轻焦虑或痛苦，防止某些可怕的事件或情境发生。患者耗费大量时间和精力反复或重复做一件事情，明知没有必要却控制不住，产生强烈的心理痛苦，病程迁延，给患者个人、家庭及社会带来巨大的影响。

第一节　强迫障碍的流行病学和病理机制

一、流行病学

　　强迫障碍终生患病率为 2% ~ 3%，中国 2019 年调查的数据显示强迫障碍终生患病率为 2.4%。强迫障碍有两个发病高峰期：早发时期（11 岁左右）和晚发时期（22 岁左右）。

强迫障碍容易共患其他精神障碍，56%~83% 的强迫障碍至少共患一种其他精神障碍，常见的是焦虑障碍、情感障碍、冲动控制障碍和物质使用障碍。纵向临床数据表明，强迫障碍可以持续几十年，是 WHO 排名第十位的致残性疾病。

二、病理机制

强迫障碍的病因及发病机制目前尚不完全清楚，一般认为是生物和心理社会因素共同作用的结果，遗传、神经生化、神经环路、神经认知及应激、创伤、生殖周期相关事件等因素均参与强迫障碍的发病过程。

1. 遗传　研究已经证实，遗传在强迫障碍发病中起着重要的作用。强迫障碍先证者的一级亲属（包括父母、同胞、子女等）中，强迫障碍的平均患病率为 12%，明显高于普通人群的患病率。双生子的研究发现，强迫障碍的遗传效应能解释 35%~40% 的作用，非共享环境能解释 51% 的作用。

2. 神经生化　强迫障碍的神经生化研究主要围绕 5-HT、多巴胺和谷氨酸三个系统假说展开。早期发现 SSRIs 对强迫障碍有效，引起了对 5-HT 系统的大量关注，但至今几乎没有在强迫障碍中找到 5-HT 能异常的直接证据。此后也发现多巴胺 D_2 受体拮抗剂能增加 SSRIs 的疗效，多巴胺系统在强迫障碍中的研究也得到重视。最近的研究集中在谷氨酸系统，发现强迫障碍患者脑脊液中的谷氨酸水平升高，经过抗强迫药物治疗后，谷氨酸水平能恢复正常。

3. 神经环路与神经认知　神经影像学研究表明皮质 - 纹状体 - 丘脑 - 皮质（cortical-striatal- thalamo-cortical，CSTC）环路与强迫障碍的病理生理机制有关。强迫障碍 CSTC 环路中发挥关键作用的皮质区域包括眶额叶、腹内侧前额叶、背外侧前额叶、前扣带皮质、辅助运动区等，与纹状体、丘脑等构成不同的 CSTC 环路，环路过度激活或者激活不足将分别影响不同的神经认知功能，比如过度焦虑、不能容忍不确定、反应抑制受损、执行功能异常等，进一步促使强迫症状产生。

4. 心理社会因素　精神应激和创伤、生殖相关事件、养育等心理社会因素在强迫障碍的发病中也起到重要的作用。大多数研究均支持创伤和强迫障碍之间的关系，25%~67% 的强迫障碍患者在起病前存在明显生活事件，创伤将导致强迫症状更严重、预后更差。女性在生殖生活事件期间，如月经初潮、怀孕 / 产后和更年期，更容易出现强迫障碍发作或恶化。过度保护、控制、排斥、权威等家庭环境也是强迫障碍的危险因素。

第二节　强迫障碍的临床表现和诊断

一、临床表现

强迫障碍的基本症状是强迫思维和强迫行为。

（一）强迫思维

强迫思维是指反复进入患者意识领域的思想、表象、情绪或意向，这些对患者来说，是没有现实意义的，不需要的或多余的，患者意识到这些都是他（她）自己的心理活动，很想摆脱，但又无能为力，因而感到十分苦恼。强迫思维常见以下几种表现形式：

1. 强迫怀疑　患者对自己言行的正确性反复产生怀疑；明知毫无必要，但又不能摆脱。例如：出门时怀疑门窗是否关好了，怀疑东西有没有落下，怀疑的同时常伴有焦虑不安，因而促使患者对自己的言行反复检查。

2. 强迫性穷思竭虑　患者对日常生活中的一些事情或自然现象寻根究底，反复思索，明知缺乏现实意义，没有必要，但又不能自我控制。例如：反复思索为什么1加1等于2，而不等于3。有的患者表现为与自己进行欲罢不能、无休止的争辩，分不清孰是孰非。

3. 强迫联想　患者脑子里出现一个观念或看到一句话，便不由自主地联想起另一个观念或语句。如果联想的观念或语句与原来相反，则称之为强迫对立思维，如想起"和平"，立即联想到"战争"，由于观念的出现违背患者的主观意愿，常使患者感到苦恼。

4. 强迫表象　在头脑里反复出现生动的视觉体验（表象），并常具有令人厌恶的性质，无法摆脱，这些表象可以是一些患者讨厌的人、排泄物或者患者觉得污秽的画面，也可以是一些日常生活中的图片。

5. 强迫冲动　患者反复体验到想要做某种违背自己意愿的动作或行为的强烈内心冲动，明知这样做是荒谬的，不可能的，并努力控制自己不去做，但却无法摆脱这种内心冲动。例如：走到高处有一种想往下跳的内心冲动，尽管当时这种内心冲动十分强烈，但却从不会付诸行动。

（二）强迫行为

可以表现为外显的强迫行为，比如反复检查、反复清洗；强迫行为也可以表现为内隐的心理活动，比如内心反复祈祷、数数、确认，这一类往往不容易被发现和识别，需要仔细询问患者的内心体验。大部分患者同时存在强迫思维和强迫行为，强迫行为是为了回应强迫思维，减轻强迫思维产生的焦虑和恐惧。强迫行为常见的有以下几种表现形式：

1. 强迫检查　患者为减轻强迫性怀疑引起的焦虑采取的措施。如出门时反复检查门窗是否关好等，起身的时候反复检查东西有没有落下。

2. 强迫清洗　患者为了消除对受到脏物、毒物或细菌污染的担心，常反复洗手、洗澡或洗衣服。有的患者不仅自己反复清洗，而且要求与他／她一同生活的人一起这样做。

3. 强迫询问　患者常常不相信自己，为了消除疑虑或穷思竭虑带来的焦虑，常反复要求他人给予解释或保证。

4. 强迫性仪式动作　一些重复出现的动作，他人看来是不合理的或荒谬可笑的，但对患者来说，却可减轻或防止强迫思维引起的紧张不安。例如，患者出门时，必先向前走两步，再向后退一步，然后才走出门，否则患者便感到强烈的紧张不安。强迫性计数，也属仪式动作，计数台阶，计数窗格等，只是为了解除某种担心或避免焦虑的出现。

5. 强迫性迟缓　为了避免出错或者不安，患者需要反复在脑海中确认下一步需要怎么做而导致行为显得迟缓，比如患者早上洗漱的时候，反复确认如何拿起牙刷、挤牙膏等动作，直到心里完全确认，才能去行动，导致患者常常迟到，严重的时候出不了门。

二、诊断和鉴别诊断

按照 ICD-11 诊断强迫障碍，强迫思维或强迫行为必须是耗时的（例如每天花费 1 h 以上），并且导致显著的痛苦，或导致个人、家庭、社交、学业、职业或其他重要领域功能的显著损害。大部分强迫障碍患者对疾病有良好的自知力，能认识到强迫症状来源于自身，主动求治；但也有部分患者对疾病没有自知力，并不感到痛苦，也不寻求治疗。在诊断强迫障碍时，需要与以下精神障碍鉴别：

1. **精神分裂症** 强迫障碍的某些症状可使他人感到奇特、不可理解，需要跟精神分裂症鉴别。强迫障碍怪异的行为背后往往是强迫思维引起的，有一套患者自己可以解释的逻辑，大部分对此有自知力，感到痛苦；精神分裂症的患者对症状往往无自知力，且常常伴随幻听、妄想等典型精神病性症状。

2. **抑郁障碍** 强迫障碍患者也常常会出现情绪低落等症状，需要从发病过程进行分析，区别何者为原发，何者为继发，强迫障碍患者的抑郁情绪常常在强迫症状出现时存在，强迫症状结束后消失，抑郁障碍患者常常存在持续的情绪低落。如果两者各自均符合诊断标准，可以共病诊断。

3. **恐怖障碍** 恐怖对象来源于客观现实，患者常有回避行为，不伴有强迫思维；强迫障碍患者也可以出现回避行为，但会同时存在强迫思维和强迫行为，患者回避行为常常与强迫症状有关。

4. **脑器质性疾病** 中枢神经系统器质性病变，特别是基底节病变，可出现强迫症状。一般呈突然发作、剧烈发作、偶发病程等特点，此外，也可依据中枢神经系统疾病的病史和体征进行鉴别。

第三节 强迫障碍的治疗

强迫障碍的主要治疗目标是显著减轻症状，恢复社会功能，有效应对压力，预防复发。目前认为生物和心理社会因素均参与了强迫障碍的形成，由此应采取综合治疗，包括药物治疗、心理治疗和物理治疗等方面。在不同的治疗时机选择哪种治疗为主、何时转换、何时联合等均需要考虑患者疾病特点。在治疗过程中，要注意综合治疗、个体化治疗及全病程治疗等原则。

一、药物治疗

SSRIs 是目前强迫障碍的一线药物治疗，包括舍曲林、帕罗西汀、氟西汀和氟伏沙明，一般推荐为首选的药物治疗。

遵循先单药治疗的原则，选择一种 SSRIs 治疗，如果没有明显不良反应，4 ~ 6 周内加至治疗剂量，观察药物疗效需要 8 ~ 12 周，疗效不佳首先考虑将药物加至最大剂量，仍无效者才考虑换药或换用其他治疗方法。不建议一种治疗药物短期使用无效而频繁换药。与抑郁障碍相比，治疗强迫障碍的剂量较大，CFDA 批准用于治疗强迫障碍的药物中，舍曲林最高量为 200 mg/d，帕罗西汀最高量为 60 mg/d，氟西汀最高量为 80 mg/d，氟伏沙明最高量为 300 mg/d。

二线治疗药物包括三环类抗抑郁药氯米帕明、SSRIs 药物西酞普兰和艾司西酞普兰。氯米帕明疗效与 SSRIs 相似，但安全性不及 SSRIs，常见的不良反应包括 QTc 延长、抗胆碱能不良反应（口干、视物模糊、便秘、尿潴留和心动过速等）、直立性低血压、转躁风险等，因此作为强迫障碍的二线治疗。氯米帕明用于强迫障碍的治疗剂量是 100 ~ 250 mg/d。

如果抗抑郁药物治疗效果不理想，抗精神病药是强迫障碍药物治疗中常见的增效剂，常用的是利培酮、阿立哌唑、氟哌啶醇、奥氮平、喹硫平、齐拉西酮和帕利哌酮等。近来也发现 N- 乙酰半胱氨酸、利鲁唑、美金刚、拉莫三嗪、托吡酯和氯胺酮等谷氨酸系药物也作为强迫障碍的增效药物推荐。

急性期治疗需要足量的药物治疗 10 ~ 12 周；急性期治疗有效的患者，在症状完全改善后建议药物维持治疗的时间是 1 ~ 2 年；对于停药后有复发风险的患者，更长时间的治疗是必需的。停药后，建议换成心理治疗维持，可进一步降低复发风险。

二、心理治疗

1. 支持性心理治疗　对患者进行耐心细致的解释和心理教育，使之了解疾病的性质，认识到强迫行为只能短暂缓解焦虑，讨论症状消除的获益，激发患者尝试改变的动机，指导患者把注意从强迫症状转移到日常生活、学习和工作中去。

2. 认知行为疗法　以暴露疗法和反应预防为基础的认知行为治疗是强迫障碍的一线心理治疗方法。主要内容是指导患者重复并长时间暴露在引起强迫性恐惧的情景中，有意识循序渐进地减少强迫行为。暴露是指患者必须故意面对那些能引起强迫思维、焦虑或促使发生强迫行为的情境，患者要长时间待在这种情境中，不做强迫行为，直至焦虑自发减少，分为现实暴露和想象暴露。反应预防意味着患者不能做任何强迫行为来减少强迫思维带来的焦虑以防止灾难事件的发生。

三、物理治疗

30% ~ 40% 的患者经过药物治疗或者心理治疗后仍疗效欠佳，物理治疗是这类患者的另一选择。目前常见的物理治疗包括重复经颅磁刺激、改良电休克疗法、经颅直流电刺激及深部脑刺激等，疗效及安全性在强迫障碍患者中得到初步证实。

第四节　强迫障碍的护理

一、护理评估

强迫障碍患者的护理评估首先评估强迫症状对患者社会功能的影响程度，其次重点评估患者对强迫症状的自我应对能力。

（一）强迫症状的评估

1. 评估强迫症状出现的诱发因素。

2. 评估强迫症状的内容、频率、持续时间，对生活的影响程度，对躯体的损害，对患者社会功能的影响和严重程度等。

3. 评估患者的强迫症状应对方式。

（二）躯体方面的评估

1. 生命体征　体温、脉搏、呼吸、血压。

2. 皮肤情况　检查皮肤的整洁度、有无弹性，特别注意观察皮肤有无脱屑、皲裂、破溃及外伤情况，注意评估皮肤状况与强迫症状有无关系。

3. 睡眠情况　评估患者有无入睡困难、早醒等情况，注意观察强迫症状对睡眠的影响程度。

4. 进食、排泄情况　评估患者的进食量，有无特殊饮食习惯和规律，评估有无营养不良等情况；评估大、小便是否规律，有无异常改变，如厕时间、频率有无改变。

5. 日常自理情况　评估患者的个人卫生料理能力有无降低，洗涤、检查等时间有无改变。

6. 评估有无躯体疾病以及药物食物过敏史。

（三）心理方面的评估

1. 评估患者的自知力、对疾病的认知程度以及对住院治疗的态度，注意观察有无焦虑或自卑情绪，有无冲动行为。

2. 病前性格如何，是否有处事谨慎、优柔寡断、追求完美等特点。

3. 评估有无重大生活事件的发生以及影响程度。

4. 评估家庭教育及教育方式如何，评估有无家庭气氛紧张、刻板的教育方式。

5. 评估患者的家庭支持系统，评估患者家属对强迫障碍的认识和看法，对患者的影响程度等。

二、护理问题

1. 焦虑的相关因素　对强迫思维或强迫行为应对无效。

2. 有皮肤完整性受损可能的相关因素　与损害自身的强迫症状行为有关。

3. 个人应对无效　与无法应对强迫症状有关。

三、护理措施

（一）与患者建立良好的护患关系，充分了解强迫症状

强迫行为或强迫思维给患者带来很多痛苦，大多数患者有迫切的求治愿望，但是在接触治疗时又会心存抵触，有时不太愿意暴露强迫症状以外的事情，甚至会在入院初期掩饰一些症状，因此建立良好的护患关系可以帮助患者尽快熟悉住院环境，在入院早期就暴露内心的体验及症状。具体可以：做好入院宣教，营造良好的住院环境，满足患者的合理要求；密切观察患者的症状表现及情绪变化，耐心倾听患者对疾病体验的诉说；同情、关心、充分理解患者，帮助患者坚定战胜疾病的信心。

（二）做好基础护理、用药护理

保证生理需求，提高机体抵抗力，关心患者的进食、饮水、排泄、沐浴、着装等情况，保证营养的摄入，增强其机体抵抗力，减少强迫症状干扰正常生活所致的躯体损害。患者强迫洗涤时要每日评估患者的皮肤状况，了解其损伤程度，并完善交班记录，嘱患者使用温和、刺激性小的洗涤剂，睡前涂抹药膏，洗涤的水控制好温度，不要过冷或过热。还要评估有无睡眠障碍，营造良好的睡眠环境，鼓励患者白天多参加工娱治疗活动，必要时遵医嘱使用药物，并观察用药后有无不良反应。

（三）邀请患者参与护理计划的制订，形成共同的约定

在患者了解、接受症状和相互信任的基础上，让其共同参与护理计划的制订，可以帮助患者感受到被关注、被信任、被支持，减少其焦虑情绪和无助感，增加战胜疾病的信心；共同的约定会使患者感受到自觉的制约，患者会尽自己的努力去遵守和执行，进而提高依从性，如帮助患者制订每日的活动计划。

（四）以行为治疗理论为指导，帮助患者减少和控制症状

1. 在患者自愿的前提下，当其出现强迫症状，可告知工作人员。

2. 工作人员可以使用语言或行为帮助患者减少强迫动作的持续时间和次数，帮助患者分析此时的心态和不良感受，帮助转移其注意力，引导患者参与愉悦的活动或者森田治疗。

3. 当患者按照计划执行，无论时间长短，立即给予奖励和强化，使患者体验成功，并鼓励其继续尝试。

4. 重视患者的体验，根据具体的情况及时调整护理措施，避免给予患者过大的压力。患者严重焦虑时，可以遵医嘱给予抗焦虑药物，以减轻患者的痛苦体验。

5. 对于过度强迫行为的患者与其制订矫正计划，对于其独立完成的行为矫正计划给予正向性强化，增强患者的治疗动机。

（五）做好安全护理，保护患者和他人不受损害

1. 密切观察强迫症状对躯体的损害情况，采取相应的保护措施，如为强迫洗涤的患者，可更换刺激性较小的洗涤用品，皮肤破溃者要做好消毒，预防感染。

2. 当患者出现自身损害严重情况时，要立即给予制止，及时处理损害部位，必要时遵医嘱使用药物。

3. 掌握患者的心理状况，避免激惹患者，尊重患者的行为模式，采取有效的保护措施，及时进行疏导和安慰。

4. 对有自杀、自伤、冲动行为的患者要严密看护，加强安全检查，避免接触危险物品。

（六）健康教育

1. 指导患者学习强迫障碍的相关知识，如病因、诱发因素、临床表现等。

2. 指导患者学会如何进行自我控制训练和放松的方法，用合理的行为模式代替原有的不良行为模式，以减少强迫症状和焦虑情绪。

3. 帮助患者家属了解疾病的知识和患者的心理状态，指导家属配合患者实施自我控制的正性强化技能，鼓励和支持患者控制强迫症状，使其认识到治疗和康复是一个长期的

过程，需要不懈的努力。

4. 帮助患者调整心态，教会患者掌握暴露练习，逐渐减少强迫行为。鼓励患者丰富生活，为所当为，学会与症状相处。

第五节　强迫障碍的预防与康复

健康教育和健康促进是强迫障碍预防和康复有效途径。有关强迫障碍的病因、症状特点、治疗方式与预后，特别是患者隐藏的痛苦的正常化教育可以帮助社会和患者改变对强迫障碍的歪曲认知，缓解患者的病耻感，提高人群对强迫障碍及其表现的知晓率，促进对该疾病的正确认识、理解和接纳，进而增加就诊率。

一、健康教育的主要内容

1. 治疗知识教育　疾病治疗知识教育的对象包括患者和家属，内容包括该疾病的危险因素、症状、病程、治疗、预后及依从性教育。

2. 药物治疗的教育　通过通俗易懂的方式告知患者及家属，治疗强迫障碍可供选择的药物方案及疗效、各种药物的费用及可能导致的不良反应，服药的时间、停药的时间、换药对治疗的影响等。

3. 心理咨询与治疗的教育　无论是轻度、中度、重度强迫障碍，心理咨询联合药物治疗都有良好的循证依据。可以清楚地告知患者强迫障碍心理咨询与治疗的流程、适应范围与核心要素。

4. 治疗预期的教育　强迫障碍具有反复复发和慢性化的倾向，无论是药物治疗、心理治疗还是其他治疗，不太会在短时间内出现临床康复和完全缓解的情况，因此在治疗过程中应帮助患者及家属建立现实的目标和预期，如降低症状的发作频率和严重程度，提高患者社会功能，帮助患者提升生活质量等。

二、健康教育的主要实施方法

1. 社区健康教育　包括在社区人群中宣传强迫障碍的认识和识别，帮助人群早期发现识别强迫障碍，减少公众对疾病的恐惧和歧视，从根本上转变人们的观念并促进其参与、行动，培养科学理性的心理卫生健康观。

2. 家庭教育　包括发放健康知识手册，相关疾病预防、解释疾病性质、有效治疗信息和教育资料；举办各种卫生知识讲座，帮助患者和其家属对疾病的性质、生理机制、病程和治疗的理解，正确面对疾病；给患者及其家属常规的个体和团体教育，提供适当的技巧训练，减少患者家属的不良反应方式对于患者疾病的影响。教育内容包括疾病的症状和行为特点、诊断、复发的先兆迹象和应对技能，药物治疗程序及依从性问题，可获得的服务，对强迫症状反应的方式等。

3. 问题聚焦的短期健康教育　注重个体的成功解决经验、看到个体内在的能力和资源，通过问题聚焦的健康教育，帮助他们发现以往及目前如何成功处理他们的症状和生活中遇到的困扰，发现他们自身的价值和能力，可以通过个体或团体的形式进行。

4. 患者及其照料者的长期健康教育　强迫障碍给患者及家属都带来许多困扰，针对患者和家属的长期教育方案的目的是帮助患者更好地康复，预防复发。

三、强迫障碍的危险因素

强迫障碍的危险因素包括遗传因素，儿童、青少年存在抽动症状，创伤性生活事件，持续增高的焦虑情绪。强迫障碍早期识别危险因素的方法：①评估患者当前是否存在强迫联想、个别的强迫性仪式和行为。②这些个别的强迫联想可以是近期出现的，也可以是过去个别强迫现象或强迫性个性特征的加重。③过去2年内存在持久的心理冲突，这些心理、社会因素使患者纠结于特定的时间、人或情境，表现出持续的焦虑、缺乏自信，并发展为一些克服焦虑和恐惧的仪式行为。④强迫型人格特征突出，主要表现在做事情要求十分严格和过分追求完美，任何事情必须做到恰到好处，绝对的对称和确定感。⑤过去2年以上时间持续过度从事高脑力强度的工作、学习，强迫自己必须达到某个目标，几乎压制了其他娱乐和休闲时间，导致大脑认知加工持续的超负荷。⑥对儿童、青少年要询问是否有过抽动症状，家属是否存在抽动症家族史。⑦目前是否存在高水平的焦虑症。⑧是否存在歪曲性认知信念，如把"坏想法等同于坏行为"。

四、早期预防途径与方法

对于高危个体，应积极采取有效的预防措施，避免或减少发展为强迫障碍的风险。预防途径与方法如下：

1. 行为训练　具体方法为行为去仪式化训练，去仪式化包括帮助患者学习去掉精神内的仪式和行为仪式。如尽可能对那些有特定意义的数字、符号、字词去意义化，对它们保持中性的态度，坚持练习并习惯化。

2. 认知的自我训练　帮助训练更具有弹性和灵活的认识和解决问题的思维方式，勇敢打破脑子僵化的分析和评判。如认为"事情应该是"改变成"事情可能是"、"凡是必须"改变成"尽可能"等之类的认知方式。

3. 接受专业的心理咨询　具有明显和严重的心理、社会因素的人，应积极寻求专业的心理咨询和帮助，释放和舒缓内心过度的紧张和压抑，重建自信心，消除不良的负性情绪。

4. 及时治疗当前存在的焦虑、恐惧和抑郁　对存在明显焦虑、恐惧和抑郁的患者积极接受治疗，包括药物治疗和心理治疗，充分维护治疗，使疾病得到临床痊愈，这将减少患强迫障碍的风险。

5. 寻求积极的社会支持　强迫障碍高危人群常常不善于寻求社会支持，他们相信自己能解决自己的问题，其结果往往偏离问题本身，陷入不良的恶性循环，使心理冲突和压抑变得越来越重，直到出现强迫症状。通过人际交流的技能，促进愉快的人际关系有助于打破故步自封的局面。

五、强迫障碍的心理保健

心理保健是运用心理卫生的科学知识，合理安排和调节个人的精神活动和行为方式，保持对环境的良好适应和有效率的工作，体验到生活的乐趣，达到心理健康的状态。主要方法如下：学习建立良好的人际关系；发展个人兴趣；劳逸结合；科学用脑摆脱极端的完美主义。

（廖金敏　王晓丝）

第十六章　躯体痛苦障碍及其护理

◎ **案例 16-1**

　　患者，女性，55岁，因工作忙碌未规律饮食出现胃痛、消化不良等症状，经胃镜检查显示有慢性浅表性胃炎，无幽门螺旋杆菌感染，医生建议规律饮食、少吃刺激性食物即可，但患者非常担心，一旦出现胃痛等症状便立即去消化内科就诊，慢慢地，患者便常常觉得胃痛、腹胀、恶心等，感觉精力不佳，头晕并伴全身多处不适，整日忧心忡忡，反复就诊于消化内科、神经内科等，但相关检查并无明显问题，但她仍然非常担心，反复就诊，几乎无心工作，也不愿出门，生活质量受到严重影响。

　　请回答：

　　1. 该患者最可能的诊断是什么？

　　2. 护士如何对患者进行全面评估并实施有效的护理干预？

一、概述

　　躯体痛苦障碍（bodily distress disorder，BDD），以存在使个体痛苦的躯体症状和个体对躯体不适过度关注为特征，可表现为反复就诊。如果症状与某种躯体疾患有关，则个体对症状的关注应明显超过疾病性质及进展的合理程度。适当的医学检查和来自医生的确认不能缓解个体对症状的过度关注。躯体症状和相关不适持续存在，至少几个月（例如3个月或更长时间）的大部分时间都存在，并存在个体、家庭、社会、教育、职业或其他重要领域功能的受损。典型情况下，躯体痛苦障碍涉及多个变化的躯体症状。有时，只有一个症状，通常是疼痛或疲乏。

　　在上一版的诊断系统中（ICD-10，1990年），相关的诊断名词为躯体形式障碍，包括躯体化障碍、未分化的躯体形式障碍、疑病障碍、躯体形式的自主神经功能紊乱、持续的躯体形式的疼痛障碍、其他躯体形式障碍等。躯体痛苦障碍与躯体形式障碍的内涵大致相同。

二、流行病学

　　躯体痛苦障碍最常发生在初级医疗机构的患者中，在纤维肌痛、肠易激综合征和慢性疲劳综合征（也称为肌痛性脑脊髓炎）等功能性障碍患者中患病率更高。在普通人群中的患病率为 5%~7%，综合医院门诊就诊的群体中，患病率为 33.8%。但该疾病在实际临床工作中的诊断率偏低。

三、病理机制

躯体痛苦障碍的病因不清。疾病的危险因素包括：女性、童年期忽视、性虐待、混乱的生活方式、酒精或物质滥用史、人格障碍等。病理机制涉及某些身体感觉的高敏感性和将这些感觉解释为疾病的倾向。

（一）遗传

遗传因素增加了躯体痛苦和一般躯体疼痛的易感性，对该疾病发生影响不大。一项针对同卵和异卵双胞胎的国家登记研究发现，遗传因素对躯体症状（如腹部不适、头晕、疲劳和疼痛）的相对贡献率为 7%~21%，其余的贡献率可归因于环境因素。

（二）神经生理

1. 情绪调节过程　众多理论将情绪问题作为躯体痛苦障碍的关键致病因素。情绪调节的三个阶段包括识别、选择和实施。使用情绪调节问卷的研究发现，躯体痛苦障碍患者的情绪调节困难总分更高。目前的综述表明，在情绪调节的三个阶段中，躯体痛苦障碍患者在识别阶段，尤其是情绪清晰度和对情绪的理解力方面存在技能不足。

2. 神经影像学　功能核磁共振研究发现，前扣带回、岛叶皮质和梭状回活性增加，推测前扣带回和岛叶皮质参与了不愉快主观体验的诱导，因而产生躯体症状。

（三）个体心理特征

1. 认知扭曲和情感表达异常　儿童时期对情绪的觉察能力低和较高水平的负面情绪与躯体症状有关。成年后当不善于用语言表达情绪时，身体症状可能提供一种表达痛苦的手段（述情障碍）。

痛阈值较低的、对疼痛变得敏感的（即由于过去的疼痛经历而对疼痛的反应增强），以及更注重躯体感觉的人群，会将正常的躯体感觉和躯体症状放大。异常强烈的躯体感觉被错误地归因于严重的医学疾病。然后，患者可能会寻求健康状况的保证。

有研究认为焦虑型的人格特质与躯体症状有关。

2. 童年期不良经历　童年期有过躯体或性虐待史的人群更容易发生躯体痛苦障碍。

（四）心理社会因素

心理社会压力源和文化会影响疾病发生。初级诊疗机构的研究发现，与非躯体化患者相比，躯体化患者的失业率和职业功能受损的比例更高。在精神症状被污名化的环境中，患者更容易出现躯体症状。

此外，与症状和患病角色相关的行为会强化疾病，比如获取社会支持、逃避责任、获得残疾抚恤金，以及缓解内心冲突等。

有时医生的某些行为有可能是疾病维持和加重的因素。

四、临床表现

（一）临床特征

躯体症状造成的痛苦感和对躯体症状或健康的过度思虑、担心和行为并导致患者功能损害。

（二）临床表现

1. **躯体症状**　最常见的躯体症状包括四类。

（1）疼痛：部位常很广泛，包括各种性质的疼痛，而且不固定于某一处，可发生于月经期、性交或排尿时等。

（2）胃肠道症状：如嗳气、反酸、恶心、呕吐、腹胀、腹泻或某些食物引起的特别不适。

（3）性功能障碍：如性冷淡、勃起和射精障碍、经期紊乱、经血过多等。

（4）假性神经症状：常见的有共济失调、肢体瘫痪或无力、吞咽困难等，提示神经系统疾病，但检查未能发现神经系统器质性损害证据。

2. **伴随症状**　患病观念与就医行为。

五、诊断及鉴别诊断

（一）诊断

1. **诊断线索**　现病史描述不清、前后不一致或涉及多系统不适症状；虽然进行了充分的检查和解释，患者的健康焦虑仍不能缓解；将正常的生理感受归因为疾病问题；重复检查；避免体育活动等回避行为；对药物副作用十分敏感；对同样的症状反复看多位医生；医患关系令医生感到很受挫。

2. **诊断标准**

（1）病程标准：持续至少几个月，每天的大部分时间都出现。

（2）症状学标准：令人痛苦的躯体症状反复出现，往往涉及多个症状且变化，对症状的过分关注。

（3）严重程度标准：与个人、家庭、社会、教育、职业或其他重要领域的重大损伤有关。

（4）排除标准：不存在明确的器质性病因。

（二）鉴别诊断

1. **伴有躯体症状的抑郁障碍**　抑郁障碍常伴随乏力、胃肠不适等躯体症状，并对躯体症状有过分的担忧，需要仔细评估是否存在抑郁的核心症状：情绪低落和快感缺失。如果躯体症状及过分的认知、情绪和行为反应只存在于抑郁发作的急性期，则不做独立的躯体痛苦障碍诊断。如果躯体痛苦障碍的病程中出现典型的抑郁发作，则两种疾病可以共病诊断。

2. **焦虑障碍**　焦虑障碍和躯体痛苦障碍均有可能有较高的焦虑水平，躯体痛苦障碍的焦虑症状往往针对躯体症状和症状相关的简单担忧；而焦虑障碍担心的范围更广，精神焦虑也更显著，如对其他生活领域的担心，或者健康方面的担忧超过症状以外，例如症状已经消失了，仍担心未来可能出现疾病。

3. **疾病焦虑障碍**　躯体痛苦障碍和疾病焦虑障碍都有过分关注躯体症状、过分的担心和求医行为，引起痛苦和功能损害。疾病焦虑障碍的核心为患病的先占观念，躯体症状不明显。

4. **分离性障碍** 分离性障碍和躯体痛苦障碍都可以表现为躯体不适的症状，患者本人对症状的关注度和反应常常有助于进行鉴别。躯体痛苦障碍的患者过分关注躯体症状，反应强烈，而分离转换障碍的患者表现为对重要事件的记忆障碍，包括分离性身份障碍、分离性遗忘，对症状往往表现为漠视。

5. **针对自身的做作障碍** 针对自身的做作障碍患者也可能出现躯体症状，如果所呈现的症状是捏造的或故意诱导加重的，做出针对自身的做作障碍的诊断是合理的，而不是躯体痛苦障碍。

六、治疗和预后

（一）心理治疗

1. **支持性心理治疗** 建立良好的护患关系是心理治疗成败的关键。本病患者除众多躯体症状外，还有着漫长而无甚效果的就诊经历，情绪紧张而焦虑。护士要特别耐心倾听患者的倾诉，对患者表示关心、理解和同情；让患者对护士产生信任，对治疗抱有信心。

在治疗过程中护士的接触技巧至关重要。护士既要对患者的痛苦表示理解，又要引导患者将注意力集中在既定的治疗目标和已获得的成果上，如睡眠的改善、疼痛的减轻等。要勉励患者将轻微的躯体不适如同正常感知的一部分，并与之和平共处；宜逐渐增加活动量，尽量减少不必要的药物治疗。当药物治疗无效时心理治疗更为重要。治疗的目的在于让患者认识自己的不良疾病行为，分析引发疾病的有关因素，共同寻找解决问题的方法，建立对生活事件及躯体病痛的正确态度。

2. **认知疗法** 首先要让患者认识到，虽然病痛是他真实的感受，但并不存在器质性病变，对生命、健康不会带来威胁；要纠正错误的认知，重建正确的疾病概念和对待疾病的态度，学会与症状共存；要转移注意力，尽量忽视它；鼓励患者参加力所能及的劳动。

3. **环境及家庭治疗** 调整患者所处的环境对矫正疾病行为、发展健康行为至关重要。护士要协助患者增强对社会环境和家庭的适应能力，鼓励患者努力学会自我调节，尽早摆脱依赖性。其配偶和亲友对患者的疾病和痛苦要给予充分理解和同情，改变消极、冷漠、歧视的态度，建立积极、关心、帮助的家庭气氛。有研究表明，短期或长期的家庭治疗对改善患者的人际关系是十分有效的。

（二）药物治疗

1. **抗抑郁药** 新型抗抑郁药，如 5-HT 和去甲肾上腺素再摄取抑制药。

2. **抗精神病药** 当患者对就诊的想法偏执，可使用小剂量抗精神病药物治疗。

（三）其他治疗

针灸、理疗是治疗慢性疼痛行之有效的传统方法。调节和放松训练的方法可用于治疗焦虑症状明显的患者。

（四）病程和预后

通常是慢性波动性病程。大部分患者预后良好，50%～75%的具有医学上无法解释症状的患者出现改善，而10%～30%的患者病情呈现慢性持续性特点。预后良好的指标包括较少的躯体症状和较好的社会功能。医生与患者建立牢固的、积极的关系对预后有改善。

七、护理

（一）护理评估

躯体痛苦障碍患者的护理评估重点是评估躯体症状对患者的影响及患者的应对方式。

1. 躯体方面

（1）症状评估：系统评估患者的身体状况，了解患者当前主要的躯体不适症状，如疼痛、吞咽困难、恶心呕吐、呼吸急促等，症状出现的时间、频率、持续时间及缓解方法。

（2）睡眠形态：有无睡眠障碍，是否存在入睡困难、早醒等睡眠问题。

（3）营养情况：饮食规律及进食情况有无改变，现状如何。

（4）活动：有无规律的体育活动，是否能够进行有规律的活动，不能进行规律活动的原因。

（5）评估既往健康状况：有无疾病史。

2. 社会心理方面

（1）人格特征：是否表现出多疑、好表现自己、喜欢引人注意、情感丰富、依赖性强、有控制欲等特点。

（2）应激事件：是否有重大生活事件及对患者的影响程度如何。

（3）情绪状态：是否存在情绪问题，如抑郁、焦虑等，同时也需评估是否存在自杀风险。

（4）认知状态：评估患者对躯体症状的理解，是否存在不恰当认知。

（5）社会支持：了解患者躯体症状对其生活及家庭的影响，评估患者的社会支持系统，如患者的家庭结构、功能和家庭成员之间的关系，家属对其疾病的态度如何以及对患者的影响等。

3. 药物治疗方面　评估患者的用药史，以及患者对有关药物的反应。

（二）护理问题

1. 个人应对无效　与焦虑和未满足的依赖需求有关。

2. 慢性疼痛　与焦虑和消极应对有关。

3. 焦虑　与紧张担心、不愉快的身体体验有关。

4. 知识缺乏　与缺乏疾病知识有关。

（三）护理措施

1. 症状护理　了解患者躯体的症状表现，持续追踪患者的医疗评估、实验室检查结果等，排除症状的器质性因素，并与患者保持沟通；承认并接受患者的躯体不适，尽管没有确定的器质性因素；观察并记录患者的躯体症状及变化，确定哪些时间段患者对躯体关注更严重，并注意观察其诱发因素；满足患者最急迫的需求，当患者主诉症状不适时，提供一些可以使患者感到舒适的护理措施，如疼痛时的按摩等，但需注意不能强化其行为；识别患者躯体症状的获益，如依赖性增加、获取注意等；引导患者转移对躯体症状的注意力，并逐渐减少对躯体不适的回应；鼓励患者表达恐惧和焦虑，最初允许患者在有限的时间范围内讨论躯体问题，而后逐渐限制此时长，并告知将逐渐减少对躯体不适的关注。

2. 心理护理　取得患者的信任，建立良好的护患关系，保持平静、温和的态度与患者接触，把患者视为一个独立的人而非只是某些症状；表达同理心，让患者知晓您理解这些躯体不适使患者感到恐惧；逐渐减少关注患者的躯体症状和无能为力的主诉，除非患者确实需要帮助；帮助患者了解认知、压力、焦虑和身体功能之间的关系，提高患者对身体症状和情绪之间关系的认识；帮助患者认识其存在的压力，讨论压力反应替代策略，鼓励患者识别其他的压力应对方法，例如放松训练、体育活动等，当患者采用替代策略时及时给予积极反馈；帮助患者通过其他方法而非通过躯体症状获得他人的认可；帮助患者建立良好的生活方式和习惯，弱化疾病的影响。

3. 康复护理　鼓励患者用言语表达自己的感受，帮助患者学习和应用解决问题的技巧与方法，帮助患者处理那些未能解决的问题和接受不能改变的现实；帮助患者制定恰当的、实际的目标，并且逐步地增加目标的难度和技能训练来增加成功的机会；帮助患者改善自我照顾能力，允许患者尽可能地进行自我照顾，如允许患者制定自我照顾活动内容及目标等，鼓励患者利用有关资源，包括支持和信息，建立和利用社会支持系统；及时提供正性反馈，尊重患者自己做决定的权利；鼓励患者参与活动，促进患者的社会交往，进而促进其社会功能的提高。

4. 健康教育　向患者及家属介绍疾病的相关知识，增加其对认知、压力、焦虑和躯体症状之间关系的了解，尊重、关心患者，讲解患者和家属逐渐减少对患者躯体症状关注的原因并指导相关方法，鼓励家属及时给予患者正性反馈，营造支持性的家庭氛围。

（陈　超　陈　娟）

第十七章　分离障碍及其护理

◎ **案例 17-1**

　　患者女性，18 岁，因家庭事件受到惊吓，出现发呆、哭泣、胸闷、气透不过来，并有手脚发麻抽筋等情况，经门诊治疗好转后自行停药。两周前因家庭琐事与母亲发生争吵，患者发作时自觉胸闷气透不过来，并有手脚发麻、抽筋等症状，继而出现睡眠差、哭笑无常。家属让其服药，未见效果，故再次来院就诊并收治入院。

　　请回答：

　　1. 该患者诊断是什么？

　　2. 该患者存在哪些护理问题？

第一节　分离障碍的临床特点

一、概述

　　分离障碍（dissociative disorders）原名歇斯底里（hysteria），又称癔症，表现为一个或多个精神过程在正常整合过程中出现的非自主的扰乱或中断，包括身份、感觉、知觉、情感、思维、记忆、躯体活动控制或行为，这种扰乱或中断可能是完全的，但更多情况下是不完全的，可以每天甚至每小时发生变化。

　　与 ICD-10 不同，ICD-11 将分离障碍从"神经症性、应激相关的及躯体形式障碍"中分离出来，成为独立的一节，且不再纳入转换障碍。本章依据 ICD-11 的分类进行描述，重点介绍分离性神经症状障碍、分离性遗忘、人格解体 - 现实解体障碍和分离性身份障碍。

　　在普通人群中分离障碍的患病率为 1.7% ~ 18.3%，在精神科住院及门诊患者中为 4.3% ~ 40.8%。国内研究中，分离障碍在普通人群、精神科住院患者和门诊患者中的检出率分别为 0.3%、1.7% 和 5.0%。

　　分离症状可能是神经系统疾病的表现，也可以由多种药物和化学物质引起。需要强调，本组障碍不能由具有中枢效应的毒品或药物作用所致，如戒断反应；不能由神经系统疾病所致，如癫痫；不能由睡眠 - 觉醒障碍、脑外伤或其他疾病所致，且症状表现不能由公认的文化和宗教习俗来解释。

二、病因和病理机制

（一）遗传

遗传学研究结果颇不一致，有家系研究发现男性一级亲属的患病率为 2.4%，女性一级亲属患病率为 6.4%。

（二）神经生物学

分离障碍可能存在神经生理功能障碍，与记忆相关的脑区，如海马、杏仁核、穹窿、乳头体、丘脑和额叶皮质可能表现出功能障碍。5-HT 在一定程度上与分离性障碍有关。

（三）心理创伤

越来越多的证据表明，分离性障碍的病因是对创伤体验的反应，这些创伤经历超出了应对能力，从而表现为分离症状。这些创伤体验包括：战争创伤、精神、躯体和性虐待等。

（四）相关理论解释

Freud 认为，当个体压抑的精神痛苦进入意识层面就会发生分离行为。Janet 的意识分离理论认为意识状态改变是分离障碍发病的神经生理学基础，随着患者意识的分离，出现注意、警觉性、近记忆和信息整合能力等认知功能的损害。根据压力与适应的交互模型，分离障碍是严重适应不良的表现，其发生是多种因素作用的结果，包括遗传、创伤经历、认知评价及防御机制等。

三、分离性神经症状障碍

分离性神经症状障碍（dissociative neurological symptom disorder）既往被称为分离性运动和感觉障碍，是"转换"障碍的主要症状群，表现为运动、感觉或认知功能正常整合的中断或不连续。

本病通常发生于青春期或成年早期，大多发生于 35 岁以前。通常急性起病，可为一过性或持续性病程，症状通常持续时间较短（如 2 周以内），但容易复发。女性患病率是男性的 2 ~ 3 倍，且女性发病年龄更低。男性发病多与工业、军事及职业事故有关，女性发病多与家庭和其他人际互动的应激有关。

（一）临床表现

本病的临床表现形式复杂多样，患者以运动障碍、感觉障碍、抽搐、木僵等神经症状为主诉，但其症状与神经解剖特征不符。根据不同诊断亚型，分别描述其临床特征如下：

1. 视觉异常　表现为各种视觉症状，例如失明、视野狭隘、视觉扭曲或视幻觉。

2. 听觉异常　表现为各种听觉症状，例如听力减退或听幻觉。

3. 头晕或眩晕　表现为在静止时仍有旋转感或目眩的感觉。

4. 其他感觉异常　表现为不归于上述类别的感觉症状，例如麻木感、紧绷感、刺痛感、烧灼感、疼痛或其他与触觉、嗅觉、味觉、平衡本体感觉、运动感觉或热觉有关的症状。

5. 非癫痫性癫性发作　表现为类似癫痫或抽搐发作的症状。

6. 言语异常　可表现为如言语困难、丧失发音能力或语音嘶哑不清晰。

7. 瘫痪或无力　表现为移动躯体部位或运动协调的异常或失能。

8. 步态异常　表现为影响行走能力或行走方式的症状，包括共济失调步态以及不借助帮助无法站立。

9. 运动异常　表现为类似舞蹈症、肌阵挛、震颤、肌张力障碍、面部痉挛、帕金森样运动及其他运动障碍的症状。

10. 认知症状群　表现为记忆、语言或其他认知领域的损害。

（二）诊断要点

分离性神经症状障碍的特点是呈现运动、感觉或认知症状，这些症状意味着运动、感觉或认知功能的正常整合出现了不自主的中断，并且与公认的神经系统疾病、其他精神或行为障碍或其他医疗条件不一致。这些症状并不完全发生在另一种分离性障碍期间，也不是由于某种物质或药物对中枢神经系统的影响，包括戒断作用，或睡眠 - 觉醒障碍。

（三）鉴别诊断

1. 其他躯体疾病　在患者因各种躯体不适就诊过程中，全面的神经系统评估有助于鉴别可能导致神经系统症状的躯体疾病，如果症状不断变化和进展，要注意持续评估。

2. 抑郁障碍　抑郁障碍常见乏力、疲倦等症状，也可伴有其他躯体不适症状，但往往症状不太显著，且具有抑郁障碍核心症状。

3. 焦虑障碍　广泛性焦虑障碍患者的担心往往涉及生活的多个方面，而不仅仅局限于躯体健康方面；惊恐障碍患者往往出现急性、阵发性神经系统症状，往往伴有心血管及呼吸系统症状。

4. 做作障碍　患者为了获得疾病诊断，取得患者身份，往往要忍受各种痛苦的检查和不愉快的治疗，包括反复手术治疗。而分离性神经症状障碍的症状受无意识机制的支配，与原发性或继发性获益有关，并非故意伪造。

（四）治疗和预后

1. 心理治疗　心理治疗对分离性神经症状障碍是有效的，治疗时要建立良好的医患关系，接纳患者的症状，但不要过度关心，以免促进患者"继发性获益"。认知治疗主要是让患者认识到心理社会因素和疾病症状的关系，逐渐改变认知，并提高应对能力，逐步改变行为方式，回归正常生活。

暗示疗法是本病的有效措施，特别适用于急性起病的患者。可分为觉醒时暗示和催眠暗示两种：觉醒状态下，通过语言暗示，或配合适当理疗、针刺或按摩，即可取得良好效果；病程较长，病因不甚明确的病例，往往需要借助药物或语言催眠疗法。

2. 药物治疗　药物治疗方面，要掌握对症处理的治疗原则。可对症改善患者的失眠、抑郁及焦虑症状。

3. 物理治疗　针刺或电刺激等物理治疗对瘫痪、耳聋、失明、失音或肢体抽动等功能障碍可能有良好效果，但应注意配合语言暗示进行。

4. 预后　本病预后取决于多种因素，病因明确，病程较短，早期治疗，病前无明显人格缺陷者大多预后良好。病程迁延，治疗不及时，心理社会因素持续存在者预后往往不佳。

四、分离性遗忘

分离性遗忘（dissociative amnesia）的主要特征为不能回忆重要的个人信息，通常与创伤或应激有关，且不能用普通的遗忘来解释。

分离性遗忘在一般人群中的患病率为 2%～6%，最常见于 20～40 岁的患者，男女间患病率相似。本病通常急性发作，发生于创伤或高度应激事件（例如战争、自然灾害、虐待）之后。

（一）临床表现

患者没有脑器质性损害，而对自己经历的重大事件突然失去记忆；被遗忘的事件往往与精神创伤有关。如果只限于某一段时间内发生的事件不能回忆，称局限型遗忘；对以往全部生活失去记忆者则称为广泛型遗忘。

（二）诊断要点

表现为对重要的叙述性记忆无法进行回忆，通常有近期的创伤或应激性事件，与普通的遗忘不一致。这种遗忘症状并不完全发生在另一种分离障碍期间，也不能用另一种精神、行为或神经发育性障碍更好地解释。遗忘症状不是物质或药物的直接生理效应（包括戒断效应）所致。症状导致个人、家庭、社交、学业、职业或其他重要领域功能的显著损害。

（三）鉴别诊断

1. 器质性精神疾病中的遗忘　包括痴呆、谵妄和其他躯体疾病（癫痫、脑血管疾病、感染性疾病及麻醉手术等）导致的遗忘，其特征为广泛的认知功能受损，有些疾病可伴有意识障碍。

2. 脑外伤后遗忘　明确的脑外伤病史，伴有意识丧失或遗忘，或脑损伤的客观证据，有助于鉴别。另外，脑外伤患者一般不会表现为分离性遗忘患者的易感性和催眠反应。

3. 与精神活性物质有关的遗忘　常见于酒精、巴比妥、氯胺酮及其他物质的使用，鉴别需要结合相关物质使用史及实验室检查。

（四）治疗和预后

1. 心理治疗　对本病的治疗主要选择心理治疗，在心理治疗过程中要适当控制干预的强度，不要让患者感到很大压力。认知治疗可以纠正患者的认知歪曲，转变应对方式，特别是对既往创伤经历的重新认知，有助于记忆的恢复。催眠疗法使患者在催眠状态下，被遗忘的创伤性体验重现，受到压抑的情绪获得释放，从而达到消除症状的目的。

2. 药物治疗　目前没有药物能够治疗分离性遗忘，但药物可用于辅助催眠治疗及对症治疗，如共病抑郁、焦虑及 PTSD 的患者。

3. 预后　本病记忆丧失的间隔和持续时间变异很大。急性患者可能在应激源解除后迅速恢复记忆，而慢性患者可能逐渐恢复或无法完全恢复。

五、人格解体 - 现实解体障碍

人格解体 - 现实解体障碍（depersonalization-derealization disorder），表现为持久或反复的人格解体或现实解体的体验的分离性障碍。人格解体是指患者感受到完整的自我有分离的体验，现实解体是指患者感知的环境知觉出现分离的体验。

人格解体和现实解体的症状很常见，估计有大约一半的成年人有过该症状的短暂体验，症状可以是短暂的（如数小时或数天），也可以是长期的（如数周、数月或数年）。本病好发于儿童期和青春期，平均年龄为 16 岁，25 岁以后发病者罕见，可以是急性、渐进和隐匿起病，通常为慢性和持续性病程，最初发作的严重程度和频率有限，后来症状更为严重和持续。人格解体 - 现实解体障碍在男性和女性中的发生频率相似，两性间临床特征和共病情况差异不明显。

（一）临床表现

人格解体的临床表现为患者情感或内心体验变得疏远、陌生，不是他自己的，或已经丧失了。患者知道这类体验是异常的，但因其持续出现、无法消除而感到十分痛苦。

现实解体临床表现为患者诉述周围环境或特定物体看起来很陌生，不真实，有虚幻感，可伴有时间或空间知觉的改变。

本病可表现为人格解体或现实解体，或两者兼而有之。

（二）诊断要点

人格解体 - 现实解体障碍表现为持久或反复的人格解体或现实解体的体验，或两者皆有。

人格解体表现为一种认为自己陌生、不真实的体验，或感到脱离身体，或从体外观察自己的思维、情感、感觉、身体或行动。

现实解体表现为感到他人、物体或世界是陌生的或不真实的（例如，如梦一般、有距离感、模糊朦胧、了无生机、黯淡无色、扭曲的），或感到脱离了周围的环境。

在人格解体或现实解体的过程中，个体的现实检验能力仍保持完整。

（三）鉴别诊断

1. 躯体疾病　一些神经系统，包括癫痫、脑肿瘤或损伤、偏头痛等可能与本病有关，鉴别需要结合详细的神经系统评估及相关实验室检查。

2. 药物或精神活性物质使用　通常药物所致的人格解体和现实解体症状病程短暂，症状持续需要考虑可能是大麻、可卡因等兴奋剂所致，鉴别还要结合相关实验室检查和特定药物筛查。

3. 其他精神障碍　本病需要与惊恐发作、应激相关障碍、精神分裂症等疾病进行鉴别。

（四）治疗和预后

人格解体 - 现实解体大多比较短暂，症状频繁或持续者需要治疗，本病治疗比较困难。认知行为疗法、精神分析疗法、催眠疗法等均对本病有一定疗效，分散个体注意力、矛盾意向、身体或情感刺激、放松训练等也被用于本病治疗。药物治疗对本病治疗效果有限，SSRIs 类抗抑郁药物可能有效，特别是共患抑郁、焦虑及强迫障碍者，如氟西汀、帕罗西汀、西酞普兰等。其他抗抑郁药物、拉莫三嗪、抗精神病药物、阿片受体拮抗剂等的有效研究也有文献报告。

六、分离性身份障碍

分离性身份障碍（dissociative identity disorder）表现为身份的瓦解，出现两个或更多的相互独立的人格状态（分离性身份），伴明显的自我感及主体感（sense of agency）的中断。

分离性身份障碍的发作最常与创伤经历有关，通常具有反复发作和波动的临床病程。虽然症状可以随着年龄的增长而自发缓解，但压力增加可能导致复发。本病常共病其他精神障碍，如抑郁、焦虑、物质滥用、人格障碍等。青春期前两性间患病率差异不明显，青春期后，女性患病率更高。女性患者通常表现出更多的分离性身份，并且往往经历更急性的分离状态（例如，遗忘、转换症状、自残）。男性更有可能否认自己的症状或表现出暴力或犯罪行为。

（一）临床表现

患者突然失去对自己往事的全部记忆，对自己原来的身份不能识别，以另一种身份进行日常社会活动；表现为两种或两种以上明显不同的人格，各有其记忆、爱好和行为方式，完全独立，交替出现，互无联系。在某一时刻只是显示其中一种人格，此时意识不到另一种人格的存在。

（二）诊断要点

表现为身份的瓦解，出现两个或更多的相互独立的人格状态（分离性身份），伴明显的自我感及主体感的中断。

每种人格状态均有其独特的体验、知觉、构想的模式，以及与自我、身体、环境相关的模式。

至少有两种独立的人格反复地取得个体的意识及与他人、环境的交流功能的执行控制权，包括日常生活具体方面的表现（如育儿、工作），或对特定情境的反应（如被视为威胁的情境）。

人格状态的改变常伴有相关的感觉、知觉、情感、认知、记忆、运动控制和行为的改变，通常会出现严重的遗忘症。

（三）鉴别诊断

1. 其他分离性障碍　本病与其他分离性障碍的区别在于存在两种不同的人格状态，它们经常对个体的意识和功能进行执行控制。

2. 精神分裂症　分离性身份障碍可表现出类精神病性症状，如听到声音或侵入性思维等，但通常不会出现妄想、思维形式障碍及阴性症状等。

3. 应激相关障碍　二者通常均与创伤事件有关，应激相关障碍患者可能在再次体验创伤事件时（如闪回）经历身份或主体感的改变，但其症状改变不是控制个体意识和功能的独特人格改变所致。

（四）治疗和预后

1. 心理治疗　心理治疗对分离性身份障碍的治疗有效，常见的治疗方法是结合多种治疗技术的折中方法，具体如下：

（1）催眠疗法：催眠疗法可以帮助患者回到表现出不同人格状态的时光，或唤醒不同的身份。

（2）认知治疗：认知治疗可以帮助患者逐渐认识到人格中分离的部分，并逐步整合，另外，认知分析治疗和辩证行为治疗能有效治疗本病。

2. 药物治疗　虽然药物治疗分离性身份障碍的效果还未得到普遍认可，但多种药可用来治疗分离性身份障碍，特别是针对共病症状。

抗抑郁药物可用来改善抑郁症状，尤其是伴发抑郁的躯体症状和自杀观念的患者。抗惊厥药等可改善侵入性症状及攻击行为。非典型抗精神病药对于过度焦虑和侵入性症状可能有效。

第二节　分离障碍的护理

一、护理评估

分离障碍患者的护理评估重点是评估患者有无危及生命和安全的行为存在，如自杀、自伤、拒食、拒水、冲动、伤人等。护理评估还包括生理、心理、社会功能、风险因素（各类创伤及创伤经历）等方面的内容，对创伤、应对方式、人格特征的评估则有助于选择针对性的护理措施。

（一）风险因素评估

各类创伤，尤其是人际躯体虐待或性虐待；创伤经历，童年期经历躯体虐待、人际暴力、情感虐待、情感忽略。创伤发生的时间、强度、持续时间、发生频率、当时情景、与患者的切身利益关系是否密切、与疾病发生的关系等。

（二）特异性症状评估

1. 分离性神经症状障碍评估　感觉异常（如视、听、感觉异常），运动异常（如震颤、肌张力障碍、面肌痉挛、帕金森样运动及其他运动障碍）、瘫痪或无力、步态异常，非癫痫性发作，言语异常，认知症状群等。

2. 分离性遗忘症评估　①局部性遗忘：无法回忆某一时间段的事件是分离性遗忘症最常见的形式；②选择性遗忘：可以回忆起特定时期的某一部分信息，而非全部；③广泛性遗忘：对个人生活史完全遗忘，较罕见，可见于参战退伍军人、性侵害受害者等；④系统性遗忘：失去了对特定类别信息的记忆，如所有关于家庭、特定人物的记忆；⑤持续性遗忘：包括遗忘每一件新发生的事。

3. 人格解体/现实解体障碍评估　①持久或反复发作的人格解体、现实解体或两者兼有。②在人格解体或现实解体的体验中，现实检验仍然是完整的。③这些症状引起有临床意义的痛苦，或导致社会、职业或其他重要功能的损害。

4. 分离性身份障碍评估　①生活事件的远期记忆是否有缺口，如儿童期的记忆缺失；②可靠记忆的缺失，如忘记已经熟练掌握的技能；③无法回忆起日常活动和任务的证据，如购买某物但毫无记忆，对购物袋里出现该物品难以解释。

（三）精神状况和行为方式评估

1. 评估精神状况　包括感知觉症状，如有无幻觉、妄想等；情感状态，如有无抑郁、焦虑、恐惧、淡漠以及意识状态等。

2. 评估行为方式　有无现存或潜在自杀、自伤、木僵等行为，有无退缩和品行障碍行为。

（四）生理功能评估

评估躯体的一般情况和各器官的功能水平，以及营养、饮食、睡眠和排泄等情况。

（五）心理应对方式和认知评估

评估患者平时对压力事件的处理方式、处理压力事件所需的时间、患者对应激事件的认识、对该疾病的态度。

（六）社会功能评估

评估患者的人际交往功能、日常生活能力、职业功能、社会角色等状况，评估患者社会支持来源、强度、性质和数量，以及患者家属对本病的认识情况，对患者所持的态度。

二、护理问题

1. 个人应对无效　与无法应对突发事件及环境变化有关。
2. 焦虑　与紧张、担心不愉快的观念反复出现有关。
3. 睡眠形态紊乱　与焦虑、恐惧等负性情绪有关。

三、护理措施

（一）基础护理

包括生活、饮食、排泄及睡眠 4 个方面护理。

不思进食或木僵退缩状态而拒绝进食，导致患者的营养状况较差。因此，需督促并协助患者日常生活护理，同时维持营养、水、电解质平衡是一项重要工作。必要时需专人协助喂饭。如果仍然无法进食需要按医嘱行鼻饲流质，或静脉补充营养。注意观察排泄情况，特别是便秘，需要及时有效处理。睡眠障碍也是比较常见症状，尤其是合并焦虑或抑郁情绪的患者，睡眠障碍更为突出，因此，改善患者睡眠是一项重要的护理工作。

（二）症状护理

常见症状如身体虚弱或瘫痪、运动异常、吞咽症状、言语症状、癫痫发作、麻醉或感觉丧失、特殊的感觉症状、混合症状。

1. 监测医生正在进行的评估、实验室报告和其他数据，以确保器质性病理的可能性已被明确排除。与患者一起检查结果。准确的医疗评估对于提供适当的护理至关重要。诚实的解释可以帮助来访者理解心理暗示。

2. 否认患者的感受是没有治疗意义的，而且会干扰建立信任的关系。确定身体症状为患者带来的好处：增加依赖、注意力和从其他问题上分心。识别潜在动机对于帮助患者解决问题很重要。

3. 帮助患者认识到身体症状，症状常因特定的压力而发生或因特定的压力而加剧。讨论患者可能用于应对压力的替代应对策略（例如，放松训练、体育活动、自信技巧）。患者可能需要帮助解决问题。对适应性应对策略给予积极的强化。

4. 让患者记录身体症状的出现、持续时间和强度。另外，还应保留患者感到特别紧张情况的单独记录。这些记录的比较可以提供客观的数据，从中观察身体症状和压力之间的关系。

5. 帮助患者确定获得他人认可的方法，而不诉诸于身体症状。来自他人的积极认可能增强自尊，减少对不良适应行为关注的需求。

6. 解释去人格化行为以及它们通常为患者服务的目的。这一知识可能有助于最大限度地减少与事件发生相关的恐惧和焦虑。帮助患者将这些行为与她们所经历的严重心理压力联系起来。她们可能没有意识到人格解体行为的发生与重度焦虑有关。了解这种关系是改变行为的第一步。在下一次恐惧被控制时，在焦虑变得无能为力之前，可进行角色扮演应对恐惧。当患者通过练习未来应对压力情况的计划而获得一定程度的舒适时，焦虑和恐惧就会被最小化。

（三）治疗护理

包括药物、物理及心理治疗护理。

1. 药物治疗　遵医嘱给予相应治疗药物，如抗焦虑药、抗抑郁药、抗精神病药等，指导患者和家属了解和自行观察药物的作用和不良反应。

2. 物理治疗　针刺或电刺激等物理治疗对功能障碍可能有良好效果，但应注意配合语言暗示进行。

3. 心理治疗　个体心理治疗、催眠治疗、暗示疗法、认知行为治疗等。

（四）安全护理

包括患者安全、物品安全、环境安全 3 个方面。

1. 患者安全

（1）评估患者自杀、自伤、暴力行为的危险程度。

（2）密切观察患者的各种表现，注意有无自杀、自伤、暴力行为的征兆出现。一旦发现患者有明显的自杀、自伤、暴力行为征兆时，应立即采取措施，保证患者及周围人员安全。

（3）对有自杀危险的患者，需加强沟通，掌握其病情、心理活动的变化，并利用各种机会，运用沟通技巧，鼓励患者表达思想、情感，争取动摇和取消患者的自杀意念。

（4）患者的活动范围需控制在护理员的视线内，避免患者独处，必要时设专人护理。尤其在夜间、清晨、节假日等容易发生自杀的时间更要严加防范。

2. 物品安全　对各种危险物品，如刀剪、绳索、药物、玻璃等尖锐物品，需妥善保管。定期进行安全检查，发现危险物品或安全隐患要及时处理，杜绝不安全因素。

3. 环境安全　提供安全舒适的环境，将患者安置于易观察的房间，并保证房间内设施安全、光线明亮、整洁舒适、空气流通。

（五）心理护理

1. 帮助患者学会应激处理的各种积极、有效的认知和行为技能，并在实际生活中运用。积极有效的认知行为技能包括：①选择性忽视。有意不去注意自己的挫折和精神痛苦，对创伤性事件不接触、不回忆。②选择性重视。重视自己的优点和成绩，发掘自己有别于他人的优势。③改变原有的价值系统。用一颗平常心去看待事物，不与他人做对比、不计较得失、学会放弃、接受自己的长处与缺点。④改变愿望满足的方式。放弃目前难以实现愿望的方法，采取其他方式实现愿望。⑤降低自己的期望值。将自己的期望值降低，使之更符合现实。⑥转移刺激。用户外散步、运动、音乐、看电视、与人交谈等方式，转移自己对应激的注意力。

2. 帮助患者运用社会支持系统应对应激 ①协助患者找到现在或过去能关心、支持自己的人，以帮助患者寻求适当的支持系统或社会资源。②指导患者重新调整和建立社会支持，鼓励其调动一切可以利用的社会支持资源，以减轻应激反应，促进身心康复。

（六）康复护理

1. 全面评估患者 一般情况评估、精神症状评估、社会功能评估及躯体疾病的评估，制订个性化康复训练计划，动态康复疗效评估。

2. 常见康复训练 独立生活技能训练、文体娱乐活动训练、社会技能康复训练、认知功能训练及职业技能康复训练。

（七）健康教育

1. 帮助患者和家属学习疾病知识，使患者和家属对应激相关障碍的发生有正确的认识，消除模糊观念引起的焦虑、抑郁。

2. 帮助家属理解患者痛苦和困境，做到既要关心和尊重患者，又不过分迁就或强迫患者。

3. 指导家属协助患者合理安排工作、生活，恰当处理与患者的关系。

（张振清 李 丽）

第十八章　应激相关障碍及其护理

◎ **案例 18-1**

　　李某，45岁，女教师。3个月前自驾出车祸后受伤住院，出院后变得胆小，容易受惊吓，身边出现一点小动静都会吓一大跳；做事心不在焉，会发呆，时常控制不住回想起当天车祸的场景；车祸当时的恐惧体验再次重现，突然浑身大汗淋漓、发抖、心搏加速、呼吸困难等；看新闻或电视里暴力、灾难的场景会回避，不敢再开车，听人谈起车祸会突然变得紧张不安；睡眠不好，经常做噩梦，梦见自己被车撞，经常半夜醒来大喊大叫；茶饭不思；体重减轻；不爱社交；脾气不好，比较没耐心，会为小事和家人吵架；因不能专心工作经常请假。在家人陪伴下首次门诊就诊。

　　请回答：

　　1. 列举该患者的主要临床表现和诊断。

　　2. 结合案例资料，分析该患者目前存在的主要护理问题，并提出护理措施。

第一节　应激相关障碍的临床特点

一、概述

　　应激相关障碍是一类与应激性或创伤性事件直接相关的精神障碍，其发生发展、症状表现及病程预后等均与应激因素密切相关。

　　应激源是作用于个体并使其产生应激反应的刺激物。部分应激相关障碍的应激源属于日常生活经历的范围（例如，离婚、失业、迁居等）；部分障碍的应激源极具威胁性或恐怖性（例如，经历战争、暴力犯罪、自然灾害等）。

　　与 ICD-10 不同，ICD-11 将应激相关障碍从"神经症性、应激相关的及躯体形式障碍"中分离出来，成为独立的一组疾病。在 ICD-11 中，不再将急性应激反应视为一种精神障碍，本章重点介绍创伤后应激障碍、延长哀伤障碍、适应障碍。

　　应激相关障碍的患病率差异较大，国外研究显示，经历应激性事件的个体，6%~33%会出现应激相关障碍。我国创伤后应激障碍的终生患病率为 0.3%，汶川地震发生 3 年后，重灾区仍有 8.8% 的个体患创伤后应激障碍。

二、病因和病理机制

（一）病因

应激性生活事件是本组障碍发生的直接病因，应激源的具体特征是决定个体应激反应的关键，如事件的严重性和持续时间。创伤后应激障碍（post-traumatic stress disorder, PTSD）的应激源为异乎寻常的创伤性事件，如经历战争、暴力犯罪、自然或人为灾难等。延长哀伤障碍的直接病因是亲人的离世。适应障碍的病因为较轻的生活事件，如明显的生活或环境改变。

（二）病理机制

1. 遗传　遗传因素是决定个体是否发生应激障碍的重要因素。PTSD 患者的一级亲属患病比率明显高于二、三级亲属；PTSD 的遗传为多基因作用，主要涉及多巴胺系统、5-HT 系统及糖皮质激素受体基因等。

2. 神经生物学　应激状态下机体的神经生物学反应包括交感神经系统过度兴奋、杏仁核过度活动和海马体体积变小。下丘脑 - 垂体 - 肾上腺素（HPA 轴）功能障碍与应激障碍关系密切。炎症系统也参与了应激过程，促炎因子信号通路的激活可能参与了本组疾病的病理过程。

3. 心理社会因素　虽然不是所有接触到应激源的人都会发展成精神障碍，但如果没有经历过应激源，本组障碍就不会发生。心理社会模型认为本组障碍的发生主要与以下三方面有关：创伤性体验，如应激源的强度和持续时间，暴露于死亡等；个体因素，如个性特质，应对资源的有效性等；康复环境，如社会支持、文化因素等。

4. 相关理论解释　学习理论认为，应激所致的回避行为和精神麻木是通过负强化（减少创伤的情绪痛苦的行为）来中介的。认知理论认为，个体无法理解的创伤和普遍的无助及绝望，使个体的基本认知信念失效。压力与适应的交互模型考虑了个人和环境之间的相互作用，环境因素包括经济状况、社会支持因素等，个人因素包括气质、社交技能和应对方式等。

三、创伤后应激障碍

创伤后应激障碍（post-traumatic stress disorder, PTSD）是一种暴露于单个或多个极端威胁或恐怖的事件后发生的精神障碍。

（一）临床表现

本病的主要表现为三大核心症状群。

1. 再体验创伤性事件　是 PTSD 最常见也是最具特征性的症状。患者在经历了重大创伤性事件后，以各种形式重新体验创伤性事件，有挥之不去的关于创伤事件的闯入性回忆，频频出现的痛苦梦境。有时患者会处于意识分离状态，持续时间可从数秒到几天不等，称为"闪回"，此时，患者仿佛又完全身临创伤性事件发生时的情境，重新表现出事件发生时所伴发的各种情感。

2. 持续回避　创伤性事件后患者对创伤相关的刺激存在持续的回避，可以表现为对与创伤有关的思想、记忆采取主动回避的态度，也可以表现为对唤起创伤痛苦的情景、地点、人群、对话等的回避。

3. 警觉性增高　表现为持续性的焦虑和警觉性水平增高，如难以入睡或不能安眠，容易受惊吓，注意力难以集中，甚至无法专心做事情等。

（二）诊断要点

PTSD 可能在暴露于极度危险或恐怖的事件或一系列事件后发展起来的。它的特点是：

1. 以生动的侵入性记忆、闪回或噩梦的形式重新体验创伤事件或当前事件。重新体验可能通过一种或多种感官方式发生，通常伴随着强烈或压倒性情绪，特别是恐惧或恐怖，以及强烈的身体感觉。

2. 回避对该事件的想法和记忆，或回避让人联想到该事件的活动、情景或人物。

3. 持续感觉到当前威胁的加剧，例如表现为过度警觉或对意外噪声等刺激的惊吓反应增强。

4. 这些症状至少持续数周，并在个人、家庭、社会、教育、职业或其他重要功能领域造成严重损害。

（三）鉴别诊断

1. 抑郁障碍　PTSD 患者也可以表现出负性认知及情绪，但其存在特征性的再体验及回避症状。抑郁障碍虽然也可以发生在负性生活事件之后，但其病情发展逐渐超出事件本身，还存在着如晨重暮轻、消极悲观及食欲减退等症状。

2. 延长哀伤障碍　延长哀伤障碍的创伤性事件一般限于亲人的离世，侵入性症状多为死者的形象。PTSD 的侵入性症状一般是痛苦的，时刻回避创伤记忆及相关线索。

3. 适应障碍　适应障碍的应激源主要是生活环境或社会地位的长期改变，患者存在一定的人格特点，临床表现为抑郁、焦虑等。PTSD 的应激源为极度危险或恐怖的一件或一系列事件。

（四）治疗和预后

1. 心理治疗　心理治疗对于 PTSD 患者是有效的，目前常用的心理治疗方法有：认知行为治疗（CBT），眼动脱敏再加工（eye movement desensitization reprocessing，EMDR）及团体心理治疗。

（1）认知行为治疗：包括心理健康教育、焦虑的处理、对于创伤性事件的暴露、认知重建等。PTSD 认知行为治疗中的核心是暴露疗法。

（2）眼动脱敏再加工（EMDR）：包括认知治疗成分加上眼球运动，让患者想象一个创伤场景，同时让其眼睛追踪治疗师快速移动的手指，然后集中调节其认知和警觉反应。

（3）团体心理治疗：在治疗师的带领下，团体成员之间通过信息分享可以获得对现状的理解，看到他人和自己的相似性，产生共鸣，进一步处理压抑的情绪，共同增强归属感和存在感。

2. 药物治疗　本病的治疗应以占优势的症状为导向，根据患者的症状特点选用相应的药物。

（1）抗抑郁药：改善 PTSD 患者的睡眠障碍、抑郁焦虑症状、侵入性症状和回避症状。SSRIs 类抗抑郁药物目前被认为是治疗的一线用药。氟西汀、帕罗西汀和舍曲林拥有较多的证据，其他 SSRIs 类药物及 SNRIs 药物也有较好的疗效。

（2）抗焦虑药：降低 PTSD 患者的警觉度、改善恐惧症状和抑制记忆再现。创伤后应激早期使用苯二氮䓬类药可以预防 PTSD 的发生，但长期应用易导致依赖，停药会出现戒断反应，甚至症状反弹，不宜首选。新型非苯二氮䓬类抗焦虑药，如丁螺环酮和坦度螺酮等，可改善 PTSD 的核心症状，不损害精神运动功能，也不导致过度镇静和肌肉松弛等。

（3）其他治疗药物：丙戊酸盐及新型抗惊厥药拉莫三嗪、托吡酯、加巴喷丁等均能有效地用于 PTSD 的治疗。非典型抗精神病药物，如奥氮平、利培酮及喹硫平等，可以有效改善患者类精神病性症状。

3. 预后 PTSD 的迁延性和反复发作性使其成为预后最差的应激相关障碍，约 50% 的患者会在 3 个月内康复，约 30% 会呈慢性病程而终生不愈。

四、延长哀伤障碍

延长哀伤障碍（prolonged grief disorder，PGD）是指在伴侣、父母、子女或其他与丧亲者关系密切的人死亡后，出现持续和普遍的悲伤反应。

PGD 的高危患病群体包括女性、老年人、家庭收入及受教育程度较低者。流产史、儿童期分离焦虑、童年虐待、父母离世、与逝者关系亲密（特别是当死者为配偶或子女时）、对逝者过度的情感依赖、不安全的依恋关系、暴力性的致死事件、对亲人的去世缺乏心理准备、缺少有效的社会支持、有抑郁障碍病史等，均会增加 PGD 的患病风险。

（一）临床表现

PGD 相关的临床症状紧密围绕丧亲事件，表现为持续、极度的痛苦体验。患者往往沉浸在对逝者的缅怀之中，不愿接受亲人离世的事实。患者对于逝者相关的事物过度敏感，有意识地避免接触与逝者相关的事物，对亲人的离世可能存在过分的自责。通常而言，PGD 患者找不到生活中的自我定位，也不愿意接受生活中的角色，难以再次相信他人。患者还会有情感麻木、孤独的感受，对未来的生活失去希望，个人的社会功能受到显著影响，症状持续时间往往超过半年。

（二）诊断要点

1. 延长哀伤障碍是指在伴侣、父母、子女或其他与丧亲者关系密切的人死亡后，出现持续和普遍的悲伤反应。

2. 对死者的思念或对死者的持续关注，并伴有强烈的情感痛苦（例如：悲伤、内疚、愤怒、否认、责备、难以接受死亡、感觉失去了部分自我、无法体验积极的情绪、情绪麻木、难以参与社交或其他活动）。

3. 悲伤反应在失去亲人后持续了一段不寻常的时间（至少超过 6 个月），并且明显超出对个人文化和背景预期的社会、文化或宗教的规范。持续时间较长的悲痛反应，在个人的文化和宗教背景下属于正常的悲痛期，被视为正常的丧亲反应，不被指定为诊断。

4. 本障碍在个人、家庭、社会、教育、职业或其他重要的功能领域造成了严重损害。

（三）鉴别诊断

1. 正常的哀伤反应 在正常时期内经历哀伤反应的个人不应被诊断为长期哀伤障碍。哀伤反应通常会在半年之内症状逐渐减轻，渐渐适应新生活，而 PGD 的症状往往在半年后迟迟不能缓解，且始终无法接受亲人离世的事实。

2. 抑郁障碍　　PGD需与抑郁障碍鉴别，但其核心症状与抑郁障碍不同。PGD的症状紧紧围绕丧亲之痛，而抑郁障碍的情绪低落、兴趣减退及消极体验相对有所泛化。

3. 创伤后应激障碍　　PTSD必须具备再体验创伤事件等核心症状，而PGD的情绪以哀伤为主，对逝者念念不忘，闯入性内容主要关注在失去亲人方面。

（四）治疗和预后

1. 心理治疗

（1）复杂性哀伤治疗（complicated grief therapy，CGT）：结合了依恋理论、认知行为疗法（CBT）和其他方法，以促进对丧失的自然适应过程。CGT关注丧失和修复来促进个体适应，丧失部分包括接受亲人死亡的现实和改变与逝者的关系，修复部分包括在没有逝者的情况下朝着理想的目标努力，并在生活中获得能力和满足感。

（2）认知行为治疗（CBT）：其中的暴露治疗、认知重构等可能对PGD患者有效。另外，CBT也可以对PGD患者伴发症状进行针对性的治疗，如大多数患者存在的睡眠障碍。治疗形式可以是个体治疗、集体治疗和基于网络的治疗。

2. 药物治疗　　很少有研究调查单独药物治疗对PGD的影响。SSRIs、三环类药物及安非他酮等可能有助于改善抑郁症状，但对于哀伤症状的改善不明显。另外，有研究表明，抗抑郁药联合心理治疗可能对患者有帮助，如提高治疗依从性及改善抑郁症状等。

3. 预后　　PGD对患者的社会功能造成损害，随着疾病的慢性化，患者罹患躯体疾病、出现自杀行为等风险增加。

五、适应障碍

适应障碍（adjustment disorder）是指在明显的生活改变或环境变化时所产生的短期和轻度的烦恼状态和情绪失调，常有一定程度的行为变化，但并不出现精神病性症状。典型的生活事件有居丧、离婚、失业或变换岗位、迁居、转学、患重病、经济危机、退休等，发病往往与生活事件的严重程度、个体的心理素质、应对方式、社会支持等因素有关。

（一）临床表现

发病多在应激性事件发生后的1~3个月内。临床症状的变化较大，以情绪和行为异常为主，常见的症状为焦虑不安、烦恼、抑郁、胆小害怕、注意力难以集中、惶惑不知所措、易激惹，以及自主神经系统活动增强的躯体症状如心慌、震颤等。同时，还会出现适应不良的行为而影响日常活动。

适应障碍的临床表现与年龄之间有一定联系：老年人可伴有躯体症状；成年人多见抑郁或焦虑症状；青少年以品行障碍为主，如逃学、斗殴、说谎、物质滥用等；儿童可表现出退行行为，如尿床、幼稚语言、吮拇指等行为，以及无故躯体不适等含糊的躯体症状。

（二）诊断要点

1. 个体对一种可确定的社会心理应激源或多重应激源表现出的非适应性反应，通常发生在应激源出现后的一个月内。

2. 对应激源的非适应性反应主要表现为过分关注应激源或其导致的后果，包括过度地担心，反复痛苦地思考应激源或反思其带来的后果。

3. 对应激源的非适应性反应导致个体的人际、家庭、社会、教育、工作或其他重要方面的功能明显受损。如果功能保持，肯定是额外付出了显著的努力。

4. 一旦应激源及其带来的后果终止，这些症状将在之后的 6 个月内消失。

（三）鉴别诊断

1. 创伤后应激障碍　PTSD 表现为创伤性体验的反复重现，并可伴有错觉或幻觉，同时有睡眠障碍、易激惹或惊吓反应等持续性的警觉性增高的症状，另外，还有持续的回避症状，甚至不愿意与人接触。

2. 抑郁障碍　抑郁障碍的情绪异常较为严重，并常出现消极念头，甚至有自杀企图和行为，临床上有昼重夜轻的变化等有助于鉴别。

3. 人格障碍　人格障碍会被应激源加剧，但人格障碍的表现在幼年时期就已明显，应激源不是人格障碍形成的主导因素。患者并不为人格异常而苦恼，这种状况可持续到成年甚至终身。但当人格障碍患者出现新的症状符合适应性障碍的诊断标准时，两个诊断可同时列出。

（四）治疗和预后

治疗重点以心理治疗为主，心理治疗主要是解决患者的心理应对方式和情绪发泄的途径问题。常用的治疗方法有支持性心理治疗、认知行为治疗、短程动力疗法、自助阅读疗法以及基于网络和虚拟现实技术的心理治疗方法。

当症状持续而令人痛苦（如延长的抑郁 / 心境恶劣）或心理干预不成功时，需要考虑使用抗抑郁药或抗焦虑药 / 催眠药对患者潜在的益处。其原则是以低剂量、短疗程为宜。

本病一般预后良好，一旦应激源及其造成的后果终止，症状就会在 6 个月内消失。

第二节　应激相关障碍的护理

一、护理评估

应激相关障碍患者的护理评估重点是应激反应对患者功能影响的评估及患者应对方式的评估，同时还应关注应激源和应激反应的症状评估。

（一）应激源评估

主要包括应激事件发生的原因、应激源种类、时间、强度、频率、当时的情境、与疾病发生的关系以及患者对应激事件的认识和态度等。

（二）症状评估

1. 一般情况　包括接触、语言交流、饮食、睡眠情况等。

2. 认知状况　包括感知觉、思维、注意力、记忆力、意识状况等。

3. 情绪状态　有无焦虑、抑郁、紧张害怕等情绪，是否出现情感淡漠、警觉性增高、激越兴奋、易激惹等。

4. 意志行为活动　有无现存或潜在的冲动、伤人、自杀、自伤、木僵等行为，有无退缩、回避、品行障碍、反社会行为等。

（三）功能评估

1. **生理评估**　评估整体精神状态、饮食、睡眠、营养、排泄、自理能力、各器官的功能水平等情况，有无应激相关的躯体症状，如头痛、腹部不适、胸痛、心慌等，有无反复发生的"触景生情"式的生理反应，如目睹应激源相关事物产生的明显的心搏加速、出汗、面色苍白等生理反应。

2. **心理社会功能评估**　评估患者有无敏感多疑、自我中心、固执、胆怯等性格特征；人际关系与人际交往能力，个人生活料理和处理问题能力，工作、学习情况，能否胜任家庭、社会角色；评估患者的家庭经济情况、家庭氛围、家庭成员关系、患者的家庭地位，以及家庭成员对应激事件的认知；评估患者社会支持系统（来源、强度、性质和数量）。

（四）应对方式评估

评估患者既往是否经历过重大的生活事件或打击？影响如何？采取的应对方法和效果如何？本次事件发生后的应对方式和效果。

二、护理问题

1. **焦虑、恐惧**　与长期面对应激事件、创伤事件的不断"闪回"、应激事件引发的躯体不适等有关。

2. **睡眠形态紊乱**　与遭受应激事件、警觉性增高有关。

3. **部分自理能力缺陷**　与应激事件引发的情感麻木、社会性退缩有关。

4. **个人应对无效**　与遭受创伤性事件、个人应对机制不良、家庭社会支持系统不足有关。

三、护理措施

应激相关障碍的护理包括生理、心理和社会功能等多方面的综合护理措施。急性应激障碍患者护理重点在于尽快帮助患者脱离创伤情境，提供情感宣泄的环境，强化社会支持，减少对超出患者控制能力事件的个人责任感。对创伤后应激障碍患者的护理主要在疾病早期以保障患者安全、消除情绪障碍为主，后期则以帮助其建立有效应对机制为主。对适应障碍患者的护理主要在于帮助患者提高应对应激事件的能力。

（一）脱离应激源

首先帮助患者尽快脱离引起精神创伤的环境；其次，为患者提供安全、舒适、安静、温馨的环境，避免环境因素对患者造成不良刺激，且由于此类患者具有较强暗示性，不宜与病情复杂的患者安排在同一病室，避免增加新的症状或使原有症状加重。

（二）保证安全

应激相关障碍的患者常因创伤事件的不断"闪回"等原因而出现精神运动性兴奋、情绪低落等症状，严重者可出现自杀、自伤、攻击性行为等，因此需加强观察和护理，预防安全问题的发生。具体措施如下：

1. **风险评估**　评估患者的情绪状态，自杀、自伤、暴力行为的危险程度。

2. **环境安全**　严格做好环境的安全管理，定期进行安全检查，发现危险物品或安全隐患要及时处理，保证门窗完好，刀、剪、绳带、药物、玻璃类制品等危险物品严格管理，不能让患者接触。

3. 先兆行为观察　密切观察患者的表情、言语、行为表现，评估患者痛苦程度，及时察觉患者自杀、自伤、暴力行为先兆，一旦出现相关行为征兆，立即采取措施，保证患者及周围人员安全。

4. 住院治疗　对于高危风险患者，尽量住院治疗，妥善安置床位；注意沟通技巧，避免激惹患者；实施精神科监护理级别，确保不发生安全问题行为，必要时与患者制定不自杀、自伤、伤人等安全治疗协议；必要时安排专人陪护，避免让患者独处。

（三）支持性护理

1. 协助料理个人卫生　部分患者在应激下出现社会性退缩，甚至出现个人日常生活自理能力下降，需护理人员协助料理患者的个人卫生；对于终日卧床、个人生活完全不能自理的患者，护理人员需要做好口腔护理、会阴护理、皮肤护理、大小便护理等各项基础护理，以保证患者的各项基本生理需要得到满足；随着患者病情缓解，意志行为逐步增强时，鼓励患者自行料理个人卫生。

2. 饮食护理　食欲减退的患者，根据患者饮食习惯和偏好配送符合患者习惯和口味的饮食，安排与其他患者一起进餐，少量多餐；退缩状态生活不能自理的患者，由专人喂食，必要时给予肠内营养或静脉营养支持，维持患者体内营养、水、电解质平衡，并重点交接班。

3. 睡眠护理　为患者提供安静、舒适的睡眠环境；指导患者合理安排作息，白天尽量多参加活动，少卧床，不在床上做与睡觉无关的事情，有睡意再上床；评估患者睡眠障碍的原因或可能诱因、表现、影响，尽量避免诱发因素；指导患者养成良好的睡眠习惯，如睡前避免吃得过饱，避免饮用咖啡、饮料、茶，避免参加兴奋、刺激的活动。教会患者促进睡眠的方法，如睡前温水泡脚、指导放松训练。密切观察并记录患者睡眠状况，必要时给予镇静安眠药辅助睡眠。

4. 支持性心理护理　以真诚、友善、尊重、接纳的态度主动与患者密切接触，建立相互信任的治疗性护患关系；耐心倾听、主动关心患者，与患者探讨创伤性事件的经过，如患者的所见、所闻、所感、所做过的事，减少对自身感受的消极评价；鼓励患者表达、宣泄自己与创伤事件相关的感受、想法、情绪，对患者的感受表示理解接纳，并给予合理解释和指导；向患者解释其疾病症状，分析导致不良心境的原因和危害，并对症状正常化，强化疾病可以治愈的观念，增强患者战胜疾病的信心；鼓励患者面对创伤事件，正确看待客观现实，引导患者去接受所面临的不幸以及自身的反应；帮助患者了解自身所具备的应对资源，指导患者学习新的应对方式。运用非语言沟通技巧如陪伴、抚触、关注的眼神，对患者表示关心和鼓励。

5. 家庭社会支持护理　协助患者找到现在或过去能关心、支持自己的人，鼓励其调动一切可以利用的社会支持资源，帮助解决患者暂时面临的实际困难，例如照顾孩子、工作处理等，从物质上、精神上给患者提供支持帮助，以减轻应激反应。指导患者和家属正确认识应激相关障碍的疾病知识，消除模糊观念引起的焦虑、抑郁。指导家属理解患者的痛苦和困境，陪伴患者，做到尊重、关心、不过分迁就。指导家属为患者提供安全、支持的家庭氛围，帮助患者积极表达自己的经历和情绪，给予积极的反馈和回应。适时做一些仪式感的活动，例如悼念活动，帮助患者学会与自己的创伤经历告别。指导家属协助患者合理安排工作、生活，恰当处理与患者的关系。

（四）暴露疗法技术

指导患者面对创伤有关的应激情境，通过对特定情境的模拟想象、实践、排演等方法，将患者反复暴露其中，使患者认识到他/她所害怕和回避的场所已经不再危险，患者面对创伤情境足够长时间不回避时，其紧张、害怕的情绪将逐渐消退。

（五）应对方式指导

1. 自我觉察　指导患者在面临应激性事件时觉察自己所面临的处境或困难、想法和感受、采取的应对方法和最后结果等。觉察自己的哪些想法让自己产生了不好的感受。

2. 处理焦虑、愤怒等情绪　教会患者运用放松训练，主要有呼吸放松、肌肉放松、冥想放松等方法。一开始由护士陪伴、指导练习，从 5～10 min 的短时练习开始，逐渐增加练习的时间，由一开始的陪伴练习逐渐转变成自主练习。如果焦虑情绪严重，无法安静下来进行放松训练时，陪伴患者进行简单的步行、拉伸运动，配合呼吸放松训练，将放松训练带到日常生活中，使患者学会时时放松的技巧。焦虑情绪严重时，可遵医嘱使用相应的抗焦虑药物以减轻患者的不适体验。指导患者学会表达感受、意见和愿望、对他人的请求等，学会拒绝他人的不合理要求。指导患者通过运动、看电视、与人交谈或其他自己感兴趣的活动来转移注意力，使自己从令人痛苦的想法中摆脱出来。

3. 问题解决法　指导患者通过对应激情景的模拟想象、实践、排演等方法，帮助患者学会运用以下步骤解决现实生活中的问题：①明确目前存在的困难和问题；②提出各种可能的解决问题的方法；③罗列并澄清各种可能方法的利弊及可行性；④选择最可取的方法，并立即做出决定；⑤考虑并计划具体的完成步骤或方案；⑥付诸实践并验证结果；⑦小结和评价问题解决的结果。

4. 建立新的认知模式　帮助患者学会应激处理的各种积极、有效的认知和行为技能，并指导在实际生活中运用，包括：①指导患者分析其想法是如何导致不良情绪反应和行为表现的。②指导患者通过现实的检验，发现自己的消极想法和信念是不符合实际的，从而矫正这些消极的想法和信念。③选择性忽视。有意不去注意自己的挫折和精神痛苦，对创伤性事件不去感知、不接触、不回忆。④选择性重视。重视自己的优点和成绩，发掘自己有别于他人的优势和长处。⑤改变原有的价值系统。用一颗平常心去看待事物，不与他人做对比、不计较得失、学会放弃、接受自己的长处与缺点。⑥改变愿望满足的方式。放弃目前难以实现愿望的方法，采取其他方式实现愿望。⑦降低自己的期望值。将自己的期望值降低，使之更符合现实。

（六）健康教育

告知患者创伤应激时常见的情绪反应，正确面对创伤应激时出现的焦虑情绪，消除患者内心的紧张、害怕。向患者及家属讲解创伤心理疏导的相关知识，提升患者及家属识别和处理心理问题的能力。予以药物相关知识宣教，指导患者和家属了解和自行观察药物的作用和不良反应。指导家属根据患者的具体情况定期进行心理咨询，必要时协调有关方面，重新安置患者的工作和生活，预防复发。鼓励患者保持健康的生活方式，参加有益健康的活动，避免滥用酒精、毒品和依赖性的镇静催眠药物。

（张振清　陈琼妮）

第十九章　进食障碍及其护理

◎ 案例 19-1

患者于某，女性，15岁，高一休学，主因"刻意节食、过度运动致体重下降10月"来诊。现病史：10个月前中考后，患者因觉得自己太胖开始通过节食减肥，主要是控制高糖摄入。当时体重52.5 kg，身高161 cm，BMI 20.25 kg/m²。2个月后发展为三餐几乎不吃主食，只吃蔬菜水果，体重逐渐下降至47.5 kg。体育课继续保持运动，三餐同前。5个月前患者因疫情居家，吃减脂餐，强迫运动，逐渐运动增加至1 h，体重下降至43 kg，出现闭经。3个月前开始不在学校食堂吃饭，自己从家里带玉米和鸡蛋，继续强迫运动，体重进一步下降至35 kg（BMI 13.50 kg/m²）。此时会经常觉得累，无力，运动时没力气，同时，伴有情绪变化烦躁易怒。1个月前至外院就诊，诊断为"营养不良，抑郁"，建议至综合医院营养科治疗。患者就诊，仍保持之前的饮食和运动量，体重最低下降至30 kg（BMI 11.57 kg/m²）。后患者意识到继续下去会有罹患躯体疾病的风险，但对自主进食仍感恐惧。为求系统治疗入住我科。发病以来睡眠差，入睡困难，早醒，便秘。个人史：胞2行1，有一妹妹小自己13岁，母孕期健康，足月顺产，幼年生长发育同正常同龄儿。自幼在大家庭中生活，父亲脾气暴躁，对患者学习成绩要求高，母亲在患者读五六年级时经常与患者吵架起冲突，觉得患者过于叛逆不听话，后母亲通过学习亲子教育，逐渐改变与孩子的相处模式，目前相处较愉快。查体及辅助检查结果：营养不良，余未见明显异常。

请回答：

1. 神经性厌食是不想吃东西吗？
2. 神经性厌食的异常进食行为和心理特征包括哪些？

喂食及进食障碍（feeding and eating disorders）涉及异常的喂食和进食行为，这些行为不能用某种躯体疾病解释，也不符合发育要求或不被文化认同。喂食障碍不涉及对体重和体形的关注，包括异食症、反刍障碍和回避性/限制性摄食障碍。进食障碍包括异常的饮食行为和对食物的先占观念，以及对体重和体形的过度关注，包括神经性厌食、神经性贪食和暴食障碍等。

第一节　神经性厌食

一、概述

神经性厌食（anorexia nervosa，AN）是以患者自己有意识地严格限制进食，使体重下降至明显低于正常标准或造成严重的营养不良，此时仍恐惧发胖或拒绝正常进食为主要特征的一种进食障碍。患者有显著的体像障碍，导致病理性低体重及减轻体重的行为。根据体重控制的方式，分为限制型和暴食/清除型。神经性厌食主要发生于青少年女性，男女比例约为 1:10。平均发病年龄在 12~25 岁，14~18 岁为患病率最高期，25 岁以后发病者仅为 5%（30 岁以上起病罕见）。神经性厌食在年轻女性中的 12 个月患病率约为 0.4%。该病死亡率高，致死率为 5%~15%（其中 2/3 死于躯体并发症，1/3 死于自杀）。

二、病因及病理机制

（一）遗传因素

厌食症有家族聚集性，提示该病遗传风险较高。单卵双生共病率为 65%，双卵双生共病率为 32%。全基因组研究发现，该病涉及 8 个基因位点。有抑郁障碍、酒精依赖、肥胖或进食障碍家族史的人群进食障碍发生的危险性明显升高。

（二）社会心理因素

1. 社会文化因素　在发病中起着很重要的作用。现代社会文化观念中，把女性的身材苗条作为自信、自我约束、成功的代表。大量媒体也把大力宣传减肥、追求苗条作为社会时尚，受到公众的推崇，这无疑给予女性极大的压力。而在某些职业中患病率明显高于普通人群的现象也支持这一观点，如芭蕾舞演员、时装模特患病率高于普通人群 4~5 倍。

2. 负性生活事件　有研究认为儿童期的躯体或性虐待造成的心理创伤与厌食症的发病相关，但与其他精神障碍相比并未发现更高的虐待史。

3. 家庭心理因素　有研究指出进食障碍患者家庭中存在的病理现象，如母女情感的缠结、父亲的疏离，父母对孩子的过度保护、过度控制，家庭冲突得不到解决，家庭成员之间界限过于模糊等，认为患者以进食行为代表对父母过度控制、过度保护的反抗；或以节食为手段达到对父母的反控制，以此作为解决家庭内部冲突的一种方法；以自我控制进食作为自己与家人分离和独立的象征。

4. 个性特征　有关研究表明多数患者有追求完美性、不成熟性、依赖性强、追求与众不同、自我评价低等特点。

三、临床表现

（一）对"肥胖"的强烈恐惧和对体形、体重的过度关注

本病临床症状的核心，与此相关的症状表现为：

1. 体像障碍　虽然明显消瘦，仍认为自己太胖或身体的某个部位太胖，强迫性地给

自己设定一个过低的体重标准，进食的同时感到身体的某个部位在变胖等。

2. 对进食持有特殊的态度和行为　严格限制进食量或（和）种类，把食物分成"高"和"低"热量两种；进食速度过慢，隐匿或吐出食物。

3. 过度运动　常采用过度运动，以避免体重增加。运动有强迫性质，患者并不享受运动的过程，某些患者在出现关节损伤后仍强迫性运动。

4. 暴食 / 清除行为　暴食 / 清除型在严格限制食物摄入的基础上会伴随暴食发作和（或）清除行为（包括诱吐、滥用泻药或灌肠等），如暴食伴清除行为，或暴食与节食交替，或正常进食后的清除行为。

（二）体重过低

体重过低是本病必备的症状表现。由于低体重引发的营养不良或呕吐导致躯体各个系统出现的问题：

1. 口腔龋齿。

2. 心血管系统的血压过低、心动过缓、QTc 间期延长、心律失常、心肌病等。心血管系统并发症是本病致死的主要原因（致死率约 10%）。

3. 消化系统的胃排空延迟、胃萎缩、肠蠕动减弱、便秘。

4. 内分泌和代谢紊乱所致的低钾血症、低血糖、体温过低、甲状腺功能低下、高皮质醇血症、闭经、青春期延迟（第二性征消失）、生长抑制及在雌激素治疗的情况下仍然持续存在的骨质疏松。

5. 肾系统的肾结石。

6. 生殖系统的不孕症。

7. 皮肤的干鱼鳞样变、毛发变脆（毛发脱落）、长出胎毛样（细柔的）体毛。

8. 神经系统的周围神经病、脑体积变小、脑室扩大、脑沟变宽、皮质萎缩（"假性脑萎缩"可随体重回升而纠正）。

9. 血液系统的贫血、白细胞减少、血小板减少；当患者体重低于正常体重的 60% 以下时，死亡率较高。严重的低体重导致患者出现抑郁的症状，比如抑郁心境、社交退缩、易激惹、失眠和性欲减退等。

四、诊断和鉴别诊断

（一）诊断标准

1. 患者自己有意识地采取减轻体重的行为，如控制进食量、种类、禁食"增肥"食品、采取过度运动、自我诱吐、导泻、服用食欲抑制剂等。

2. 体重显著下降，成人体重指数（BMI）低于 $18.5 \, kg/m^2$，儿童和青少年的体重低于相应年龄 BMI 的 5 个百分位。

3. "对肥胖恐惧"的超价观念、强迫性的低体重标准：担心自己会发胖，甚至明显消瘦仍认为自己太胖。

4. 本病不是任何一种躯体疾病所致，也不是任何一种精神症状的继发症状。

注：BMI 是体重与身高之间的一个比，其值为体重（kg）/ 身高 ^{2}（m^2）。它与人体内的脂肪有相关性，用于评估一个人的体重是否健康（相对于某个固定身高）。BMI 的值在预测

健康风险方面比单纯的体重值要有效得多（适用于 18 岁以上的成人）。

（二）鉴别诊断

由于本病患者常否认患病的事实，否认怕胖和主动减轻体重的行为，故临床上常首先以不明原因的体重下降和闭经、胃肠不适等症状就诊，须注意与一些躯体及精神性疾病鉴别。

1. 躯体疾病　慢性消耗性躯体病，如结核、脑部肿瘤导致的食欲丧失、下丘脑综合征，或消化系统障碍，如克罗恩病、吸收不良综合征。

2. 其他精神障碍　抑郁障碍的食欲下降和体重减轻，强迫障碍继发于强迫观念的进食缓慢和挑食、偏食，精神分裂症继发于幻觉和被害妄想的拒绝进食等。

3. 继发于使用某种药物，如 SSRIs、安非他明等的食欲减退丧失。

五、治疗

（一）一般原则

1. 多数患者可在门诊接受治疗。住院治疗一般仅在出现严重躯体并发症或有严重的自伤、自杀行为时考虑。

2. 综合治疗效果更佳，主要包括恢复进食和营养重建、药物治疗、心理治疗。药物治疗可选用氟西汀（尤其针对有对食物的强迫观念者），心理治疗包括家庭治疗（起病早期效果更好）、个体治疗（认知行为治疗可能改善远期结局），心理教育包括营养学方面的教育（挑战超价观念）和采用自助手册进行"读书治疗"。

（二）住院治疗的标准

住院治疗对于出现严重的躯体或精神问题的患者可能是必要的，包括：

1. 极其迅速或过分的体重减轻，门诊治疗无效者；

2. 有严重的电解质失衡（因低钾或低钠而有生命危险）；

3. 生命体征的显著改变，如体温 < 36 ℃，因心动过缓出现晕厥（脉搏 < 45 /min）和（或）出现显著的体位性低血压；

4. 有心血管并发症或其他急症；

5. 因重度营养不良导致的精神状态的显著改变；

6. 出现精神病症状或突出的自杀风险；

7. 门诊治疗失败（如不能打破病态进食模式的循环或不能融入有效的门诊心理治疗）。

（三）住院治疗的目的

住院不应被视为对患者的惩罚，关于住院治疗的目的应与患者及其家属进行充分的讨论。其治疗包括以下几项内容：

1. 处理躯体和（或）精神方面的并发症；

2. 制订健康饮食计划，恢复健康饮食模式；

3. 通过强化的心理治疗处理潜在的冲突，如自尊感低下，制定新的应对策略等；

4. 建立良好的治疗关系，便于门诊延续治疗。

（四）恢复进食的风险

随着进食的恢复，患者可能会出现躯体适应的困难，尤其是在恢复进食的前 2 周内，如心肌负担不了突然增加的代谢压力而出现的胃过度膨胀、水肿，以及少见的充血性心力衰竭。控制上述问题的出现需注意：

1. 在恢复营养供给之前检查肾功能和电解质水平，纠正失衡状态；

2. 恢复进食的前 7 天内每 3 天复查 1 次肾功能和电解质，之后的进食恢复期内每周复查 1 次；

3. 缓慢增加每天的营养摄入量，每 3 ~ 5 天增加 200 ~ 300 cal（837 ~ 1255 J），直至能够使体重维持每周稳定增长 1 ~ 2 kg 为宜；

4. 规律监测是否出现心动过缓或水肿。

六、病程和预后

若不经治疗，本病是所有精神障碍中致死率最高的（10% ~ 15%）。

经过治疗，预后呈"三分规则"（1/3 完全康复，1/3 部分缓解，1/3 迁延不愈）。

预后不良的影响因素包括患有慢性病、起病晚、有贪食特征、过分严重的体重减轻、儿童期社会适应差、父母关系不良、男性。

第二节　神经性贪食

一、概述

神经性贪食（bulimia nervosa，BN）是以反复发作性的、不可控制的、冲动性的暴食，继之采用自我诱吐、使用泻药或利尿药、禁食、过度锻炼等方法避免体重增加为主要特征的一种进食障碍。本病以反复发作性的暴食为特征，患者在一段固定的时间内进食，进食量绝对超过大多数人在相似时间段内和相似场合下的进食量，进食过程中伴随强烈的失控感。另一个特征是代偿性的行为，以预防体重增加，以呕吐最为常见。患者存在关于"理想"体形的超价观念，但体重指数一般位于正常范围内。患者常有神经性厌食史（30% ~ 50%），也有在节食期间即出现暴食发作。年轻女性中 12 个月患病率 1% ~ 1.5%。该疾病于青春期或成年早期起病，在青春期后期和成人早期达到顶峰。

二、病因及病理机制

该病的遗传风险不明，但与肥胖的个人 / 家族史相关，与情感障碍和（或）物质滥用家族史相关。童年期不良经历、注意缺陷与多动障碍特质、情绪调节障碍等心理因素是该病发生的危险因素。社会心理因素包括父母有饮食问题、遭受欺凌、亲近的人对肥胖的负面议论、创伤等。

三、临床表现

（一）暴食冲动

不可抗拒的进食欲望和频繁的暴食发作是本病的特征性临床表现。患者的暴食具有发作性失去控制的特征，常常在不愉快的心情下发生，存在与进食有关的、持续的先占观念（满脑子是食物）。同时存在对肥胖的病态的恐惧，有强迫性的"低体重阈值"，伴有对抗食物"增肥"效应的努力（如诱吐、滥用泻药、阶段性的节食，使用诸如食欲抑制药、甲状腺素、利尿药之类的药物）。

（二）躯体损害

暴食和清除行为引发的躯体损害。躯体损害与厌食症类似，但通常较轻。营养不良不是主要问题，但与"清除行为"有关的临床表现比较突出，如心律失常，心力衰竭（可导致猝死），电解质紊乱（低钠、低钾、低氯血症，使用缓泻剂引发的代谢性酸中毒，呕吐引发的代谢性碱中毒），反流性食管炎，食管/胃穿孔，胃/十二指肠溃疡，胰腺炎，便秘/脂肪泻，牙侵蚀症，白细胞减少症/淋巴细胞增多症等。

（三）抑郁情绪

贪食症患者的抑郁情绪往往比厌食症患者更突出，他们对自己进食行为的失控感到羞愧和自责，强烈希望改变的同时又难以摆脱对"发胖"的恐惧。贪食症共病精神疾病常见，除抑郁障碍和双相障碍外，还可共病焦虑障碍、物质滥用或人格障碍。自伤、自杀等冲动行为在本症中更多见。

四、诊断和鉴别诊断

（一）诊断标准

1. 发作性不可抗拒的进食冲动和行为，短时间内进食大量的食物。每周至少发作1次，持续至少3个月。

2. 有担心发胖的恐惧心理。

3. 常采取诱吐、导泻、间断禁食等方法，以抵消暴食引起的发胖。

4. 不是神经系统器质性病变所致的暴食，也不是癫痫、精神分裂症等继发的暴食。

在"不典型"病例中，上述特征中的一个或多个可缺如。

（二）鉴别诊断

因为贪食症患者的异常进食行为多隐蔽地进行，被发现后也常常隐瞒行为背后的动机，故常因表面现象就诊，如不明原因的呕吐、食欲亢进、情绪低落、自伤自杀等。本病需与下列疾病鉴别：

1. 神经性厌食，暴食/清除型　如果体重指数低于正常值，且满足神经性厌食的其他标准，则诊断神经性厌食。只有当不再满足神经性厌食的标准，而符合贪食症的全部标准时，需要至少3个月才能诊断贪食症。

2. 上消化道疾病　（与呕吐相关的）、脑肿瘤、内分泌疾病等其他原因导致的反复过量进食（月经相关综合征、克莱恩-莱文综合征）但不存在贪食症的特征性心理特征，以及药物相关的食欲增加。

3. 边缘型人格障碍、抑郁障碍、强迫障碍等所致的过量进食行为。

五、评估

与神经性厌食相似，尤其要注意探查神经性厌食的病史，往往两者是连续的病程，有相互转换的可能。另外要注意共病的评估，包括焦虑障碍、抑郁障碍、双相障碍、自伤自杀行为、酒精或药物依赖等。

六、治疗

（一）一般原则

1. 患者通常在门诊治疗。住院治疗只适用于存在电解质紊乱，或有强烈自杀观念和行为的患者。

2. 综合治疗效果更佳，包括药物治疗、心理治疗、营养咨询。循证支持的药物治疗为高剂量的 SSRIs，如氟西汀 60 mg/d，并需要长期用药（＞1 年）；心理治疗主要包括个别治疗、团体治疗和家庭治疗。

（二）心理治疗

1. 有证据表明认知行为治疗效果肯定，打断暴食 - 清除的恶性循环是治疗的直接目标，通常以个体治疗的形式在门诊开始进行，初见成效后开始结合团体治疗，一般为期1~2 年。

2. 团体治疗包括认知行为治疗和人际心理治疗两类，其中认知行为治疗主要以控制症状为目标，而人际心理治疗则以促进个体发展和人格成熟为最终目标。

3. 指导下的自助（如"读书治疗"）通常是在小组的环境下提供教育和支持，是迈出治疗第一步的有效方法。

七、病程和预后

本病预后通常良好，除非有自尊感低下的突出问题或有严重人格障碍的问题。

第三节 暴食障碍

一、概述

暴食障碍（binge eating disorder，BED）是指在缺乏其他神经性贪食诊断特征的情况下，以反复出现暴食行为为特征的一种进食障碍，没有补偿性的呕吐或清除等行为。患者共病肥胖的风险高。受暴食冲动的驱使，患者在短时间内进食大量的食物，进食过程中伴强烈的失控感和痛苦感。患者可能伴有抑郁症状，或对自己的体重、体形不满意，但其症状通常比神经性贪食轻得多。暴食障碍是最常见的进食障碍类型，美国成人的终生患病率为 2.6%，全球的成人患病率为 1.9%。

二、病因及病理机制

（一）遗传因素

暴食障碍有家族遗传倾向，这提示该病受遗传因素的影响。近年来的研究发现越来越多的证据支持遗传风险。

（二）文化因素

暴食障碍的危险因素和潜在机制与神经性贪食类似，约 25% 正在接受治疗的肥胖患者有暴食障碍的表现。

三、临床表现

（一）暴食

与神经性贪食类似，具有暴食的所有特征。频繁的暴食发作消耗大量的时间，造成经济的压力。因患者对暴食行为有强烈的羞耻感，常独自进食，这也造成社交受损。

（二）抑郁情绪

患者对暴食行为有强烈的羞耻感，暴食后自责、懊悔，容易出现抑郁情绪。暴食频繁的患者常常共病抑郁障碍。

（三）肥胖

由于缺乏贪食症的代偿行为，患者的体重往往超重或肥胖，这又会引发一系列的代谢问题。

四、诊断和鉴别诊断

（一）诊断标准

1. 频繁、反复出现暴食发作（如 3 个月的时间内每周 1 次或更多次）。

2. 暴食发作时，具备 3 项以上的特征：进食速度快、直到出现饱胀感才停止、进食与饥饿无关、因暴食行为感羞耻而单独进食、进食后有自我厌恶感。

3. 存在于暴食模式相关的显著的痛苦，或在个人、家庭、社会、教育、职业或其他重要功能领域有明显损害。

4. 无反复出现的清除行为，也并非仅仅出现在贪食症或厌食症的病程中。

五、治疗

暴食障碍具有相对较高的自发缓解率，对药物治疗和心理治疗的反应较好，以门诊治疗为主。只有当患者共病抑郁障碍有强烈的自杀观念和行为，以及频繁暴食导致严重的躯体问题时才需要住院治疗。

（一）药物治疗

2015 年，赖氨酸安非他明在美国获得许可用于治疗暴食障碍。有限的随机对照临床研究支持托吡酯对暴食症有效。三环类抗抑郁药、SSRIs、SNRIs 类药物可能对暴食症治疗有效。

（二）心理治疗

1. 自助式心理治疗　阅读疗法、认知行为疗法引导的自助（CBT-GSH）、基于光盘的干预和基于网络的干预均有效。心理咨询师引导的和咨询师辅助的自助式心理治疗有更高的缓解率。

2. 基于正念的治疗　正念冥想，以及基于正念的认知治疗、辩证行为治疗对暴食症有效。

3. 认知行为治疗和人际心理治疗　越来越多的研究表明 CBT 和人际心理治疗在减少暴食行为是有效的。许多权威人士认为这两种疗法是暴食症最有效的治疗方法。

六、病程和预后

与神经性贪食相比，暴食障碍的自然病程更短，治疗后的缓解率更高。

第四节　进食障碍的护理

一、护理评估

进食障碍患者的护理评估应重点评估患者目前的躯体状况（尤其是生命体征、体重、身高、体重指数以及情绪状态，需要从患者生理、心理、社会、文化等角度进行全面的评估。

1. 评估患者的意识状况、生命体征、血常规、血糖水平、电解质和心电图、女性月经情况。

2. 评估患者的饮食习惯和结构。

3. 评估患者对自身体重体形的感知，是否存在体像障碍和怕胖的超价观念。

4. 评估患者的抵消行为，包括节食、暴食、呕吐、导泻、过度运动等。

5. 评估患者的情绪状况，包括焦虑、抑郁、恐惧、绝望等。

6. 评估患者是否有自伤、自杀、外走等行为。

7. 评估患者和照料者对疾病的认知，对食物、体重、体形的认知。

二、护理问题

1. 营养失调：营养摄入低于机体需要量　与限制进食、呕吐、导泻、过度运动等有关。

2. 体像改变　与自我发展延迟、家庭功能不良、对自身体像不满有关。

3. 焦虑　与无助感、对生活缺乏控制感有关。

4. 便秘　与限制进食进水、呕吐有关。

5. 不合作：相关因素 ①与对抗食物"增肥"效应的"清除行为"有关，如节食、拒食、扔掉或者藏匿食物，过度运动、呕吐、导泻、阶段性禁食。②与进食障碍的情绪不稳和人格改变有关，如冲动、自伤、自杀、攻击他人、争吵、外走、偷窃、说谎，使用诸如食欲抑制药、甲状腺素、利尿剂等药物。③与否认疾病、缺乏自知力、拒绝治疗有关。

三、护理措施

（一）基础护理

1. 严格执行饮食计划，保证营养的摄入，重建饮食模式。饮食上一日三餐，合理配餐，同时保证一日饮水量，对于大量饮水或者限制饮水的患者可以制订饮水计划。

2. 生活规律，最好制定作息时间表，适当活动，避免睡眠、饮食颠倒，有利于情绪平稳。

3. 每周测量空腹体重 1 次并记录，厌食症患者每周体重增长速度以 0.5 ~ 2 kg 为宜。

4. 观察二便情况，尿量过多、过少、便秘、腹泻及时查找原因，杜绝用减肥药和泻剂。

5. 保证睡眠，纠正睡眠前的运动、饮水，观察睡眠过程，制止夜间运动行为。

6. 保护皮肤完整性，特别是水肿、皮肤破溃时预防褥疮的发生。

（二）症状护理

观察节食、暴食、呕吐、过度运动的发生情况，及时提醒并制止。

1. 拒食、节食的患者要鼓励进食，按照进食计划执行。

2. 暴食的患者观察暴食时间、量、积存食物的方法，有无偷窃行为，观察暴食期间的伴随行为如伴随饮水，暴食后禁食和情绪波动。

3. 呕吐患者的时间规律，如进食后立即抠喉，饮水后呕吐。

4. 观察过度运动的形式，如仰卧起坐、奔跑、爬楼梯等。

（三）治疗护理

1. 动态监测生命体征，检测血尿便常规，血生化，再喂养期间监测意识状况，肌肉张力，神经系统体征。对开始进食的患者要观察胃肠道反应，适时调整治疗计划，监测再喂养综合征的发生，如肢体无力、麻木，动态监测肾功能和电解质。

2. 预防和控制感染，严重白细胞减少、低蛋白血症、感染发热患者做好保护性隔离。

3. 做好输液过程安全护理，防止拔除输液管，监测输液速度，预防充血性心力衰竭。

4. 极度消瘦者预防褥疮，必要时使用电动褥疮床。切实保证患者的抗抑郁、抗强迫、抗精神病药物的正确使用。

（四）安全护理

1. 要求随时做好躯体抢救和精神科意外应急事件的处理准备。患者常因躯体虚弱无力出现晕倒摔伤，特别是如厕时，需要专人看护。

2. 要随时发现并制止患者的过度运动，避免滑倒、跌倒、骨折、肌肉拉伤。

3. 要关注进食后出现的胃肠道不适，如急 / 慢性胃扩张、胰腺炎、肠梗阻；抠喉诱吐者要注意有无误吸或窒息。

4. 关注患者藏匿物品以免患者做自伤、自虐、自残、自杀、冲动、吞服等冲动行为。

5. 做好安全检查，不携带各类药品。居住环境安全舒适。

（五）心理护理

1. 帮助患者接受治疗。患者不愿意治疗，家庭关系处理不当，以及治疗后出现不良反应都会使患者感到焦虑，从而影响依从性。可采用个体和团体心理治疗，用启发、诱导、支持等方法消除患者紧张、焦虑、恐惧情绪。

2. 放松训练和患者中心疗法。通过倾听、理解、支持、同情等增加患者的适应能力，帮助患者分析、认识面对困难。

3. 处理焦虑和恐惧。帮助患者认识疾病可以导致这些情绪的产生和加剧，当情绪波动时要接纳情绪，压抑通常不会消除不良情绪。促进行为矫正的心理依从性，控制外部行为，改变不良行为模式。

4. 告知体重增长会加重困扰，要给予理解。

5. 建立信任关系。

6. 积极处理各种躯体不适。

7. 培训家属了解患者的压力，学习照料技能。

8. 对患者病态行为要表示理解，耐心倾听、不打断、不否认患者的表达，帮助患者认识情绪与刺激之间的联系。鼓励父母与医院保持一致，及时沟通，了解情绪来源，对患者的情绪表达和行为在照料者身上激起的负性情绪要保持觉察，以做到客观描述。护理人员保持自身情绪的稳定性，不相互争辩。

9. 密切关注患者有无自伤自杀行为，相比之下，神经性贪食患者更容易出现冲动自伤自杀。照料者要密切观察患者的日常行为，防止意外，患者和家人与医院保持联系。

患者否认疾病，坚持节食、暴食、抠吐，服用泻剂以及说谎、偷窃、乱性等行为。患者内心自卑，自暴自弃，低自尊，人际关系紧张，不被理解和接纳，压抑、矛盾、紧张、焦虑和恐惧，需要护理人员及时的心理支持与安慰。

（六）康复护理

1. 鼓励定期门诊随访。

2. 鼓励患者和照料者学习心理知识，接受认知行为治疗等相关培训。

（七）健康教育

1. 知识 患者和照料者要学习疾病的相关知识。

2. 信念 发展改变错误认知和行为的信念。

3. 行为 进食障碍的节食、暴食、过度运动、催吐、导泻等清除行为需要行为矫正，建立和维持重建的饮食模式，制订和执行行为矫正计划十分必要。

（陈 超 耿淑霞）

第二十章　睡眠障碍及其护理

◎ 案例 20-1

　　患者，女性，55岁，小学文化，农民，主因"间断性入睡困难25年、加重伴全身不适5年"，未系统治疗，为进一步诊治入院治疗。患者入院后表现焦虑，表示自己很久没有睡过好觉，全身不舒服。

　　请回答：

　　1. 作为主管护士，应如何做好失眠患者的心理护理？

　　2. 失眠患者基础护理包括哪些内容？

　　睡眠是维持人类生存和发展的基本生命活动。近年来随着生活节奏的加快和社会压力的增加，睡眠障碍的发生率日益升高。睡眠障碍不仅影响人们的工作、学习等日常生活，还会增加焦虑障碍、抑郁障碍、痴呆、糖尿病、心脑血管病的患病风险。根据《睡眠障碍国际分类（第3版）》（International Classification of Sleep Disorders，ICSD-3），睡眠障碍大约有100种，根据疾病的主要临床表现分为以下七类：失眠障碍、睡眠相关呼吸障碍、中枢嗜睡性疾病、睡眠 - 觉醒昼夜节律障碍、异态睡眠、睡眠相关运动障碍和其他睡眠障碍。本书主要介绍最为常见或护理风险比较高的三种睡眠障碍，分别是失眠障碍、阻塞性睡眠呼吸暂停低通气综合征以及快速眼动睡眠行为障碍。发作性睡病、睡行症等睡眠障碍在睡眠障碍的护理中简要介绍。

第一节　失眠障碍

一、概述

　　失眠障碍（insomnia disorders）是指尽管有适宜的睡眠机会和环境，但依然对于睡眠的质和（或）量感到不满意，并引起相关的日间功能损害的一种睡眠障碍。失眠障碍的患病率为 10%~20%。失眠障碍不仅会降低患者生活质量，影响工作效率，还会引发一系列躯体和精神疾病，已发展成为迫切需要解决的心身健康问题。

二、病因

目前关于失眠障碍的病因并不清楚，有很多理论假说，其中最有影响力的假说是"3P"假说。"3P"假说是用来解释从正常睡眠到慢性失眠进程的认知行为假说。包括失眠的素质因素（predisposing factor）如年龄、性别和失眠易感性、诱发因素（precipitating factor）如生活事件和应激事件和维持因素（perpetuating factor）如不良的睡眠行为。

三、临床表现

失眠障碍的临床表现主要为入睡困难、睡眠维持困难和早醒，三种症状可以单独出现，但以同时存在更为常见。入睡困难是指 30 min 内无法入睡，睡眠维持困难表现为入睡后频繁觉醒或醒后 20 min 之内无法继续入睡，早醒是指醒来的时间比往常早 30 min 以上。睡眠满意度差和无法恢复精力通常与入睡困难、睡眠维持困难、早醒等症状并存。日间症状包括疲劳、精力下降、动力缺乏、注意力不集中、记忆力下降、紧张和情绪低落等。日间活动的不足也会反过来影响睡眠，导致失眠的严重化和慢性化。

四、诊断要点

根据 ICSD-3，失眠障碍的诊断要点包括：

1. 存在入睡困难、睡眠维持困难或早醒症状；
2. 日间疲劳、嗜睡，社会功能受损；
3. 上述症状每周至少出现 3 次；
4. 病程持续至少 3 个月，如果病程小于 3 个月可称为短期失眠障碍。

五、治疗

（一）失眠的认知行为治疗

失眠的认知行为治疗（cognitive behavioral therapy for insomnia，CBT-I）主要是纠正失眠的维持因素中的不良睡眠行为和信念，是失眠障碍的首选治疗方法。主要包括睡眠限制、刺激控制、认知治疗、放松训练和睡眠卫生等 5 个部分，一般以 6 ~ 8 周为一个疗程。

北京大学第六医院睡眠医学中心通过长期的临床实践，把失眠的认知行为治疗浓缩为"五字要诀"，即"上、下、不、动、静"，方便患者理解和实践。"五字要诀"的含义是：患者每天按时上床、按时下床，培养睡眠节律；白天不补觉、不午睡、不赖床，规律的进行体育运动，增加睡眠驱动力；睡前进行正念呼吸、身体扫描等静心练习，促进身心放松。

（二）药物治疗

药物治疗原则：在病因治疗、失眠的认知行为治疗和睡眠健康教育的基础上，酌情给予镇静催眠药物；短期、按需、间断、足量给药；连续给药一般不超过 4 周，如需继续给药，需每个月定期评估。常用药物为：苯二氮䓬类药物、非苯二氮䓬类药物、具有镇静作用的抗抑郁药等。

（三）物理治疗

主要包括光照治疗、重复经颅磁刺激治疗、经颅直流电刺激治疗、生物反馈疗法等。

第二节　阻塞性睡眠呼吸暂停低通气综合征

一、概述

阻塞性睡眠呼吸暂停低通气综合征（obstructive sleep apnea-hypopnea syndrome，OSAHS）是以睡眠时反复发作的上呼吸道全部或部分阻塞为特征的疾病，通常伴有打鼾、憋气、日间嗜睡、注意力不集中等症状。阻塞性睡眠呼吸暂停低通气综合征可导致低氧血症、高碳酸血症、胸腔内压力显著波动、交感神经活动增加以及睡眠结构紊乱等，从而导致多系统器官功能受损，增加高血压、冠心病、糖尿病、脑卒中等患病风险。

二、病因

阻塞性睡眠呼吸暂停的发生主要是上呼吸道解剖问题：颌面骨性结构异常（如小下颌）和咽部软组织（如扁桃体、舌、软腭和脂肪等）体积过大等，均可导致上呼吸道狭窄，增加上呼吸道堵塞的可能性。

三、临床表现

睡眠时被床伴观察到的呼吸暂停、打鼾、睡眠时窒息 / 喘气、白天嗜睡等。常见临床症状可以分为夜间症状、日间症状和相关疾病症状。

（一）夜间症状

1. 打鼾。

2. 胃食管反流。

3. 频繁觉醒。

（二）日间症状

1. 白天过度嗜睡。

2. 晨起后疲劳和无恢复性睡眠。

3. 头痛。

4. 注意力不集中。

5. 抑郁。

（三）相关疾病症状

1. 高血压。

2. 肺动脉高压。

3. 高血糖。

四、诊断要点

OSAHS 主要依靠多导睡眠监测（polysomnography，PSG）结果及临床症状进行诊断。ICSD-3 对于成年人 OSAHS 的诊断要点如下：

同时满足 A 和 B，或者满足 C：

A. 出现以下一条或多条：

1. 患者抱怨存在日间嗜睡、无恢复性睡眠、疲劳或失眠。

2. 患者由于呼吸暂停、窒息或者喘气而醒来。

3. 床伴或者其他人报告患者睡眠时有习惯性打鼾、呼吸中断或者两症状同时存在。

4. 患者已被诊断为高血压、情感障碍、认知障碍、冠心病、卒中、充血性心力衰竭、房颤或者 2 型糖尿病。

B. PSG 结果提示：每小时出现 5 次或者以上明显的阻塞性睡眠呼吸事件（呼吸暂停、低通气或者呼吸事件相关的微觉醒）。

C. PSG 结果提示：每小时出现 15 次或者以上明显的阻塞性睡眠呼吸事件（呼吸暂停、低通气或者呼吸事件相关的微觉醒）。

五、治疗

OSAHS 是否需要治疗，取决于临床症状和辅助检查结果。当睡眠呼吸暂停低通气指数（apnea-hypopnea index，AHI）≥ 15/h 或者血红蛋白氧饱和度下降超过 10%，并且同时存在日间过度嗜睡或心脑血管疾病时，需要治疗。治疗方法主要包括一般性治疗、器械治疗和手术治疗。

（一）一般性治疗

1. 减重　通过饮食控制、体育运动等方式减轻体重，可以减轻 OSAHS 的严重程度。

2. 体位　仰卧位睡眠容易加重 OSAHS，而侧卧位睡眠可以减轻 OSAHS，推荐患者尽量采用侧卧位睡眠。

3. 其他　戒酒、戒烟、慎用镇静催眠药及其他可以引起或加重 OSAHS 的药物，并避免白天过度劳累。

（二）器械治疗

持续气道正压通气（continuous positive airway pressure，CPAP）是中、重度 OSAHS 患者的首选治疗，其长期疗效已经得到证实。CPAP 给予气道持续气流，提供一定水平的正压直接打开气道，从而有效减少睡眠呼吸暂停及低通气事件，纠正缺氧及呼吸事件相关的微觉醒，改善日间嗜睡，提高认知功能和生活质量。

（三）手术治疗

手术治疗的目的是扩大上气道横截面积，鼻部和咽部是通常干预的部位。常见的鼻部手术包括：鼻中隔矫正术和鼻息肉切除术。常见的咽部手术包括：腭咽成形术、扁桃体和腺样体摘除术。除此以外，还有口腔颌面外科手术治疗，如双颌前移手术等。

第三节 快速眼动睡眠行为障碍

一、概述

快速眼动睡眠行为障碍（REM sleep behavior disorder，RBD）指在 REM 睡眠阶段出现与梦境内容相关的身体活动，发作期间的异常行为通常具有暴力性质，因而导致个人或床伴受到伤害。

二、病因

大部分 RBD 患者病因不明，但年龄增长是明显的发病因素。年龄较大发病者预示有神经系统变性疾病可能，如帕金森病和路易体痴呆等。RBD 的发病机制尚不明确。

三、临床表现

RBD 主要表现为 REM 期的梦境演绎，梦境表演行为可以是简单的肢体动作，如拳打、脚踢，也可能为伴有呓语、尖叫或咒骂的复杂动作，如跳下床、爬行等。发作期间患者常常由于暴力动作受伤或伤及他人，发作后对梦境内容能够回忆。

四、诊断要点

1. 反复出现与睡眠有关的梦呓和（或）异常的运动行为。
2. PSG 检查证实这些行为在 REM 睡眠期间发生，或者临床病史中出现梦境表演行为从而推测在 REM 睡眠期间发生。
3. PSG 检查结果显示 REM 睡眠期肌张力弛缓状态消失。
4. 上述症状无法用其他睡眠障碍、精神障碍、躯体障碍、药物或物质的滥用解释。

五、治疗

1. 健康教育与睡眠环境管理　教育患者及同床者通过建立安全的睡眠环境来避免由于异常行为造成的伤害，包括将尖锐和坚硬的物体远离床铺，把柔软的防护用品安置在床旁，床下放置床垫或使用带有护栏的床品。
2. 药物治疗　睡眠环境的安全防护仅能减少伤害，但不能控制异常行为，故仍需要进行药物治疗缓解症状，氯硝西泮和褪黑素可以用于控制 RBD 症状。

第四节 睡眠障碍的护理

一、护理评估

睡眠障碍患者的护理评估重点是患者目前睡眠状态对其社会功能、认知等方面的影响，同时应从生理、心理、社会和药物使用史等多方面进行评估。

（一）生理评估

1. 年龄 年龄是影响睡眠的主要因素之一，不同年龄的人对睡眠的需求量存在较大差异。睡眠时间随着年龄的增长而减少。正常情况下，新生儿每日睡眠时间可达 18 h 左右，出生后 6 个月逐渐减少到 13 h 左右，特别是白天睡眠时间减少。儿童期平均每天睡眠时间 10～12 h。随着年龄增长逐渐接近成人的睡眠时间，成人睡眠时间一般为 7～8 h，而老人一般在 5～7 h。老年人夜间睡眠时间缩短，可以通过白天小睡或者打盹儿来缓解夜间有效睡眠不足带来的疲惫。

2. 性别 睡眠存在较大的性别差异。首先，女性的睡眠时间通常比男性少。其次，同一年龄段女性失眠的发生率是男性的 2 倍。睡眠的性别差异来源于体内激素内分泌的不同。女性在"特殊时期"更容易失眠，如月经周期、妊娠期、更年期等。

3. 请患者主观评估睡眠质量，包括睡醒后是否感到精力恢复、疲劳缓解、头脑清晰，有无睡眠后的轻松、舒适感，以及日间是否保持良好的工作、生活状态。

4. 其他 评估当前接受何种药物治疗，有无某种躯体、脑部器质性疾病。

（二）精神症状评估

1. 评估患者有无幻觉、妄想等精神病性症状、症状的内容、症状对日常生活的影响，以及患者对症状的应对方式。

2. 评估患者有无焦虑不安的表现。

3. 评估患者有无情绪低落的体验。

4. 评估患者有无精力旺盛、易激惹、好购物、情绪高涨的体验。

5. 评估患者是否有酒精、烟草、咖啡因等物质的使用。

二、护理问题

1. 睡眠形态紊乱 与社会心理因素刺激、焦虑、睡眠环境改变、药物影响等有关。

2. 疲乏 与失眠、异常睡眠引起的不适状态有关。

3. 焦虑 与睡眠紊乱有关。

4. 个人应对无效 与长期处于失眠或异常睡眠有关。

三、护理措施

（一）基础护理

1. 生活护理

（1）营造舒适的睡眠环境，帮助患者建立良好的睡眠习惯。

（2）引导患者做好睡眠准备，睡前少饮水，避免膀胱充盈增加排便次数。可沐浴或热水泡脚，按摩足背和足底涌泉穴双侧各 100 次直至脚底发热，然后就寝。

（3）指导患者睡前身心放松，可采取放松训练等方式。

（4）指导患者努力适应环境，保持心情舒畅，鼓励患者采取户外散步、有氧锻炼等方式增强体质，保持心理和生理健康。

2. 饮食护理

（1）忌辛辣刺激性食物，如辣椒等能够兴奋神经，加重神经衰弱、失眠。

（2）忌过食不易消化的食物，如油炸食品、肥肉、黏米、黏面在胃中的存留时间过长，影响睡眠。

（3）忌兴奋性食品，如烟、酒、咖啡、茶、可可。

（4）合理饮食，晚餐不宜过饱或过饥，避免睡前喝酒、喝咖啡、浓茶。

（二）症状护理

1. 消除心理恐惧　多数患者和家属对异常睡眠、发作性睡病都带有恐惧心理，影响患者生活的往往不是疾病本身，而是对疾病不了解所产生的惧怕、恐慌心理。因此对此类患者及家属，要进行详尽的健康宣教，帮助患者认识该病的实质、特点及发生原因，以纠正其对该病的错误，消除恐惧、害怕心理。

2. 减少发作次数　帮助患者及家属认识和探索疾病的诱发因素，尽量减少可能诱发疾病发作的因素，如：睡眠不足、饮酒等。另外，建立生活规律性，减少心理压力，避免过度疲劳和高度紧张，白天定时小睡等，都可使患者减少发作的次数。发作频繁者，可在医生指导下服药，也可达到减少发作的目的。

（三）治疗护理

1. 药物治疗　根据睡眠障碍患者的严重程度、病程长短，选取不同的药物及不同的服药剂量。服药后注意观察药物的不良反应，长期服用者突然停药可能因为药物依赖性作用出现停药反应，此时应报告医师处理。

2. 认知疗法　失眠患者由于过分担心失眠，常常引起焦虑，结果愈加睡不着，形成恶性循环，这也是失眠的诱因之一。对这样的患者，需要使用认知疗法，帮助其了解睡眠的基本知识，如睡眠的生理规律、睡眠质量的高低不在于睡眠时间的长短、失眠的原因和根源，引导患者认识睡眠，以正确的态度对待失眠，消除对失眠的顾虑，解除心理负担、纠正恶性循环状态。并帮助患者达到以下几点：

（1）对睡眠保持符合实际的期望。

（2）不把白天发生的不愉快都归咎于失眠。

（3）不试图强迫自己入睡。

（4）不给睡眠施加压力。

（5）一夜睡不好后不要悲观。

（6）学会承受睡眠缺失的后果。

3. 重建规律、有质量的睡眠模式

（1）刺激控制疗法：属于行为疗法的一种，主要是帮助失眠者减少与睡眠无关的行为和建立规律性睡眠 - 觉醒模式的手段。具体方法为要求患者做到以下几点：

1）把床当作睡眠的专用场所。

2）感到想睡眠才上床，而不是一累就上床。

3）不在床上从事与睡眠无关的活动，如看手机等。

4）睡不着或无法再入睡（无睡眠 20 min 后）时立刻离开床铺，直到睡意袭来再回到床上。

5）无论夜间睡眠质量如何，都必须按时起床；避免白天睡觉。这些方法看似容易，但患者由于各种客观或主观因素往往不能完全做到，因此需要护士有规律随访、督促和指导。

（2）睡眠定量疗法：也是行为疗法的一种。失眠患者常常是在床上待很长时间，希望能弥补一些失去的睡眠，但结果往往是适得其反。因此睡眠定量疗法的主要目的是教导失眠患者减少在床上的非睡眠时间，限制待在床上的时间，提高睡眠压力，保证有效的睡眠时间。

（3）其他疗法：根据患者失眠情况，可适当选择暗示疗法，适合于暗示性较强的失眠症患者，通常选用某些营养药物作为安慰剂。配合暗示性语言，诱导患者进入睡眠；光疗，即给予一定强度的光和适当时间的光照，以改变睡眠 - 觉醒节律；还可以选用各种健身术（气功、瑜伽、太极拳等）及音乐疗法等。

（四）安全护理

1. 对家属和患者进行健康宣教，帮助其对睡眠疾病的认识，增强他们的安全意识，有效防范意外的发生。

2. 对于睡行症患者，要保证夜间睡眠环境的安全，如给门窗加锁，防止患者睡行时外出、走失；清除环境中的障碍物，防止患者绊倒、摔伤；收好各种危险物品，防止患者伤害自己和他人。

3. 嗜睡、发作性睡眠患者要避免从事可能因睡眠障碍而导致意外的工作或活动，如高空作业、开车等。

（五）心理护理

1. 对失眠患者的心理护理　通过各种心理措施，帮助患者认识失眠，纠正不良睡眠习惯，重建规律、有质量的睡眠模式。

（1）消除诱因：建立信任的护患关系。对于由于心理因素、不愉快情绪导致的失眠，心理护理的重点在于建立良好的护患关系，加强护患间的理解和沟通，了解患者深层次的心理问题。

（2）支持性心理护理　运用支持性心理护理，帮助患者认识心理刺激、不良情绪对睡眠的影响，使患者学会自行调节情绪，正确面对心理因素，消除失眠诱因。

2. 其他睡眠障碍的心理护理　对嗜睡、发作性睡眠、睡行症等睡眠障碍患者，主要在于保证患者发作时的安全、尽可能消除或减轻发病的诱发因素以减少发作次数以及消除患者和家属的恐惧心理。

（六）健康教育

1. 规律作息　规律的作息主要是指要保持相对固定的入睡和起床时间以及个体建立相对稳定的生物钟。好习惯决定好睡眠。人体有生物钟，调整人类的作息规律使之与大自然同步。作息时间不规律会导致入睡困难、频繁醒来、早醒、睡眠质量下降等问题。最佳入睡和起床时间没有明确的规定，但应该遵循大自然的昼夜节律。虽说我们可以在一定程度上调整作息规律，但这是有限度的，若超出一定限度则易产生疾病。

2. 改善睡眠环境　温馨舒适的睡眠环境有助于改善睡眠质量、延长睡眠时间，舒适的睡眠环境包括适宜的卧室温度、舒适的寝具、柔和的灯光等。睡觉时室内温度在

20～23 ℃最为适宜，若在 20 ℃以下，我们会因为冷而蜷曲身体并裹紧被子，有的人还会不知不觉形成蒙头大睡的姿势，这对呼吸新鲜空气非常不利；而超过 23 ℃则会感到热，这时新陈代谢加快，出汗增多，能量消耗增加，也会影响睡眠，并且醒后会出现疲劳、困倦的感觉。

影响睡眠的寝具主要包括床、床垫、枕头等，正确选择寝具与睡眠质量有重要的关系。首先，床宽以人肩宽的 2.5～3 倍为宜，床太宽容易使人心理不安，床太窄容易掉床或活动受限。床铺的高度在 45～50 cm 为宜，以便于上下床，床过高不仅不方便，且容易紧张而影响睡眠；床过低，则容易受潮气影响导致关节炎等疾病的发生。床铺长度应长于就寝者身高 20 cm 以上。其次，合适的床垫能够使人的全身得到充分放松，如果身体与床面的接触面积过小，重量仅集中在肩部、臀部、腰部等部位，就会使这些部位承受过多的压力而导致血液循环不畅，致使大脑指挥身体增加翻身次数以改善血液循环，而夜间过多的翻身则会使人产生浅睡眠的现象。床垫软硬需要适中，床垫太软容易导致腰椎疾病，床垫太硬人体会感觉不适。枕头高矮也会影响睡眠质量，枕头过高会加重呼吸道阻塞，甚至产生呼吸暂停，枕头高度应该以自己的拳高为宜，宽度以自己的肩宽为宜，软硬应适中。理想的枕头应该具备以下几点：保持脊柱的正常水平位置；可以很好地适应颈部和头部外形；可以支撑头部；可以使颈部和脊柱处于一条水平线上。

卧室的灯光不宜太亮、太刺眼，柔和、偏暗的灯光会促进睡眠，过亮的光线会抑制松果体分泌褪黑素。褪黑素是一种有助于睡眠的物质，可以抑制交感神经兴奋，使血压下降、心率减慢，增加免疫力、缓解疲劳。因此，晚上睡觉时应关闭电视、电脑等可以发出光线的电器，如果对漆黑环境恐惧或者夜间经常如厕的人可以在卧室低处的墙壁上亮一盏红色或黄色的小夜灯。

好的睡眠需要保持相对安静的环境，尽量避免噪声干扰。噪声可导致入睡困难和觉醒。因此，应该尽量控制卧室的噪声。隔音门窗的装备和睡眠耳塞可帮助降低噪声。

3. 睡眠自我调整

（1）睡眠姿势：睡姿主要有 4 种，即仰卧、俯卧、左侧卧和右侧卧。对于健康成人来说，仰卧位是最佳睡姿。俯卧位会压迫肺和心脏，影响呼吸，易导致心血管疾病的发生。左侧卧睡眠会压迫心脏，一般不建议左侧卧位睡觉。而对于打鼾的患者而言，仰卧位睡眠则会加重打鼾，右侧卧位是最佳的睡眠姿势。

（2）睡眠冥想：冥想又称静坐，是正念心理治疗中最重要的方法之一，其对于改善睡眠有很好的效果。

（3）睡眠暗示：积极正确的睡前暗示可以帮助失眠患者缓解压力，改善夜间睡眠质量。

4. 科学饮食　饮食习惯对个体睡眠也有较大影响，科学饮食是睡眠卫生中重要的构成部分。首先，一定要吃早餐，不吃早餐会打乱生物钟，易导致失眠。三餐按时吃可以调整体内的运作机制，这对睡眠有好的影响。其次，不在睡前饮食。晚餐最好在睡前 2～3 h 进行，不要吃太多食物，否则胃部消化活动在睡眠后还在进行，身体处于兴奋状态，影响入睡。

5. 适度运动　适度运动主要包括运动时间、运动量、运动方式三个方面。运动时间以白天为宜，睡前 3 h 内应避免大量运动，睡前剧烈运动往往会加重失眠。运动量因人而异，正常人一天的运动量一般应在 30 min 以上，最好每天坚持运动。运动方式以有氧运动为宜，如散步、快走、慢跑。

6. 其他　人的睡眠质量会受到生活事件、情绪起落、环境改变等多种因素的影响，会呈现自然高低起落。睡眠是很自然的事情，偶尔没睡好也是正常的事情。过分地关注睡眠反而会引起失眠，我们称为心理性失眠。患者常常努力地让自己入睡，但往往越是这样做越难以入睡，越是增加睡眠前的兴奋和焦虑程度，从而形成恶性循环，更难入睡。因此，日常生活中应放平心态，顺其自然。

（孙　伟　骆　蕾）

第二十一章 人格障碍及其护理

◎ 案例 21-1 ────────────────────────────────►

患者，男性，22岁，高中，无业。患者3岁时父母离异，随祖父母一起生活。自幼脾气暴躁、哭闹无常。小学开始经常与同学打架，没有固定的玩伴，家人管理教育时发脾气、摔东西。上中学后情绪极不稳定，没有稳定的人际关系，与人相处时总是开始时热情如火、不分彼此，但很快就因小事绝交；经常抱怨别人对自己不够真诚，自己付出全部，也要求对方为自己无所保留，但总是事与愿违。想谈恋爱，但总是很短时间就不欢而散。认为没有人能理解自己的苦恼，经常觉得孤独空虚，靠疯狂购物、打游戏、醉酒、频繁自伤等行为发泄情绪。高中毕业后未能考入大学，找不到合适的工作，曾在亲戚的公司短期工作，但很快就因数次人际冲突被劝离岗位。

请回答：

1. 患者的人格表现存在哪些异常？
2. 该患者可能属于哪种人格障碍？具有哪些特征性表现？

第一节 人格障碍的临床特点

一、概述

人格（personality）即个性，其英文单词源于拉丁语 persona，原意是指喜剧演员舞台表演时所戴的面具，它代表剧中人物的角色和身份，表现剧中人物的某种典型的心理。心理学借其含义，把人格看成是人与人区别开来的独特的心理特性。人格由人格倾向性和人格心理特征两个方面构成，通过一个人固定的行为模式和日常待人处事的习惯方式体现，其形成受先天生理因素和后天环境因素的影响。个体的人格具有独特性，一旦形成，往往持久稳定，难以改变。

人格障碍（personality disorder）是指人格特征明显偏离正常，并具有稳定和适应不良的性质。人格障碍是较为常见的一类精神障碍，通常开始于童年期及青少年期，并长期持续发展至成年甚至终生，其表现具有跨时间和情景的一致性。人格障碍患者的内心体验和行为明显偏离个体文化背景，持久地用适应不良的方式对待周围的人和事物，结果使个人和（或）他人遭受痛苦，给个人和（或）社会带来不良影响。严重的人格障碍往往影响患者的情绪、心理、社会和职业功能，引起个体工作表现不良，丧失劳动能力，也会因为情感伤害丧失幸福感，有可能引起一系列的家庭和社会问题，如家庭暴力、虐待、自杀和犯罪等。

二、流行病学

在全球范围内，人格障碍流行病学研究的报道较少，而且主要通过临床晤谈法和问卷评定法调查，不同方法之间一致性较差，得到的结果有高有低，目前国外报道人格障碍患病率为 2.8% ~ 13.0%。我国 1986 年在 12 个地区进行的流行病学调查结果显示人格障碍患病率仅为 0.13‰，可能与调查者对人格障碍的认识不足及方法不当有关。研究发现，人格障碍具有性别差异，如反社会型和强迫型人格障碍以男性患者更为常见，而边缘型、依赖型和表演型人格障碍以女性患者较为常见。人格障碍与精神疾病的发生有一定联系，如精神分裂症患者在病前常有分裂型人格表现，约 70% 强迫障碍患者在病前有强迫型人格障碍。

三、病理机制

造成人格障碍的病因及发病机制尚未完全阐明，一般认为是在生物学因素的基础上，遭受心理社会环境不良因素影响而形成，二者相互影响。

（一）生物学因素

1. 遗传因素　家谱调查、双生子、寄养子及染色体分析等研究结果均认为人格障碍与遗传有关。家系研究发现人格障碍存在明显的家族聚集性，其血缘关系越近，发生率越高。双生子研究发现，同卵双生子人格障碍的同病率远高于异卵双生子（分别为 67% 和 31%），双生子总体人格障碍的遗传度为 60%；寄养子研究也发现，有遗传基础的寄养子成年后与正常对照组相比，仍有较高的人格障碍患病率。

2. 神经生化因素　现有的研究表明，人格障碍患者可能存在神经递质代谢的异常。研究显示，边缘型人格障碍及反社会型（或社交紊乱型）人格障碍患者的 5- 羟色胺（5-HT）功能降低，其冲动攻击性阈值降低可能与杏仁核过度反应以及大脑前额叶皮质抑制冲动能力的降低有关；分裂样人格障碍患者的多巴胺功能与阳性症状呈正相关、与缺陷症状呈负相关，其认知缺陷可能与前额叶皮质的多巴胺和去甲肾上腺素活性降低有关；情绪的不稳定性可能与边缘系统的 γ- 氨基丁酸能、谷氨酸能、胆碱能环路的过度反应有关。近年来神经影像学研究发现，边缘型人格障碍患者的海马和杏仁核的体积变小；反社会型人格障碍患者的前额叶灰质减少、杏仁核体积减小；分裂型人格障碍患者的各种皮质（尤其额叶）出现加工作业损害、脑室容积增加及多巴胺活动指数降低等表现。

3. 其他　脑电图检查发现，约 50% 的人格障碍患者有慢波出现，与儿童脑电图相似，中年以后情况有所改善，与临床观察一致，因此有学者认为人格障碍是大脑发育成熟延迟的表现，这在一定程度上说明其冲动控制和社会意识方面成熟的延迟。大脑发育不成熟可能与其所处的环境因素相关，如母孕期及出生后发生的感染、中毒、营养不良等均可造成大脑的发育延迟。

（二）心理社会因素

众所周知，父母的教养方式、家庭环境、重大的生活事件等都会对人格的形成具有非常重要的作用。若儿童期经历粗暴凶狠、放纵溺爱、过分苛求等不合理的教养，可导致人格的病态发展；父母离异、缺乏父爱或母爱、家庭不和谐等家庭环境也会对人格发育造成不利的影响，如难以建立信任、不能发展亲密关系等；经历重大的生活变故，如严重的挫折打击、重大疾病或残疾等也会改变一个人的人格形成。人格障碍存在家族聚集性现象，除与遗传有关外，可能与家族成员暴露于共同的环境因素有关，也可能与家庭教养传递有关。此外，社会文化因素对人格的形成也有影响，不同的社会文化塑造人们不同的性格，如社会底层的弱势群体遭受失业、歧视、居住拥挤、受教育机会少等，也会对儿童的心理发育造成不良影响。

四、临床表现

（一）人格障碍的一般临床特征

人格障碍通常表现为人格特征偏离常态，有明显的社会功能障碍，常使患者自己和社会蒙受损害，影响正常的人际关系。一般特征如下：①人格障碍患者在认知内容、情绪体验、行为方式和人际关系等方面均显著偏离特定的文化背景和一般认知方式。②人格的异常表现相对固定，不因周围环境的变化而改变。③人格障碍大多开始于儿童期或青春早期。④通常有明显的社会功能损害，部分患者对此感到痛苦。

（二）人格障碍的常见分类与临床表现

为了研究和临床实践的方便，不同的诊断标准对人格障碍进行了分类，其中DSM-5的分类命名更符合交流表达的习惯，故选用其常见分类来进行介绍。DSM-5根据人格障碍的共同特征将其分为A、B、C三组，见表21-1。临床上，对社会和家庭影响较大的人格障碍有偏执型人格障碍、反社会型人格障碍和边缘型人格障碍。

1. 偏执型人格障碍（paranoid personality disorder） 无端的猜疑为其典型特征。主要表现：①敏感多疑：常常不顾事实地认为别人很有可能对自己不利，总怀疑他人会欺骗、利用或伤害自己，并因此怀疑他人、朋友或配偶对自己的不忠，难以与他人维持稳定的关系。在普遍猜疑的背景下，患者往往会对人际细节过度关注，人际交往中的一些细节，如眼神、手势、语气都会被其恶意归因，例如别人打招呼微笑是装出来的友善、讲话眨了一下眼表示不诚实。②人际关系紧张：由于长期的猜疑戒备，患者常常处于愤怒与不安中，部分个体可能因此而出现攻击他人的行为，部分人可能为求自保，主动回避社交，出现社会退缩。由于对他人的恶意归因，患者有控制周围环境的强烈欲望，大多表现得自以为是、容不得别人批评，在具体工作中经常表现刻板、吹毛求疵、无法合作。

表 21-1 DSM-5 人格障碍分类表

A组：行为古怪/异常	B组：戏剧化/情绪化	C组：焦虑/恐惧行为
偏执型	反社会型	回避型
分裂样	边缘型	依赖型
分裂型	表演型	强迫型
—	自恋型	—

2. 分裂样人格障碍（schizoid personality disorder） 以孤僻、对人际关系缺乏兴趣为典型特征。主要表现：①孤僻独处，不愿与他人交往，缺乏社交技能，无法建立亲密关系。②人际关系：患者在人际交往方面存在明显的缺陷，但其认知能力保持完整，患者能够保持基本的工作能力，可以完成某些工作，如计算机或数学游戏等。他们更喜欢与物而不是人打交道、更喜欢机械或抽象的任务。

3. 分裂型人格障碍（schizotypal personality disorder） 以古怪离奇和冷漠离群为特征。主要表现：①古怪离奇：表现为认知歪曲、行为怪异，有离奇的信念和感知体验，但现实检验能力尚存。患者常不修边幅、服饰奇特、行为古怪，不符合当地风俗文化习惯；常有无意义的幻想，如认为"火星上有块地方属于自己""自己有透视眼"等；认为周围人总在谈论或关注自己，但也承认这种可能性不大。②冷漠离群：患者存在明显的社交冷漠和社交退缩，对人际交往严重不适应，存在社会隔离。他们回避一切社交场合，如果被迫加入，也会严重不协调，表现消极、呆板、不灵活，难以从活动中体验到愉悦，很少能与人保持亲密关系。

4. 反社会型人格障碍（antisocial personality disorder） 对他人基本权益的广泛忽视或故意侵害为其典型特征。主要表现：①冷酷无情：患者以自我为中心，对他人的痛苦或求助无动于衷，漠视自己的行为给他人带来的痛苦、没有内疚感，甚至会享受与他人的争斗或侮辱他人。不服从社会道德、有暴力倾向，袭击、强奸、谋杀等伤害行为很常见。②易冲动：对挫折的耐受性极低，行为缺乏目标和计划，容易发生破坏行为，因而造成长期失业、婚姻问题、吸毒、酗酒及犯罪等。③对危险情境的焦虑水平较常人低，习惯于冒险和追求刺激，不习惯于稳定的生活。④人际关系维持困难：患者对建立和维持积极的人际关系缺乏兴趣，人际只是他们达到目的的一种工具，在需要的时候也会表现礼节和克制、令人愉悦，但一旦达到目的，又会恢复其傲慢无礼的特点。

5. 边缘型人格障碍（borderline personality disorder） 主要临床特征在于人际关系、自我形象、情绪和行为的不稳定。主要表现：①人际关系的不稳定：患者的人际关系常常在极端亲密和极端对立之间剧烈变动，很难维持稳定的人际关系。②自我形象紊乱：患者对自己的认识、看法和评价混乱，容易出现自我概念不清晰、身份认同紊乱、自我同一性混乱，甚至职业、性别取向模糊。③极不稳定的情绪：患者对被抛弃十分敏感，常常处于真实或想象的被抛弃的恐惧中，自尊下降，常有持续的空虚感，情绪变化快而剧烈。④冲动性的行为：患者在情绪控制和承受挫折方面能力较差，常处于一种弥散的焦虑状态中。为了缓解焦虑，经常会做一些冲动性的行为，如酗酒吸毒、挥霍钱财、性滥交和自伤等。

6. 表演型人格障碍（histrionic personality disorder） 以情绪过度和行为夸张为特征。主要表现：①寻求关注：患者的情绪和行为富于表演性，情感反应肤浅，特别喜欢别人的关注和夸奖。为避免拒绝，经常采用各种方式去操纵他人，例如：哭闹任性、说谎欺骗、献殷勤或自杀姿态等。②容易受暗示影响：患者具有很强的自我暗示性，也很容易受他人的暗示，爱幻想或把想象当现实。③人际关系不牢固：以自我为中心，人际关系肤浅夸张，对他人有过度要求，不现实地看待他人，因此难以发展和维持满意的人际关系。

7. 自恋型人格障碍（narcissistic personality disorder） 对自我价值感过度夸大、缺乏对别人的共情。主要表现：①不切实际的自大感：患者往往会夸大自己的才能和成就，并需要他人的不断赞美来证实自己的特殊性。②缺乏对他人的共情：患者往往只能体会和理解自己的感受，但却无法理解和关心他人。③人际剥削：在人际关系中，患者更倾向于成为情感上的剥削者，而他人很容易成为其满足自身病理性自恋的工具，因此很难建立基于相互信赖的人际关系。

8. 强迫型人格障碍（obsessive-compulsive personality disorder） 以追求完美和控制为特征。主要表现：①追求完美：患者对任何事物都要求过高，过分强调细节和秩序，显得僵化、教条。②死板固执：患者极度想控制环境，迫使自己和别人严格遵守规范和要求，做事缺乏灵活性，看起来严厉、固执、甚至专横。③过度焦虑：伴随完美主义而来的是因为不完美而产生的过度焦虑。当事情不符合要求时，患者会表现出强烈的愤怒情绪，给自己和别人带来压力；在努力避免错误的过程中，可能会犹豫不决，从而不能正常地工作或与人交往。

9. 回避型人格障碍（avoidant personality disorder） 以社交回避为典型特征。主要表现：①敏感焦虑：患者常常认为自己能力不济，对负性评价过度敏感，经常处于对人际的焦虑与恐惧中。在日常交往中瞻前顾后、无所适从，过于注重事情的消极方面，不能客观看待周围情境。②社交抑制：在社交场合总是选择沉默，不愿卷入任何与他人的交往中，常常逃避参加社交活动，更喜欢选择交际活动较少的工作。虽然也会渴望亲密关系，但由于过分担心使得不容易与他人建立长久的人际关系。

10. 依赖型人格障碍（dependent personality disorder） 以行为上对他人的过度依赖为特征。主要表现：①过分依赖和顺从：患者由于不敢承担责任、觉得自己无能和无助，因此过度依赖他人，习惯于让他人为其做决定，包括简单的日常琐事。同时极度害怕与依赖对象分离，为了维持关系，往往尽最大努力去取悦他人，因而过度顺从甚至甘愿受虐。②寻求支配和关心：患者很在意依赖对象的评价，对其批评过度敏感，常常轻视自己的能力，经常陷入自我怀疑的痛苦之中，强烈需要安慰和支持。

五、诊断及鉴别诊断

（一）诊断要点

人格障碍主要依据病史及临床表现进行诊断。临床上，通常采用临床访谈、诊断量表、自评问卷等辅助手段进行评估。目前常用的人格障碍测查工具包括 DSM-Ⅲ-R 人格障碍人格定式检查（即 SCID-Ⅱ）、国际人格障碍检查（international personality disorder examination，IPDE）、DSM-Ⅳ 人格障碍晤谈工具（personality disorder interview，PDI-Ⅳ）及 DSM-5 人格量表（personality inventory for DSM-5，PID-5）、明尼苏达多相人格问卷（minnesota multiphasic personality inventory，MMPI）等。诊断要点如下：

1. 病程 开始于童年、青少年或成年早期，没有明确的起病时间，不具备疾病发生发展的一般过程。

2. 病因 不是由于广泛性大脑损伤或病变以及其他精神障碍所直接引起的（不包括继发性人格改变），一般没有明显的神经系统形态学病理变化。

3. 行为模式 人格显著而持久地偏离了所在的文化环境应有的范围,从而形成与众不同的行为模式。这一异常的行为模式不局限于精神疾患的发作期,并且与个人及社会的多种场合不相适应。

4. 临床表现 主要表现为情感和行为的异常,个性上有情绪不稳、自制力差、与人合作能力和自我超越能力差等特征,但其意识状态、智力均无明显缺陷,一般没有幻觉和妄想,可与精神病性障碍鉴别。

5. 社会功能 一般能应付日常和生活,能理解自己行为的后果,也能在一定程度上理解社会对其行为的评价,会感到痛苦,或导致其人际交往、职业和其他重要功能受损。但不会为自己适应不良性行为焦虑,一般没有求治的愿望。

6. 治疗效果 各种治疗手段效果欠佳,再教育效果亦有限。

(二)诊断标准

如前所述,为了研究和临床实践的方便,不同的诊断标准对人格障碍进行了分类。但在临床实践中,典型的仅患某一类人格障碍的患者并不多见,而以不典型的或混合两类以上的人格障碍患者更多见。ICD-10 和 DSM-5 对人格障碍的分类及描述大致相同,而 ICD-11 则对人格障碍从不同视角进行了分类及描述。ICD-11 没有对其临床表现进行分类,而是根据严重程度将人格障碍划分为轻度、中度、重度人格障碍。这样的分类也更符合临床实际应用。ICD-11 认为人格障碍的严重程度取决于个体在人际关系中的问题程度或履行预期社会和职业角色的能力和意愿。其诊断标准如下(资料来源于 ICD-11 中文版):

1. 人格障碍 人格障碍(personality disorder)表现为自我领域功能(例如:身份、自我价值、自我认识的准确性、自我引导)的问题,和(或)人际功能的受损(例如:建立与维持相互满意的人际关系的能力,理解他人感受的能力,对人际关系中冲突的管理能力的受损),持续一段较长的时间(例如:2 年或更多)。紊乱可表现在认知模式、情感体验、情感表达、适应性行为等领域(例如:表现为不灵活或难以调节),且在范围广阔的各种人际或社交情境中出现,即不局限于一种人际关系或社会角色。此种行为模式的紊乱表现与生长发育的情况不一致,且不能归因为社会文化因素(例如:社会 - 政治冲突)。紊乱与巨大的痛苦,或个人、家庭、社交、学业、职业及其他重要领域功能的显著损害相关。

2. 轻度人格障碍(mild personality disorder) 需满足人格障碍的全部一般性诊断需求。紊乱仅仅影响人格功能的一部分领域(例如,仅自我导向存在问题,而人格的稳定性、身份的一致性及自我价值没有问题),且紊乱在一些情境中可不表现。多种人际关系和(或)职业、社会角色的预期表现是存在问题的,但也有一些人际关系能够维持,和(或)一些社会角色是能够执行的。人格紊乱的特征性表现通常是轻度的,轻度人格障碍通常不与对自我和他人的严重伤害相关,但可与巨大的痛苦或与个人、家庭、社交、学业、职业及其他重要领域功能的损害相关。功能的损害可表现为仅限于一部分领域的较严重损害(例如:仅限于亲密关系或职业功能),也可以表现为较多领域受影响、但程度相对较轻。

3. 中度人格障碍(moderate personality disorder) 需满足人格障碍的全部一般性诊断需求。紊乱影响到人格功能的多个领域(例如:同时影响到自我身份、自我感觉、构建亲密关系、冲动控制及行为调整能力），但一些领域受影响相对较轻。绝大多数人际关系存在明显的问题，以及绝大多数预期的社会、职业角色受到相当程度的影响。人际关系上可表现为冲突、回避、拒绝或极度依赖等特征（例如：几乎不能维持友情，在工作中持续地存在人际冲突并带来对职业的影响，亲密关系中总有严重的毁灭性冲突、或不适当的百依百顺）。人格紊乱的特征性表现通常为中等严重的水平。中度人格障碍有时会对自我或他人造成伤害，且通常与个人、家庭、社交、学业、职业及其他重要领域功能的明显损害相关，可有一部分领域的功能仍能维持。

4. 重度人格障碍（severe personality disorder）　需满足人格障碍的全部一般性诊断需求。个体的自我功能严重紊乱（例如：自我的极度的不稳定，以至于个体汇报"感觉不到自我"；或自我极度的僵硬刻板，以至于个体拒绝参与到除极少数情况以外的任何情境中；个体对自我的看法可以是自卑的、夸大的或高度异常的）。人际功能受到严重影响，以至于实质上所有的人际关系都存在问题，几乎没有履行预期的社会和职业角色的能力和意愿。人格紊乱的特征性表现是严重的，且影响到几乎全部的人格功能领域。重度人格障碍常与对自我和他人的伤害相关，且与生活中几乎所有领域的严重损害相关，包括个人、家庭、社交、学业、职业以及其他重要领域的功能。

六、治疗和预后

人格障碍的治疗是一项长期而艰巨的工作，是精神科临床治疗的难题。其主要治疗原则是通过心理治疗和药物治疗促进人格重建，使其重新适应社会。需要在全面了解患者病情、成长经历、家庭环境、教养方式、社会和心理环境的基础上，制定个性化的综合治疗策略。主要治疗方法有药物治疗、心理治疗以及合理的教育和训练，多种方法的联合获益会更大。

1. 药物治疗　目前尚未发现对人格障碍有特效的治疗药物。但临床实践证明，药物治疗对改善人格障碍的某些症状是有效的。例如抗精神病药可缓解偏执症状、心境稳定剂可以稳定情绪、抗抑郁抗焦虑药可以改善情绪等。

2. 心理治疗　考虑到药物治疗的局限性，心理治疗成为目前人格障碍治疗的主要策略。心理治疗一方面创造真诚、共情、积极关注的治疗关系，帮助患者重建心理社会环境；另一方面帮助其认识人格问题的根源和影响，鼓励改变适应不良的认知和行为模式，促进人格重建，提高社会适应能力。常用的治疗方法有认知行为疗法、精神分析、系统家庭治疗、团体治疗等。

3. 合理的教育和训练　合理的教育和训练，对部分患者建立人际关系和人际互动有一定效果，但需要长期不懈的坚持和努力。

人格障碍具有稳定持久的特点，而且治疗效果有限，人格障碍的预后欠佳，因此预防显得至关重要。人格障碍形成于个体早年，如强调儿童早期教育、从幼年开始培养健全的人格，为孩子创造和谐稳定的家庭氛围，尽可能为儿童提供良好的生活、学习和人际环境；使儿童远离精神创伤，当出现情绪或行为问题时，应及时予以关心和矫正，必要时寻找专业的帮助。

第二节　人格障碍的护理

一、护理评估

人格障碍患者的护理评估重点为患者人格障碍类型，及患者对自身、家庭及社会的影响程度。

1. 生理状况

（1）评估患者是否存在导致大脑发育成熟延迟的因素，如出生时或婴幼儿时的脑损伤和传染病，病毒感染等。

（2）虽然人格障碍患者很少伴有躯体症状，但人格障碍有时也会与其他疾病同时出现，因此需要评估患者意识状态、生命体征、进食、睡眠、排泄、生活自理能力情况等。

2. 精神症状

人格障碍患者可能存在短暂的精神症状，但是没有典型的、持续的精神病性症状。

（1）认知方面：评估患者对疾病的自知力（包括对住院的态度、对治疗的合作程度），是否过于敏感、抵触、以自我为中心，有无被害、嫉妒、夸大观念等。

（2）情感方面：评估患者情绪状态，是否存在冷漠、愤怒、抑郁、焦虑、自卑、敌视等情绪；情感表达是否合适；情感活动与现实环境是否协调；是否存在心理压力或心理需要。

（3）意志行为方面：重点评估患者有无强烈的自杀自伤、冲动企图及行为，如暴力伤人、自伤自杀、捣乱破坏等；另外应评估患者有无过分做作、夸张、操纵、刻板、怪异等方面的行为。

3. 心理社会状况　评估患者的人际关系、社交能力、家庭环境、经济状况、工作环境、受教育情况以及社会支持系统等。童年生活经历、教养方式等是人格障碍的重要因素。

二、护理问题

1. 有对他人施行暴力的危险　与情绪不稳、易冲动、短暂精神病性症状有关。
2. 有自杀/自伤的危险　与情感低落、自我评价低、悲观绝望有关。
3. 个人应对无效　与回避社交、难以适应社会有关。

三、护理措施

（一）基础护理

提供安静、明亮的病室环境，空气流通、整洁舒适。室内物品简单、整洁，帮助稳定患者情绪；保证患者的营养摄入，为患者提供易消化、高蛋白、高纤维素的食物；协助患者料理生活，观察有无便秘、腹泻、尿潴留等现象，及时处理；引导患者建立健康的作息规律，提供安静温暖的睡眠环境，必要时遵医嘱给予辅助睡眠药物。

（二）症状护理

1. 对有自杀、自伤行为患者的护理　将自杀、自伤风险较高的患者安置于重点病房，达成口头不自杀协议，进行安全检查，必要时安排专人看护。及时评估患者的情绪状态，鼓励患者倾诉内心感受。通过评估患者既往行为，观察患者的情感变化，早期识别患者不良心境的应对方式，并及时干预，避免意外的发生。当患者因人际交往等问题焦虑不安时，主动提供帮助，引导患者表达不良心境，并给予鼓励支持。同时鼓励患者参加集体活动、工娱活动。

2. 对有存在冲动、攻击行为患者的护理　当患者冲动、攻击风险较高时，减少强光、噪声等环境刺激，必要时安排单人房间，适当限制患者活动范围，尊重患者个人空间，提前或推迟可能造成患者不安的治疗或护理项目。在患者情绪较为稳定时，与患者建立良好的护患关系，共同制订规则、达成共识，鼓励、引导患者语言、文字等其他方式表达情绪，帮助患者辨别病态体验。

当患者出现暴力行为征兆时，保持冷静，避免激惹患者，及时疏散其他患者、清除周围环境危险物品，寻求其他工作人员的协助。及早采用降级技术，争取稳定患者情绪。当降级技术无效时，遵医嘱给予镇静药物、保护性约束等措施，并向患者进行解释。

（三）治疗护理

1. 药物治疗护理　人格障碍患者可能存在自知力缺乏的问题，因此拒绝服药。对口服用药患者，注意在服药后检查患者口腔，避免出现藏药行为。服药过程中可能会出现各种不良反应，给患者带来痛苦，从而影响患者服药依从性，因此要及时评估患者对服药的态度及应对方式，及时给予解释，从而保证药物治疗的顺利进行。此外，部分人格障碍患者可能存在物质滥用的问题，服药过程中要密切关注患者的生命体征，及时处理不良反应。

2. 心理治疗护理　人格障碍患者通常采用分析性治疗、认知治疗、行为治疗、家庭治疗等不同的心理治疗方法，在住院期间鼓励患者积极参与治疗方案的制定，鼓励患者日常参与工娱活动，增强与家人、朋友的沟通，协助患者建立良好的行为模式。

（四）安全护理

1. 安全检查　加强病房设施的检查，有问题及时处理。患者入院及在院期间，定期进行检查并随时去除各种安全隐患，如刀、棍、锐器、绳索、碎玻璃、火柴、打火机等，防止患者将危险物品带入病房。在满足患者生活需求的前提下，房间物品尽量简化。办公室、治疗室、浴室、杂物间等要随时上锁。

2. 加强巡视　定时清点患者人数，对自伤、自杀、冲动、外逃风险的患者心中有数，并细心观察患者行为及情绪变化，减少对患者的刺激，清除周围危险物品。当患者出现暴力行为征兆时，及时应用降级技术，并寻求其他工作人员的帮助。加强对保护性约束患者的巡视及生活护理。

（五）心理护理

人格障碍患者一般有情绪不稳、自制力差、与人合作能力和自我超越能力差等特征，因此在人际交往过程中常常难以建立长期的信任关系，因此要充分尊重患者人格特点，无条件接纳患者，以真诚和耐心的态度和患者交流，帮助患者消除焦虑、抵触情绪，建立良好的治疗性护患关系。当患者出现敌视、攻击、依赖、自伤等行为时，接纳患者的情绪及行为反应，以公平、真诚的态度与患者进行沟通，避免破坏护患关系。鼓励患者参加工娱活动，建立个人爱好，丰富日常生活，弱化人际交往带来的负面情绪。有针对性地指导患者进行人际互动，教授人际交往及沟通技巧。鼓励患者通过恰当的方式表达情绪，寻求帮助。

（六）康复护理

1. 入院阶段　依据患者具体情况合理制订管理计划及康复计划。人格障碍患者一般可以应付日常生活，在入院初期向患者介绍病房环境，了解患者个人兴趣爱好，陪伴、指导患者适应病房环境，尊重患者的各种情绪反应，并给予客观的评价，避免刺激患者，在患者情绪平稳时鼓励患者参与病房内的一般性活动，如听音乐、看电视等，指导患者以适当方式表达个人情绪。

2. 治疗阶段　在治疗阶段帮助患者认识到个性缺陷所在，鼓励患者改变行为模式，在康复过程中陪伴患者，并对患者的积极改变予以鼓励和强化。鼓励患者参加工娱活动，通过团体协作的方式学习良好的行为模式。鼓励患者参与制订并与患者明确疾病管理计划，包括短期目标、长期目标、容易引起情绪波动的危险因素、自我管理策略、紧急情况的处理、参与此计划的人员等等，帮助患者增强自控能力。当患者出现焦虑、愤怒等负面情绪时，指导患者采取他人可以接受的方式宣泄，倾听患者的诉求，关心患者的感受，不给予评价。若患者出现暴力、自伤等行为时，采用简明的语言、坚定的态度及时制止，必要时给予隔离、保护性约束。并及时向患者解释以上措施的必要性，取得患者的理解，与患者探讨有助于缓解情绪的方案。

3. 康复阶段　在患者康复阶段，可与患者共同制订康复计划，进行社交技能训练、生活技能训练等，可进行角色扮演、手工制作、文艺表演等，为患者回归社会打下基础。

（七）健康教育

1. 患者健康教育　向患者宣教疾病的临床表现、治疗方法。与患者深入讨论疾病对患者心理的危害，以及对家庭和社会带来的严重后果，指导患者学习疾病的应对方法，建立正确的价值观和社会关系，建立健康的生活方式和行为习惯，培养个人兴趣爱好。

2. 家属健康教育　家庭支持对人格障碍患者的康复至关重要。向患者家属进行疾病知识的宣教，增强家属对患者的理解，不评价患者的情绪及行为，并对患者的积极转变给予鼓励和支持。鼓励患者独立思考、处理问题，寻求恰当的沟通方式。帮助患者家属掌握正确的家庭教育方式，建立治疗信心。帮助患者家属辨别患者疾病症状，并与家属共同讨论帮助患者建立良好人际关系的措施，促进患者的康复。

（廖雪梅　李　洁）

第二十二章　神经认知障碍及其护理

◎ 案例 22-1

　　患者，女性，78岁，丧偶，大学文化，退休。近4年患者无明显诱因渐出现记忆力下降，表现为丢三落四，在家中找不到东西，渐渐记不住家里的电话、老邻居的名字，甚至有几次忘记关水龙头或煤气。近1年患者与儿子一起生活，出门辨不清方向，回家找不到路，不认识家门，老问房子是谁的，不知房子具体位置，有时分不清白天还是晚上，渐渐不记得她自己和孩子的生日，想不起自己何时结婚，还问家人自己的父母在哪里。生活需照顾，把衣服穿反，有时找不到扣子，扣错位等。进食不规律，睡眠紊乱，白天睡觉，夜晚在屋内不停走动。不认识保姆，时常看到家里进来很多坏人，为此报警。对家人称要出门，但是跳窗户出去。认为是儿子偷走了钱，为此辱骂、打儿子。

　　请回答：

　　1. 考虑患者出现了什么症状？找出相关的护理问题。

　　2. 应给予哪些护理干预？

第一节　概　　述

　　神经认知障碍是由多种病因所致的，包括神经认知障碍和未特定的神经认知障碍。神经认知障碍为一组障碍，主要包括谵妄、轻型神经认知障碍及痴呆，其主要临床缺陷为认知功能损害，且是获得性的而非发育性的。

　　尽管认知缺陷在许多而非所有的精神障碍中存在（例如，精神分裂症、双相障碍），但只有其核心特征为认知障碍的才被包括在神经认知障碍的类别中。

　　神经认知障碍认知功能的损害并非自出生后或非常早年的生活中就存在，因此它代表先前已经获得的功能水平的衰退。

第二节　谵　妄

一、概述

谵妄（delirium）又名急性脑病综合征，其特征是急性发生的意识清晰程度降低，注意、知觉、思维、记忆、精神运动行为、情绪和睡眠觉醒周期发生改变的功能紊乱。可发生于任何年龄，但以老年患者，尤其住院患者更为多见。谵妄状态通常病程短暂，严重程度有波动，多数患者在 4 周或更短的时间内恢复，但病程持续达 6 个月的持续性谵妄并不少见。谵妄往往起病迅速，病情明显波动，临床表现多种多样，严重程度可从轻微到极为严重差别很大。

二、流行病学

谵妄在老年住院患者中常见，根据住院患者的特征不同、医院类型不同以及使用的检测工具敏感性不同，不同研究方法所报道的谵妄发生率存在一定差别。据国外文献报道，老年患者在入院时谵妄的患病率为 14%～24%，在综合医院住院过程中，综合医院患者人群的患病率为 6%～56%。对于术后患者，谵妄的发生率为 15%～53%，重症监护病房（intensive care unit，ICU）为 70%～87%，而终末期患者则高达 84%。在已有的研究中，谵妄患者的死亡率为 22%～76%，说明谵妄患者的死亡率很高。

三、病理机制

谵妄的"应激 - 易感模型"病因假说认为，在一种或多种易感因素存在的情况下，大脑功能储备下降，当促发因素影响大脑内环境，脑内神经递质、神经内分泌和神经免疫损害的急性变化等多因素综合作用时，构成谵妄的病因学基础，可引发谵妄。

谵妄的危险因素包括易感因素和诱发因素两方面。易感因素包括：①人口学因素，年龄 ≥ 65 岁，男性更为易感；②认知功能状态，包括痴呆、认知功能障碍、谵妄史和抑郁障碍；③患者的功能状态，包括功能不全、需要他人照顾、制动、活动少、跌倒史；④感觉障碍，如视力、听力障碍；⑤经口摄入减少，从而导致脱水、营养缺乏；⑥药物，使用多种精神活性药物、使用多种药物、酒精滥用；⑦合并疾病，包括患有严重疾病、同时存在多种疾病；⑧免疫缺陷病毒感染。

谵妄的诱发因素包括药物、神经系统疾病、全身系统疾病、外科手术、环境因素和睡眠剥夺等。可诱发谵妄的药物包括镇静安眠药、麻醉药、抗胆碱能药物、使用多种药物治疗、酒精或成瘾性药物的戒断反应等。

四、临床表现

谵妄的临床特点是起病急。核心症状是注意障碍和意识障碍，表现为广泛的认知功能受损，并可伴有复杂多变的异常精神行为症状。现有的 ICD-11 对谵妄的核心特征描述为：短时间内（例如数小时或数天）出现注意力、定向和意识紊乱，通常表现为严重的意识模糊，或短暂的全面神经认知损害的症状，这些症状随着潜在的病因而波动；意识紊乱表现为个体原有功能发生变化。这些症状不能归为因某种不属于精神行为障碍的疾病或障碍，也不能归因为物质的过量中毒、戒断反应或某种药物所引起。其他临床特征还包括认知功能通常全面受损，可能包括感觉受损，表现为错觉、妄想或幻觉，通常包括情绪紊乱，可能存在行为症状、睡眠-觉醒周期紊乱。

五、诊断及鉴别诊断

（一）诊断评估

需要对患者的一般情况、意识清晰程度、思维、语言、定向力、记忆力、情绪、判断力及其行为进行评估。在进行精神检查时，需要先判断患者的意识状态。如果患者能配合检查，则需要检查患者的注意力。简易智能状态测查对于了解患者的认知功能状态有益，但此时判断何种功能出现障碍比得分本身更为重要。

需要对患者的实验室检查进行仔细核对，特别需要注意感染和代谢相关的指标。神经影像学检查对于了解谵妄可能的病因有帮助，脑电图可以显示脑电波普遍变慢。

（二）鉴别诊断

谵妄伴有明显幻觉妄想、言语行为紊乱及情感障碍需要与精神分裂症和伴有精神病性症状的情感障碍相鉴别；谵妄表现为明显的认知功能损害，需要鉴别阿尔茨海默病和其他类型的痴呆；谵妄起病急，并有恐惧紧张等情绪反应以及意识状态改变，需要鉴别急性应激反应。

六、治疗和预后

（一）谵妄的预防

预防谵妄是减少谵妄的发生及其并发症的最有效手段。目前的研究提示，通过多种途径减少谵妄的危险因素，能有效预防谵妄（表 22-1）。

表 22-1　可干预的危险因素和干预措施

危险因素	干预措施
认知功能障碍 所有患者每天执行方案一次，对于 MMSE < 20 分的患者或定向力得分 < 8 分的患者，每天执行方案 3 次	定向方案：使用名牌告知医务人员的姓名、每天的日程安排，与患者交流、为其提供周围环境的定向资料 治疗活动方案：每日进行三次认知刺激活动（例如，讨论目前发生的事件，结构化地回忆或单词游戏）
睡眠剥夺 所有患者需要每日执行—1 次	非药物治疗方案：睡觉前的热饮料（牛奶或药茶）、放松音乐、后背按摩 睡眠促进方案：降低病房噪声，调整作息时间（如调整用药和治疗、操作时间）

危险因素	干预措施
制动 所有患者，尽可能离开床活动；如果患者慢性卧床、使用轮椅、制动（如骨折或深静脉血栓形成）或医嘱需要卧床休息，全范围关节活动	早期活动方案： 每日 3 次离开床活动或全范围关节活动；尽可能不使用可导致制动的设施（尿管或躯体束缚）
视力障碍 双眼近视力测试＜ 20/70 的患者	视力方案： 每日强化使用视力辅助设施（如眼镜或放大镜）和适应性工具（如大号字体的电话键盘、大号字体的书籍、呼叫铃上使用荧光标签
听力障碍 在耳语试验中，12 个单词只能听清6 个者	听力方案： 便携式助听设施、耵聍嵌塞取出术，日常加强交流
脱水 患者血中尿素氮与肌酐的比值≥ 18	脱水方案： 早期识别脱水、补充容量（即鼓励多喝水）

（二）谵妄的治疗

谵妄的治疗涉及病因学的处理、精神症状治疗以及危险因素控制等多个方面，治疗措施包括非药物和药物干预。

1. 治疗原则　病因治疗是谵妄的根本性治疗措施。在支持治疗的基础上，积极找寻病因学因素和诱发因素，针对这些因素采取处理措施。

2. 对症治疗　行为紊乱突出的活动过度型谵妄患者可应用抗精神病药改善谵妄症状。明显兴奋激越、睡眠周期紊乱或伴有精神病性症状的患者，可以短暂使用抗精神病药物治疗。

3. 为患者和家属提供的信息和支持　应为处于谵妄高风险的患者、罹患谵妄的患者或家属 / 照料者提供如下信息：①告知他们谵妄是常见的，且通常是暂时的；②描述谵妄时患者的感受；③鼓励高风险的患者及其家属 / 照料者，在患者的行为有任何突然的变化或波动时，将此告知其医疗团队。

第三节　轻型神经认知障碍

一、概述

轻型神经认知障碍（mild neurocognitive disorder，MND），表现为主观体验的认知功能相较于之前水平的下降，伴有一个或更多认知领域表现下降的客观的证据（相较于个体年龄和智力的预期水平），这些症状尚不严重，对个体独立进行日常生活的功能没有显著影响。认知损害不能完全归因于正常的衰老。

二、流行病学

不同地区 MND 患病率和发病率差异较大，全球 60 岁以上老年人 MND 患病率为 5.0% ~ 36.7%，荟萃分析结果显示我国 60 岁以上老年人的 MND 整体患病率约为 14.7%，呈女性高于男性、农村高于城市的分布特点；在患有多种慢性疾病的人群中，MND 患者患病率相对更高。

三、病理机制

MND 的发病原因具有多样性和复杂性，病情转归也存在差异，与痴呆在病理学上可能存在某个共同节点。MND 发病原因包含：①原发性神经系统疾病诱导的 MND；②继发性神经系统损伤、其他系统性疾病诱导的 MND；③神经心理性疾病诱导的老年 MND。

MND 的危险因素包括人口学因素、血管危险因素、脑卒中、遗传学因素、躯体相关疾病、中毒等，这些因素可以相互交叉。

四、临床表现

认知障碍为主诉（患者主诉或熟人代述或临床医生发现），病史或有进行性认知功能下降的依据。一种或多种认知域障碍，通常包括记忆的客观依据（用正规量表或床头评价多种认知功能）；功能基本自理；未达到痴呆标准。

五、诊断及鉴别诊断

（一）诊断评估

按照 ICD-11，核心特征包括相对于个体年龄的预期水平和发病前的一般神经认知功能水平，一个或多个认知领域（例如注意力、执行功能、语言、记忆、知觉运动能力、社会认知）的功能存在轻度损害；损害表现为个体的认知功能水平比之前下降；严重程度不足以严重干扰个体进行与个人、家庭、社会、教育和（或）职业功能或其他重要功能领域相关活动的能力。

MND 的诊断基于从个体、信息提供者或临床观察中获得的信息，并且通过标准化神经心理/认知测试得到认知受损的客观证据。如果没有，则通过其他量表的临床评估得到。完整的评估流程包括一般信息采集、病史采集、体格检查、认知障碍快速筛查、认知障碍全面评估、特定认知域功能评估（可选）、日常生活能力量表评估，应根据病史、体检结果，选择个体化的辅助检查项目，在此基础上做出临床诊断，制订后续干预、随访计划。常用的神经心理学评估见表 22-2。

表 22-2　常用的神经心理学评估

评估认知域	评估量表
认识功能筛查	简易智力状态量表（MMSE）
	蒙特利尔认知量表（MoCA）

评估认知域	评估量表
记忆	听觉词语学习测试（AVLT）
注意 – 执行功能	Stroop 色词干扰测验
	连线测验（TMT）
	数字符号测验（DST）
	言语流畅性测验（VFT）
信息加工速度	Stroop–B
	TMT–A
视空间能力	Rey–Osterrieth 复杂图形测验
	画钟试验（CDT）
语言	波士顿命名测试（BNT）
	动物流畅性测验（ANT）
日常生活能力	日常生活能力量表（ADL）
痴呆严重程度	临床痴呆量表（CDR）
精神行为	神经精神问卷（NPI）
抑郁评估	健康问卷抑郁自评量表（PHQ-9）

（二）鉴别诊断

1. 正常认知　与 MND 的鉴别诊断具有挑战性，因为其界限是人为的，仔细地收集病史和客观评估是这些区别的关键，使用量化的长程评估是发现 MND 的关键。

2．谵妄　MND 可能很难与持续性谵妄相区分，它们可能同时出现。对注意力和觉醒的仔细评估将有助于区分。

3. 抑郁障碍　特定的认知缺陷模式对区分可能是有帮助的。例如非特定的或变化的认知缺陷见于抑郁障碍。或者，为了做出诊断，需要对抑郁障碍进行治疗，并随着时间的推移反复观察。

4. 痴呆　首先，依据患者的认知功能和日常生活能力（经神经心理学测试证实），根据 MND 诊断标准做出是否罹患 MND 的诊断。如果是阿尔茨海默病（Alzheimer disease，AD），结合认知评估结果，根据损害的认知领域对患者进行初步分型。如果尚不满足 AD 诊断，建议随访，6 个月后或认知功能出现明显改变时再行认知功能检查。对于首诊 MND 的患者建议需至少随访 1 年，以进一步明确诊断。

六、治疗和预后

预防及治疗原则：①识别及控制危险因素进行一级预防；②根据病因进行针对性治疗，或对症治疗，进行二级预防；③在不能根治的情况下，尽量延缓病情，进行三级预防。

（一）MND 的预防

目前的研究提示，通过多种途径能有效预防 MND，如良好的教育可增加智力储备，明显降低老年认知障碍的发病风险，长期地中海饮食对认知功能有一定的保护作用，保证睡眠质量也可降低发生认知障碍的风险。吸烟、脑力活动减少、体力活动不足和社交度降低与认知障碍的风险增加相关。

（二）MND 的治疗

1. 对因治疗　临床应积极寻找 MND 的病因，以期对可治的病因进行针对性治疗。应当根据 MND 的病因进行针对性治疗，如叶酸、维生素 B_{12} 缺乏导致的 MND 需补充叶酸和维生素 B_{12}；脑卒中导致的 MND 应当积极治疗脑卒中，尽量减轻认知障碍后遗症。对怀疑变性病导致的 MND 目前没有对因治疗的药物，对存在预示发展成 AD 患者可以试用胆碱酯酶抑制剂等药物。

2. 对症治疗　推荐对 MND 患者进行非药物干预，包括认知训练、中等强度的体育锻炼和合理饮食（如地中海饮食）、重复经颅磁刺激治疗、计算机辅助认知训练，以饮食、运动、认知训练等多种手段组成的多模式干预，可有助于延缓 MND 向痴呆转化。目前为止，改善认知障碍的药物非常多，但是截至目前，还没有 FDA 批准的治疗 MND 认知症状的药物。

第四节　痴　　呆

一、概述

痴呆（dementia）是一种以获得性认知功能损害为核心特征的脑病综合征，表现为认知功能从先前的水平持续下降，伴有两个或以上认知领域损害（例如记忆、注意、执行功能、语言、社交认知及判断、精神运动性的速度、视觉感知能力、视觉空间能力的损害），在病程某一阶段常伴有精神行为和人格异常，且影响个体日常生活功能。

临床上引起痴呆的疾病种类繁多，按是否为变性病分类方法，分为变性和非变性病痴呆，前者主要包括阿尔茨海默病（Alzheimer disease，AD）、路易体痴呆（dementia with Lewy body，DLB）、帕金森病痴呆（Parkinson disease with dementia，PDD）和额颞叶痴呆（frontotemporal lobar degeneration，FTLD）等；后者包括血管性痴呆（vascular dementia，VaD）、正常压力性脑积水以及其他疾病如颅脑损伤、感染、免疫、肿瘤、中毒和代谢性疾病等引起的痴呆。

二、流行病学

不同地区痴呆患病率和发病率差异较大，美国 71 岁及以上老年人的全因痴呆患病率为 14.0%，其中 AD 是最常见的痴呆类型。我国最新的全国流行病学调查发现，65 岁及以上人群痴呆终生患病率及 12 个月患病率为 5.9% 与 5.6%。12 个月患病率中男性为 5.8%，女性为 5.3%；城市人群为 4.2%，农村人群为 6.6%。AD 占所有类型痴呆的 50%~70%，VaD 为 15%~20%，DLB 为 5%~10%，FTLD 为 5%~10%，PDD 为 3.6%，其他类型的痴呆患病率缺乏准确的统计。

三、病理机制

痴呆的病因具有多样性和复杂性，AD 是痴呆最常见的病因，其次是 VaD、DLB、FTLD、PDD 和其他类型痴呆。

增龄、低教育水平、吸烟、酗酒、脑力活动减少、体力活动不足、社交度降低、卒中、抑郁、创伤性脑损伤、听力损害、空气污染、心血管代谢危险因素和痴呆家族史是老年认知障碍的危险因素，而地中海饮食、体育锻炼、电脑游戏、社交活动和控制心血管危险因素能降低痴呆的风险。

四、临床表现

痴呆的临床表现主要为认知功能减退（cognition，C），精神行为症状（behavioural and psychological symptoms of dementia，B）及日常生活能力减退（activities of daily living，A），即 ABC 症状群。识别和评估痴呆的 ABC 症状群将有助于诊断、治疗及预后判断。

（一）认知功能减退

1. 记忆障碍　常为痴呆早期的突出症状。最初为近记忆受损，记忆保存困难和学习新知识困难。随着病程进展，远期记忆也受损。

2. 智力障碍　智力活动与思维、注意力和记忆密切相关。患者逐渐出现思维迟钝、缓慢，抽象思维能力下降，不能区分事物的异同，不能进行分析归纳，无法进行复杂运算等。

3. 视空间障碍　对周围环境（时间、地点、人物）的认知能力缺失，在熟悉的环境中迷路。患者常不能临摹简单图形，也不能准确临摹立方体图。

4. 言语障碍（听、说、读、写）　早期的语言障碍表现为找词困难与流畅性下降，如用词不当、赘述，不能列出同类物品的名称等。

5. 失认与失用　失认为无感觉异常，但是不能认识或鉴别物体。失用为无理解困难、无运动障碍的情况下，患者不能准确执行有目的性的行为。

6. 社会认知受损　表现为日常行为不考虑他人感受或明显超出可接受的社交范围。

（二）精神与行为症状

包括幻觉、妄想、抑郁、类躁狂、激越、无目的漫游、徘徊、言语和躯体攻击、喊叫、随地大小便及睡眠障碍等。

（三）生活能力下降

由于认知受损造成日常生活能力明显下降，逐渐需要他人照顾。最初患者可能表现为不能独立理财、购物，渐出现无法完成熟悉的活动如洗穿衣、做饭等，严重者个人生活完全不能自理。

五、诊断及鉴别诊断

（一）诊断评估

按照 ICD-11，痴呆的核心特征为相对于个体的年龄预期和病前的神经认知功能水平，在两个或多个认知领域的功能出现显著损害，表现为相对个体之前功能水平的下降。记忆损害存在于大多数痴呆个体中，但神经认知损害不限于记忆，还可能存在于其他认知领域，例如执行功能、注意力、语言、社会认知和判断、精神运动速度以及视觉感知或视觉空间功能。

痴呆的评估包括病因、病史、完整的躯体和神经系统检查，针对性的实验室检查以及ABC症状群的评估。

认知评估是痴呆诊疗的重要环节，简易精神状态检查（mini mental state examination，MMSE）用于痴呆的筛查，蒙特利尔认知评估量表（Montreal cognitive assessment，MoCA）可用于 MND 的筛查，阿尔茨海默病评估量表-认知部分（Alzheimer disease assessment scale-cog，ADAS-cog）用于轻、中度 AD 药物疗效评价，临床痴呆评定量表（clinical dementia rating scale，CDR）用于痴呆严重程度的分级评定和随访。

精神行为症状的评定，推荐使用神经精神科问卷（neuropsychiatric inventory，NPI），可评定痴呆的 12 个精神与行为症状。

日常生活能力减退是痴呆的核心症状，日常能力包括两个方面即基本日常能力（basic activities of daily living，BADL）和工具性日常生活能力（instrumental activities of daily living，IADL）。前者指独立生活所必需的基本功能，如穿衣、吃饭、如厕等，后者包括复杂的日常或社会活动能力，如出访、工作、家务能力等，需要更多认知功能的参与。

痴呆的严重程度可根据以下标准判断：①轻度：可能能够独立生活，但通常需要一些监督和（或）支持。②中度：通常需要支持才能离开家工作，并且只能维持简单的家务劳动，在日常生活的基本活动方面都存在困难，例如穿衣和个人卫生。个体往往难以做出复杂或重要的决定。③重度：典型特征是严重的记忆损害，个体需要完全依赖他人照顾。在这个阶段可能会出现大小便失禁。

（二）鉴别诊断

1. VaD　血管性疾病是痴呆第二位原因，脑影像学检查和 Hachinski 缺血指数评分，有助于血管性痴呆与 AD 初步鉴别。Hachinski 缺血评分总分为 18 分，≥ 7 分很可能为血管性痴呆；≤ 4 分很可能为非血管性痴呆，主要是 AD；5 ~ 6 分很可能为混合性痴呆。CT 或 MRI 检查发现血管性病灶有助于明确诊断。

2. FTLD　FTLD 比 AD 少见，其早期表现主要是行为和情绪改变或者语言障碍，而记忆障碍通常是 AD 的首发症状。额叶和颞叶萎缩是额颞叶的特征，而脑广泛性萎缩和脑室对称性扩大多见于 AD。

3. DLB　DLB 起病隐匿，通常注意力及执行功能缺损是最初出现的主诉。认知缺损通常伴有视幻觉以及快速眼动期睡眠时的行为异常，也可出现其他类型的幻觉、抑郁症状及妄想。症状表现通常在一天的病程内变化，因此需要纵向长时程的评估以鉴别谵妄。此疾病的另一个特征是，在认知症状出现后约 1 年内出现自发的帕金森综合征。

4. 抑郁障碍　老年性抑郁障碍可表现为假性痴呆易与 AD 混淆。抑郁性假性痴呆患者可有情感性疾病的病史，可有明确的发病时间，抑郁症状明显，认知缺陷也不像 AD 那样呈进展性全面性恶化态势。定向力、理解力通常较好。除精神运动较迟钝外，没有明显的行为缺陷。病前智能和人格完好，深入检查可显露抑郁情绪，虽应答缓慢，但内容切题正确。抗抑郁治疗疗效良好。

5. 帕金森病　AD 的首发症状为认知功能减退，而帕金森病的最早表现是锥体外系症状。AD 患者即使合并有锥体外系症状，也很少有震颤者，但在帕金森病患者中有震颤者高达 96%。

六、治疗和预后

痴呆尚无特效治疗，多项药物临床研究均告失败，目前证实有效的治疗方法基本上都属于对症治疗。痴呆预防与治疗原则：建立综合管理的理念，以早期干预、控制临床症状、延缓疾病进展、改善生活质量、减轻照料者负担为主。

（一）痴呆的预防

针对痴呆的危险因素开展早期干预和预防，可降低或延缓痴呆的发病。主要包括改善生活方式、控制血管性危险因素及治疗原发病如合理膳食，戒烟、戒酒，规律体育锻炼，充足睡眠、避免听力丧失，控制体重、血压、血脂、血糖、抑郁等，对减少痴呆的发生具有重要意义。

（二）痴呆的治疗

1. 认知功能的治疗　胆碱酯酶抑制剂（cholinesterase inhibitors，ChEIs）是现今治疗 AD 的一线药物，主要包括多奈哌齐、卡巴拉汀、加兰他敏等。ChEIs 对轻中度 AD 认知功能、总体印象和日常生活能力的疗效确切。N- 甲基 -D- 天冬氨酸受体拮抗剂，主要药物为美金刚，是 FDA 批准的第一个用于中重度痴呆治疗的药物。研究证实美金刚治疗中、重度 AD 可改善认知功能、日常生活能力、全面能力及精神症状。现有治疗痴呆的中药主要为银杏叶制剂，但尚待进一步验证。

2. 精神行为症状的治疗　痴呆精神行为症状的治疗应贯穿全病程，即从无症状期预防直至严重行为紊乱的干预。治疗遵循个体化原则：针对"靶症状"，忌盲目治疗；减轻或缓解症状的频率或强度为治疗目标；改善患者生活质量。对于幻觉、妄想选用抗精神病药物，优先考虑毒副作用少的新型抗精神病药物。抑郁和焦虑状态可选用 SSRIs 类等毒副作用少的抗抑郁药，失眠患者可选用催眠药物。

3. 非药物治疗　作为药物治疗的有效补充，包括认知干预、精神行为症状的控制、日常生活能力的训练、物理疗法、运动疗法等。非药物治疗以其操作性强、患者及家属容易接受等特点，普及程度越来越高。

第五节　谵妄的护理

一、护理评估

（一）病史

谵妄可由不同的病因引起，应详细了解患者的发病方式及过程；是否有导致谵妄发生的躯体疾病，如神经系统疾病包括脑炎、脑血管病、脑外伤及代谢性脑病，全身系统疾病如高热、中毒、酸碱平衡紊乱、营养缺乏等；评估患者的家庭背景、家属的精神状态、心理承受能力及对患者的关心程度和对预后的期望等。

（二）身体评估

1. 生命体征　体温、脉搏、呼吸、血压。

2. 营养状况　进食、饮水及出入量、饮食习惯、吞咽功能等。

3. 排泄情况　排尿困难、尿潴留、尿失禁，便秘、大便失禁。

4. 睡眠状况　睡眠缺失（白天夜间均不入睡）、睡眠觉醒周期颠倒；白天困倦，夜间症状加重。

5. 自理情况　日常生活自理能力评估。

6. 皮肤情况　颜色、弹性、干燥、破溃、压疮。

7. 实验室检查及其他辅助检查结果　血、尿、便常规及血液生化、MRI、EKG、EEG检查。

（三）症状评估

1. 意识状况　通过言语、针刺及压迫眶上神经等刺激，检查患者能否回答问题，有无睁眼动作和肢体反应情况。国际上常用格拉斯哥昏迷量表（Glasgow coma scale，GCS）评价意识障碍的程度，最高得分为 15 分，最低得分为 3 分，分数越低病情越重。

表 22-3　格拉斯哥昏迷量表

检查项目	临床表现	分数
睁眼反应（E）	可自动睁眼	4
	声音刺激可睁眼	3
	疼痛刺激可睁眼	2
	无反应	1
语言反应（V）	有定向感	5
	对话混乱	4
	不适当用语	3
	不能理解语言	2
	无反应	1
运动反应（M）	能按吩咐做肢体活动	6
	肢体对疼痛有反应	5
	肢体逃避反应	4
	肢体异常屈曲	3
	肢体伸直	2
	无反应	1
总分	15	

注：评分标准：13～14 分，轻度昏迷；9～12 分，中度昏迷；3～8 分，重度昏迷。

2. 认知功能　推荐 MMSE，包括多个认知域的检测项目，能较全面了解患者的认知状态及认知特征，但更应注重判断何种功能出现障碍。

3. 情感活动　患者的情绪状况：焦虑、恐惧、易激惹、抑郁、欣快及淡漠。

4. 意志行为　①过度活动：精神运动性兴奋、行为躁动不安、激越、活动增多而无目的突然的强烈的冲动和攻击行为；②低活动度：活动减少、迟滞、对刺激反应慢。

二、护理问题

1. 意识障碍　与脑组织受损、功能障碍有关。
2. 部分自理能力缺陷　与认知功能障碍有关。
3. 有受伤的危险　与患者的认知、意识等相关症状有关。

三、护理措施

（一）基础护理

1. 病房环境　外界听觉刺激过多，声音过大可引起惊跳反应。应保持环境清洁、整齐、安静，建立舒适安全的环境，以防产生突然的惊恐不安。

2. 生活护理　加强晨晚间护理，做到"六洁四无"；肢体保持功能位，使用保护性床挡；定时协助翻身、拍背；做好大小便护理，保持会阴部皮肤清洁，预防尿路感染；保持口腔卫生；创造良好的睡眠条件，建立睡眠节律，密切观察并详细记录患者的睡眠状况。

3. 饮食护理　谵妄患者应进行意识水平、营养风险、吞咽功能、并发症风险及预期持续时间的综合评估，合理选择饮食或营养方式。肠内营养应给予高维生素、高热量饮食，补充足够的水分；定时喂食，鼻饲时床头抬高 ≥ 30°，鼻饲后维持原体位 > 30 min，防止呕吐或食物反流。

（二）症状护理

1. 病情监测　严密监测并记录生命体征及意识、瞳孔等变化；观察有无恶心、呕吐及呕吐物的形状与量，观察皮肤弹性及有无脱水现象；观察有无消化道出血和脑疝的早期表现。

2. 保持呼吸道通畅　平卧头侧位或侧卧位，开放气道，取下活动性义齿，及时清除口鼻腔分泌物和气道痰液，防止舌根后坠、窒息、误吸和肺部感染。

3. 幻觉和妄想　患者可能会出现幻觉和妄想，如认为自己被追杀等，需要进行及时安抚和解释。

4. 语言混乱　注意倾听，尽力理解其意思，并进行适当的回应，以避免患者的症状进一步加重。

（三）治疗护理

1. 药物治疗　根据病情和症状，采取相应的药物治疗，如抗精神病药、抗抑郁药等，以控制患者的症状，保证有效给药并观察药物相关副作用。

2. 非药物治疗　可以采用物理光照、音乐等治疗方式，以缓解患者的症状。此外，也可以通过聊天、读书陪伴等方式，帮助患者保持良好的心态。

（四）安全护理

1. 患者安全　24 h 监护，防止意外坠床、跌倒等情况发生。
2. 物品安全　环境中没有危险物品，如刀、剪刀等。
3. 环境安全　设施简洁，室内整洁、干燥、通风。

4. 加强评估　评估患者暴力行为和自杀性行为及相关因素，及时采取有效的护理干预，24 h 监测患者的安全及躯体状况的变化，必要时采取保护性约束。

（五）心理护理

1. 情感关怀　给予患者足够的关怀和安慰，让他们感受到被爱和被关心的温暖。

2. 交流沟通　与患者进行有效的沟通，听取意见和建议，让其感受到被重视和尊重。

（六）并发症预防及护理

①预防压力性损伤、尿路感染、口腔感染和肺部感染；②谵妄躁动者给予适当保护性约束并告知家属或照护者，防止患者坠床、自伤或伤人；③长期卧床者定时进行肢体被动运动，预防下肢深静脉血栓形成；④准确记录出入量，预防营养失调和水、电解质平衡紊乱。

（七）健康教育

为患者和家属提供的信息和支持。应为处于谵妄高风险的患者、罹患谵妄的患者或家属 / 照料者提供如下信息：①告知他们谵妄是常见的，且通常是暂时的；②描述谵妄时患者的感受；③鼓励高风险的患者及其家属 / 照料者，在患者的行为有任何突然的变化或波动时，及时告知其医疗团队。

第六节　轻型神经认知障碍和痴呆的护理

一、护理评估

（一）病史

①了解患者的记忆、视空间、执行、计算和理解、判断等能力发生障碍的主要症状及特点、发病时间、症状变化或演变情况；②伴随症状的特点、发生时间；③与认知障碍有关的其他疾病情况；③了解患者的文化程度、职业、既往病史、家族史等，评估患者对疾病的认识及社会支持情况。

（二）身体评估

1. 生命体征　体温、脉搏、呼吸、血压、疼痛。

2. 营养状况　进食、饮水及出入量、饮食习惯、吞咽功能等。

3. 排泄情况　排尿困难、尿潴留、尿失禁，便秘、大便失禁。

4. 睡眠状况　夜间入睡困难、频繁的觉醒、早醒、睡眠 - 觉醒周期紊乱、日落综合征等。

5. 皮肤情况　颜色、弹性、干燥、破溃、压疮。

6. 实验室检查及其他辅助检查结果　血、尿、便常规及血液生化、CT、MRI、头颅多普勒等检查。

（三）症状评估

1. 认知功能评估

（1）总体认知功能评估：可选择 MMSE 和 MoCA 进行初筛。

（2）记忆功能评估：主要集中于情景记忆，包括瞬时回忆、短时延迟回忆、长时延迟回忆和长时延迟再认检查。

（3）注意/执行功能评估：包括简易注意测验、韦氏记忆量表逻辑记忆分测验、日常注意测验、注意力变化测验和连线测验等；执行功能分别评估针对抽象概括能力、精神灵活性、信息处理速度、判断力、推理和转换能力、对干扰的抵制能力和解决问题能力等进行测验。

（4）语言功能评估：针对进行性非流利性失语、少词性进行性失语、句子复述困难的语言障碍患者，应进行详细的语言功能评定。

（5）视空间和结构功能评估：包括划销测验、复杂图形测验、画钟测验等。

（6）运用功能评估：按照测试者指令进行手势命名、物品命名、手势判断与辨认；按照测试者指令做手势表演；请患者模仿测试者动作；将所需物品及材料置于患者面前的桌上，请患者快递物品。

2. 精神症状评估　采用 NPI-Q 对患者进行精神症状评估。

3. 日常生活能力评估　包括两个方面即 BADL 和 IADL，推荐采用 ADL 进行评估。

二、护理问题

1. 记忆功能障碍　与轻型神经认知障碍或痴呆有关。

2. 生活自理缺陷　与认知障碍所致记忆、运用、执行、语言及日常生活活动能力减退有关。

3. 有走失的危险　与记忆力、定向力等认知功能减退/受损有关。

4. 有受伤/伤人的危险　与视觉空间障碍、执行能力缺失、情绪异常及精神症状等有关。

三、护理措施

（一）基础护理

1. 病房环境　应保持环境清洁、整齐、安静，建立舒适安全的环境。

2. 饮食护理　定时评估患者营养状况，保证合理的营养摄入，尽可能地维持身体各器官、组织的功能，推荐地中海饮食；针对食欲下降、摄食不足的情况，可以增加餐次、以少量多餐的形式保证患者摄入足够的食物，不暴饮暴食；对于不能自己进食的患者，要注意喂养，做成流质、半流质形式喂食或者按需给予鼻饲饮食。

3. 睡眠护理　定时评估影响患者睡眠的因素，包括行为和环境因素、合并疾病及药物影响等，行为和环境因素包括光照、噪声、咖啡因、茶、酒精等。非药物治疗是认知障碍患者睡眠问题的一线疗法，包括督促患者保证良好的睡眠卫生习惯，提供良好的睡眠环境，光疗法以调节睡眠节律等。

（二）症状护理

1. 记忆功能障碍护理

（1）定期评估患者的记忆功能，及时发现记忆功能的变化，尽早进行康复训练，降低从轻型神经认知障碍转化为痴呆的风险。

（2）加强风险管理，为照护者提供预防走失等相关风险管理知识和信息。给患者制作并佩戴胸卡，内容包括姓名、年龄、家庭住址、联系电话、联系人（多个），以便走失时方便他人及时联系照护者。痴呆患者应有专人看护，佩戴 GPS 定位器，避免让其独自外出。

2. 精神症状护理

（1）加强巡视：住院期间应加强巡视，随时掌握患者动态，做好床旁交接班。

（2）定期评估：评估患者有无激越、妄想、幻觉、激惹等 BPSD 症状及严重程度，根据行为的类型给予相应干预措施，如药物干预或必要时保护性约束等。

（3）环境稳定：为患者提供较为固定和安全的生活环境，家具简洁、摆放固定，放置熟悉的个人物品、醒目的时间和定向标识，防止发生跌倒、烫伤、误服、自伤等意外事件。

（4）避免刺激：日常生活方面避免给患者刺激和压力，以免加重症状，包括护理者也不宜频繁更换。

3. 生活护理　当患者认知功能逐渐减退，日常生活能力降低时，应帮助其应对生活中的各种障碍，协助患者进行简单、有规律的生活自理，培养患者的自信心和安全感，陪同患者完成力所能及的任务，体会参与的乐趣。生活自理能力完全丧失的患者应专人护理，加强日常生活的照料和护理，如穿衣、进食、睡眠、沐浴、如厕等。

（三）治疗护理

1. 药物治疗　保证按时按量服药，观察药物副作用。

2. 非药物治疗　以饮食、运动、认知训练等多种手段组成的多模式干预，可有助于延缓 MND 向痴呆转化，包括合理饮食（如地中海饮食）、中等强度的体育锻炼、物理疗法、计算机辅助认知训练等。痴呆患者的非药物包括认知干预、精神行为症状的控制、日常生活能力的训练、物理疗法、运动疗法等。

（四）心理护理

鼓励家人多陪伴、安慰、支持、鼓励患者，维护患者的自尊，用足够的耐心和爱心照料患者，切忌用刺激性的言语等。

（五）康复护理

1. 记忆功能康复训练　提供个性化的记忆康复训练，如认知刺激训练、学习训练、体育锻炼、音乐疗法、数独训练等，鼓励患者回忆过去的生活经历、参加力所能及的社交活动、编制日常生活活动安排表、参加益智游戏等，帮助改善和维持记忆功能。

2. 日常生活能力训练　定期评估患者的认知状况和日常生活能力，提供以患者为中心的康复训练计划，最大限度利用和保存患者的残留功能。对于轻型神经认知障碍患者，尽可能给予自我生活照料的机会，并进行生活技能训练，帮助维持和改善工具性日常生活能力，如处理财务、乘车、做家务、使用家电等。

3. 物理及运动康复训练　定期规律组织患者进行体育锻炼，尤其有氧运动；此外推荐采用经颅磁刺激等物理治疗改善认知。

（六）并发症预防及护理

痴呆老年人尤其是到晚期，患者除外明显认知障碍，往往卧床，生活不能自理，可出现卧床四大并发症，包括压疮、深静脉血栓形成、坠积性肺炎、泌尿系感染等，应做好并发症的预防及护理。

（七）健康教育

1. 帮助建立家庭护理系统，为照护者提供疾病相关知识，使照护者正确认识并理解患者的临床表现，帮助患者保持稳定的情绪，积极配合治疗并坚持门诊复查。

2. 指导家属多与患者交流或陪伴，提供较为固定和安全的生活环境。

3. 对家属进行药物相关知识指导，包括药物的剂量、服药方法、不良反应、服药注意事项等相关知识。

4. 照顾者要有长期的心理准备，学会观察病情变化。如患者出现幻觉、妄想、激越或其他异常行为等症状，应及时求助专科医院的帮助。特别要注意患者的安全，防止出现意外。

（潘伟刚　陈宝玉）

第二十三章 精神活性物质使用所致障碍及其护理

◎ 案例 23-1

　　患者张某，男性，47 岁，银行经理，已婚，硕士文化。间断饮酒 29 年，停饮后心慌、手抖、出汗 19 年，复饮 7 月。1993 年患者开始社交饮酒，到 2003 年，达到每周喝酒 5～6 次，沾酒必喝大醉，不可自拔，劝阻无效。第二天晨起继续喝酒，否则浑身不舒服，手抖明显。减量或停饮后出现明显的心慌、手抖、出汗。到 2008 年患者生活基本围绕喝酒，曾多次试图戒酒，但均失败。2008—2021 年患者先后 7 次住院治疗，出院后患者出现情绪差，不爱说话，易发脾气，反应变慢，睡眠差等问题。后再次复饮。末次饮酒 2022 年 6 月 26 日 22 点饮 50 度白酒一斤。2022 年 6 月 27 日在母亲陪同下入院，步入病房，被动更衣合作，意识清楚，定向力完整，查体左前臂数处烫伤瘢痕，左手腕部数处陈旧性划痕，双手轻微震颤。自知力完整，承认自己对酒精渴求，不喝酒就会心情不好、爱发脾气。

　　请回答：

　　1. 该患者的诊断是什么？

　　2. 该患者目前主要的戒断症状是什么？

第一节　物质使用所致障碍

一、概述

　　精神活性物质又称物质或药物，指来源于体外，能够影响人类精神活动（如思维、情绪、行为）或改变意识状态，并能使用药者产生依赖的各类化学物质。根据其主要药理学特性可分为：①中枢神经系统抑制剂：如巴比妥类药物、苯二氮䓬类药物、酒精等；②中枢神经系统兴奋剂：如可卡因、苯丙胺类物质、甲卡西酮、咖啡因等；③阿片类物质：包括天然、人工半合成或合成的阿片类物质，如阿片、吗啡、海洛因、美沙酮、羟考酮、杜冷丁、丁丙诺啡等；④大麻：主要成分为四氢大麻酚与大麻二酚；⑤致幻剂：能改变意识状态或感知觉，如麦角酸二乙酰胺（LSD）、仙人掌毒素、氯胺酮等；⑥挥发性溶剂：如丙酮、汽油、甲苯、稀料、嗅胶等；⑦烟草：致依赖活性成分为尼古丁。

在 ICD-11 中，物质使用所致障碍指由于使用精神活性物质而导致各种精神障碍的统称，包括有害使用方式、依赖（成瘾）、中毒、戒断、精神病性障碍、情绪障碍等。

二、流行病学

国内大型流行病学调查显示，中国物质使用障碍终生患病率为 4.7%，12 个月患病率为 1.9%。WHO 统计数据显示，全球饮酒者超过 20 亿，吸烟者多达 13 亿。联合国毒品和犯罪问题办公室发布的报告显示，全世界滥用毒品的人数为 2.4 亿，约有 5% 的人在过去 1 年中至少使用过 1 次某种毒品；吸毒人群相对稳定，其中常规吸毒者和吸毒致病、致瘾者的人数为 1600 万~3900 万人。阿片、吗啡、海洛因等阿片和类阿片物质是世界上引起疾病负担最重、毒品相关死亡最多的毒品。而新型合成药物正在经历一场前所未有的全球扩张，品种不断增加，在年轻人中间越来越流行。

三、病理机制

物质使用所致障碍起因错综复杂，通常由神经生物学、遗传学、心理学和社会学等因素共同作用导致。成瘾药物的初次使用往往是由于不良情绪、社会压力、好奇等，或者是为了止痛或治疗某种疾病，而使用后产生的强烈欣快感可能会导致人们再次甚至长期地使用成瘾药物。成瘾药物的长期使用会导致脑结构和功能的异常，虽然这些异常中的大部分会在停止药物使用后会逐渐消失，但也有些异常难以被消除，从而导致个体在戒断数月甚至数年之后还会发生复吸。

（一）神经生物学

成瘾药物可激活脑奖赏系统，这个系统包括中脑腹侧被盖区（VTA）、伏隔核（NAc）、下丘脑、杏仁核、腹侧苍白球等，外延还涉及前额叶皮质（PFC）、海马等与情绪、学习和记忆相关的脑结构。脑内奖赏系统的主要结构为中脑边缘多巴胺系统（MLDS，包括 NAc、杏仁核、海马），这是物质依赖产生奖赏效应的结构基础，与药物急性强化效应、记忆和条件反射有关。此外，谷氨酸系统在物质依赖的发展与形成过程中起着重要作用，主要参与了神经突触的兴奋性与可塑性调节。大麻素激活的长时程增强和长时程抑制过程在神经适应性中有非常重要的作用，而后者被认为是导致物质滥用和成瘾的主要途径，而且在与物质依赖发生相关的主要脑区都存在大麻素受体。去甲肾上腺素对精神兴奋类药物引起的自主活动和行为敏化也是必不可少的，在阿片类物质引起的自主活动效应中起到十分重要的作用。其他神经递质如瘦素、P 物质、食欲素、促生长激素神经肽、神经肽 Y 等，在物质依赖的机制中也起了重要作用。

（二）遗传学

物质依赖是一个具有家族聚集性的疾病。家系研究结果显示，物质依赖具有家族聚集倾向，37%~60% 的物质依赖患病风险可归因于遗传因素。与普通人群相比，酒精依赖患者的同胞发生酒精依赖的风险增高 3~8 倍。物质依赖是一种多基因疾病，受许多基因影响，各个基因起微弱的作用。这些基因可独立发生作用，或可相互作用，或与环境因素相互作用，对物质依赖的患病风险产生叠加或相乘的效应。物质依赖遗传标志很可能以隐性遗传模式遗传，这与许多其他精神疾病不同。另外，基因对物质依赖作用具有种群特异性，不同种族间从起源到现代的连锁不平衡衰减程度参差不齐。人格特征在物质依赖遗传学中发挥重要的作用。

（三）心理学

物质依赖的形成与强化是密不可分的。正性强化因素（用药后的欣快感）及负性强化因素（停药出现戒断症状）不断驱使个体进行强迫性的觅药和摄药行为，最终导致依赖。其中，正性强化主要造成对药物的精神依赖，负性强化主要造成躯体依赖，二者相互关联影响。药物依赖者通过用药消除戒断症状的不愉快体验，这种负性强化行为是药物成瘾躯体依赖的主要形成机制。成瘾药物引起的奖赏性学习记忆异常顽固，可以持续多年，甚至终生，是一种病理性的学习记忆。成瘾者从偶然性用药到习惯性用药，再到药物成瘾，是一个平行而又渐进的过程，联想性学习在其中起着重要作用，它包括经典条件反射和操作性条件反射。最初用药时，药物引起的欣快感作为正性强化物与环境线索相联系，通过经典条件反射，使用药者将药物与环境线索建立起联系。同时，用药后的欣快感作为一种奖赏刺激激活脑奖赏系统，使用药者对于下一次用药产生渴求，进而对相关的环境线索产生一种趋近行为。通过奖赏刺激，觅药行为与环境刺激之间经过强化，形成操作性条件反射，此时，用药者已经不再是偶然性用药，而开始了主动觅药、摄药行为。随着反复的强化，觅药行为与环境线索之间的联系逐渐巩固，最终导致习惯性的行为，此时便形成了以强迫性觅药和摄药为主要表现的药物依赖。

（四）社会学

物质依赖是当今世界面临的最为严重的社会问题之一。早在新石器时代，在小亚细亚及地中海东部山区出现了野生罂粟，早期人们对毒品的利用仅限于麻醉剂或宗教祭品，直到近代社会毒品才真正蔓延开来。经过工业革命，资本主义国家经济水平迅速提高，为了满足其资本积累的需求，伴随着资本主义侵略的步伐，毒品在全球蔓延。随着科技的发展，毒品生产越来越便利，毒品越来越容易获得。当今社会竞争越来越激烈，精神压力、失业、失恋等都可能促发成瘾药物的使用和依赖。此外，童年期遭受虐待的人可能会选择用成瘾药物所带来的强烈的快感麻痹自己；缺乏宗教信仰或精神支撑的人可能会通过毒品来弥补空虚；自卑感强、挫折承受能力差的人有更高的物质依赖患病风险；一些青少年甚至会为了融入周围的社会群体而使用毒品。这些都是造成当今社会物质依赖人数急剧上升的重要社会因素。

四、临床表现

在各种精神活性物质使用所致障碍分类中，根据临床表现不同，又分为单次有害性使用、有害性使用方式、依赖、中毒、戒断、谵妄所致精神病性障碍等。

1. 有害使用方式　在 ICD-10 中称为有害使用，指持续（每天或几乎每天）使用物质，对自身的躯体或精神健康造成损害，或对他人健康造成损害。类似于 DSM-Ⅳ 中的滥用，滥用是一种适应不良的行为方式，导致个体在工作、学业、家务、法律、躯体等方面出现有临床意义的损害，如不能完成工作、学业或者家务等。

2. 依赖综合征　依赖也称成瘾，这是一组认知、行为和生理症状群，个体尽管明白使用精神活性物质会带来明显问题，但还是继续使用，自我用药的结果导致耐受性增加（反复使用精神活性物质后，使用者必须增加剂量方能获得既往效果，或使用原来剂量达不到既往效果）、戒断症状和强迫性觅药行为（使用者不顾一切后果冲动性使用物质，是病理性自我失控的表现，并非意志薄弱或道德败坏）。依赖可分为躯体依赖（也称生理依赖）和精神依赖（也称心理依赖）。躯体依赖指反复用药所导致的一种躯体适应状态，以致需要药物持续存在于体内才能维持其正常功能，若中断或突然减少剂量就会产生戒断综合征，躯体依赖常随耐受性的形成而产生。精神依赖指对药物的强烈渴求导致行为失控，为获得用药后的特殊快感，呈现强迫性觅药行为。

3. 中毒　主要指急性中毒，是指使用酒精或其他物质后的短暂状况，药物导致意识水平、认知、知觉、情感或行为、其他心理生理功能和反应的紊乱。急性中毒往往与剂量密切相关，但在患者伴有某种潜在躯体疾病时（如肾或肝功能不全），少量的物质即可产生与剂量不相称的严重中毒反应。急性中毒是一种短暂现象，中毒的程度随时间的推移而减轻，如果不继续使用物质，中毒效应最终将消失。

4. 戒断综合征　指停止使用药物或减少使用剂量或使用拮抗剂占据受体后所出现的特殊的、令人痛苦的心理和生理症状群。

5. 谵妄　通常在戒断期出现，表现为意识障碍，幻觉、妄想和激越，幻觉以幻视多见，画面常带有恐怖性，谵妄在一天中呈现波动性，常表现为昼轻夜重。

另外，长期大量使用成瘾物质，可造成多种躯体并发症，并引起一系列家庭及社会问题。

五、诊断及鉴别诊断

物质使用所致障碍的临床表现复杂，同一种精神活性物质在使用的不同阶段有着不同表现，而不同精神活性物质的临床表现可能类似。多药滥用、精神障碍共病等使诊断更加困难。

（一）诊断评估时需要重点关注以下几个问题

1. 使用何种/几种物质　使用什么主要药物，剂量、频率如何，最后一次使用药物的剂量与时间，有无患者隐瞒的药物。

2. 有哪些临床症状　构成何种综合征，特别是中毒、戒断症状表现与严重程度。这些症状、综合征与药物使用的时间相关性，其表现是否能用所使用药物的药理作用解释，是否有物质使用障碍不能解释的精神症状。

3. 既往史、个人史　如躯体、传染性疾病；精神疾病，包括人格特征；社会适应性；社会资源等。

4. 既往治疗情况。

5. 风险评估　如中毒、戒断症状情况严重程度，精神症状严重程度，自伤自杀、冲动攻击等风险。

（二）诊断分析要点

在获得全面、准确的病史资料后，需要对症状的性质进行准确分析，在此基础上，提出诊断与鉴别诊断，然后进一步随访验证诊断。

1. 分析相关症状是否与药物使用直接相关　掌握各种精神活性物质的药理作用是关键。一般来说，某种药物的中毒表现往往是该药物药理作用的极端表现，如兴奋剂中毒的表现是极端兴奋、话多、激越攻击行为，甚至出现幻觉、妄想。某种药物的戒断症状表现往往是该药物药理作用相反的表现，如作为抑制剂代表的酒精戒断症状表现为烦躁不安、失眠、出汗、血压升高，甚至谵妄、癫痫样发作等症状。

2. 分析判断物质使用相关因素与精神症状表现的关系　如物质使用相关障碍的不同阶段与临床表现之间的时间关系，物质使用剂量与临床表现之间的关系，有无可能影响临床表现的其他因素，如其他躯体精神障碍及应激因素等。

3. 判断物质使用所致障碍患者是否共患其他精神障碍　特别是不能用药物使用所能解释的精神症状。

六、治疗和预后

物质使用障碍是一种慢性、复发性、复杂性的脑部疾病，其发生、发展与生物、心理、社会学因素有关。对物质使用障碍需采取预防为主、早期干预与治疗康复的三级防治模式。

治疗与康复是一个长期的过程，包括急性脱毒、预防复发、社会心理康复三个密切联系的阶段，需采取生物、心理和社会的综合干预模式，治疗不仅仅针对成瘾物质使用问题，应采取整体治疗理念，改变维持物质使用相关的认知行为模式及家庭社会环境。

对治疗效果的评估也需要从精神活性物质使用、躯体及精神健康、家庭社会功能、法律问题等多维度进行，而不仅是采用复吸率高低来判定治疗效果。

第二节　酒精使用所致障碍

一、概述

酒精使用所致障碍表现为酒精使用的模式和结果。除酒精过量中毒外，酒精诱导依赖的特性也会导致一些个体出现酒精依赖，并在减少或停止使用时产生戒断症状。酒精使用与躯体的大多数器官和系统的各种形式的损害有密切关联，可分为单次酒精有害性使用和酒精的有害性使用模式。酒精有害性使用也包括酒精过量中毒导致的行为对他人造成伤害。酒精使用还跟一些精神障碍和神经认知损害密切关联。

二、流行病学

2019 年国内大型流行病学调查结果显示，我国酒精使用障碍终生患病率为 4.4%，12 个月患病率为 1.8%。其中，酒精依赖终生患病率为 1.3%，12 个月患病率为 0.7%，酒精滥用终生患病率为 3.1%，12 个月患病率 1.1%。2018 年 WHO 公布的统计数据显示，15 岁及以上人群中，酒精使用障碍 12 个月患病率为 4.4%，其中，酒精依赖为 2.3%；男性酒精使用障碍 12 个月患病率为 8.4%（女性 0.2%），男性酒精依赖 12 个月患病率为 4.4%（女性 0.1%）。酒精相关的损害涉及身体的各个器官和系统，跟多种躯体及精神疾病密切相关。2012 年全世界共有 330 万人因饮酒死亡，平均每 10 s 就有 1 人死于饮酒问题。《柳叶刀》杂志公布的全球疾病总负担排行结果显示：1990—2010 年的 20 年间，在所有疾病风险因素中，饮酒由原先的第 6 位攀升至第 3 位，仅次于高血压和吸烟，每年因饮酒造成490 万人死亡，占全球总体残疾调整生命年的 5.5%。酒精使用所致障碍还可造成一系列家庭和社会问题。

三、病理机制

酒精使用所致障碍的病因和发病机制非常复杂，通常认为是生物因素（遗传、代谢等）、心理社会（文化、环境）等多种因素相互作用的结果。

（一）遗传因素

酒精相关遗传学机制复杂，涉及多个基因及多个基因相互作用。家系研究显示，酒精依赖有家族聚集性，双生子研究和寄养子研究进一步证明了遗传在酒精依赖发病中的作用。遗传因素作用可分为两类：一类与特定的成瘾物质相关，如酒精代谢酶的遗传缺陷可能导致个体对酒精耐受性降低，从而不易出现酒精依赖；另一类不与特定的成瘾物质直接相关，如遗传因素导致患者自我控制能力下降，从而使个体出现各种物质依赖的风险增加。

（二）分子生物学

与酒精代谢相关的酶主要是乙醇脱氢酶（ADH）和乙醛脱氢酶（ALDH）。乙醇在肝主要由 ADH 催化代谢为乙醛，然后由 ALDH 代谢为乙酸。ADH 基因编码的酶类与酒精氧化过程有关，对酒精依赖形成易感性有明显影响。ADH 活性高与 ALDH 活性低均可使饮酒后血液中乙醛浓度升高而加重"醛反应"，从而降低个体罹患酒精依赖的风险。

与酒精使用障碍相关的中枢神经递质主要有多巴胺（DA）系统、5- 羟色胺（5-HT）系统、内源性阿片肽系统、γ- 氨基丁酸系统（GABA）、谷氨酸能神经系统。DA 系统在酒精依赖形成中起重要作用，酒精刺激 DA 系统并产生奖赏效应，大脑犒赏中枢发出愉悦信号，使饮酒者产生愉悦感。5-HT 系统在酒精摄入、犒赏和偏好以及酒精依赖的形成中发挥重要作用，急性酒精摄入可增加伏隔核 5-HT 浓度，长期慢性饮酒则降低伏隔核5-HT 浓度。酒精依赖的形成可能与内源性阿片肽水平较低有关，饮酒能刺激下丘脑、垂体及伏隔核释放 β- 内啡肽，继而刺激伏隔核奖赏系统，产生奖赏效应。研究发现，增强GABA 系统功能（如使用 GABA 激动剂）能够增加饮酒行为，而降低 GABA 系统功能（如使用 GABA 拮抗剂）能够减少饮酒行为。谷氨酸假说认为，饮酒会引起酒精依赖患者谷氨酸神经活性增强，该兴奋性在戒酒过程中依然存在，且增强的谷氨酸活性可引起渴求和复饮。

（三）神经电生理

酒精可影响脑电生理活动。急性酒精中毒时 α 节律缓慢，波幅降低，β 波减少，额部可有 θ 波及 δ 波，快速动眼期（REM）睡眠减少。酒精依赖者可有轻中度脑电图异常，主要表现为弥漫性 δ、θ 波，散在或阵发性尖波、棘波，波幅降低。酒精戒断时，睡眠中常频繁觉醒，REM 睡眠可轻度增加、慢波睡眠减少。

（四）神经影像学

在结构影像学研究方面，MRI 形态学研究与 CT 研究显示，酒精依赖患者大脑灰质和白质体积变小，蛛网膜下隙脑脊液体积增大，且持续戒酒有助于大脑体积恢复。在功能影像学研究方面，目前虽然有许多研究具有一定提示意义，但由于受样本量、研究手段等因素的限制，尚处于发展阶段。

（五）心理学因素

烦恼、苦闷、孤独、紧张、焦虑、忧愁、抑郁等负性情绪是酒精依赖形成的重要动因。多数人饮酒动机常常是借酒消愁，但这只能暂时缓解紧张和焦虑，无助于具体问题的解决，而且，饮酒与负性情绪之间常形成恶性循环，结果是"举杯消愁愁更愁"。研究表明，抑郁与酒精依赖的发生互为因果。学习理论认为，酒精依赖是一种习得的社会适应不良行为。酒精依赖者的后代不仅可以从父母处学习饮酒行为，并且趋向于模仿父母的饮酒模式。酒精依赖患者倾向于鼓励后代饮酒，其后代中滴酒不沾者少见。研究发现，大量饮酒倾向者有羞怯、内向、孤独、急躁、易激惹、焦虑、过度敏感、自我纵容，以及活动过多等人格特点。此外，酒精依赖常与其他精神障碍，尤其是抑郁、焦虑和反社会型人格障碍共存，二者可能互为因果。

（六）社会文化因素

文化对饮酒持接纳或排斥态度对饮酒行为有显著影响。多数文化接纳饮酒行为。尤其是我国自古就崇尚饮酒，不管是朝堂上的礼仪庆典、宗庙中的祭祀活动，还是老百姓日常生活、婚丧嫁娶、年节团聚，饮酒都是一种习俗。我国的另一独特现象是以酒为药，"酒为百药之长"，这种饮酒祛病强身的观念对老年人饮酒的作用不应低估。少数文化对饮酒持排斥态度，如伊斯兰教义认为饮酒是一种罪恶，故在伊斯兰社会中少有酒精依赖者。

（七）经济环境因素

在一定范围内，经济发展水平与酒精依赖总体发生率有关。在经济贫困年代，酒为奢侈品，供应短缺，饮酒相关问题相应较少。随着经济发展，各国酒的总产量逐年上升，供应品种不断丰富，客观上促进了饮酒行为的增加及消费量的增长。

酒精使用障碍的发生与地理环境、职业、家庭环境、婚姻状况、人际关系和酒类饮品广告等相关。长期生活于寒冷和潮湿地区的人群以及从事重体力劳动者酒精依赖的患病率最高，其饮酒原因绝大多数是借酒抗寒、解乏或助眠等。在父母酗酒的家庭、儿童期缺乏母爱的家庭以及不和睦的家庭中，家庭成员易产生酒精依赖。单身、离婚、丧偶者嗜酒较多。

四、临床表现

（一）急性酒精中毒

急性酒精中毒指短时间摄入大量酒精后出现的中枢神经系统功能紊乱状态。初期表现为脱抑制兴奋症状，如兴奋话多、言行轻佻，随后出现共济失调、语言不清，甚至嗜睡、昏迷等。严重者损害脏器功能，导致呼吸循环衰竭，进而危及生命。

（二）酒精依赖

酒精依赖是指当饮酒的时间和量达到一定程度后，患者无法控制自己的饮酒行为，并出现如下一系列特征性症状。

1. 对饮酒渴求，强迫饮酒，无法控制。

2. 固定的饮酒模式，有晨饮、发作性狂饮（每间隔一段时间就狂饮一次至酩酊大醉）、定时饮酒。

3. 饮酒高于一切活动，不顾事业、家庭和社交活动。

4. 耐受性增加和出现戒断症状。

（三）酒精戒断

一般在停饮或减少饮酒量数小时后出现，症状包括：自主神经功能紊乱、癫痫发作、意识障碍和精神病症状。

1. 单纯性戒断　一般在停饮数小时后，出现手、舌、眼球震颤，恶心、焦虑、心悸、出汗、血压升高、失眠等一系列自主神经功能紊乱症状，停饮后 48~72 h 左右达到高峰，之后逐渐减轻，4~5 天后基本消失。

2. 重度戒断包括以下状态

（1）癫痫发作：突然停饮后 6~48 h 内发生，通常为癫痫大发作，可反复发作。

（2）震颤谵妄：通常在停饮 48 h 后出现，72~96 h 达高峰，是最严重和威胁生命的酒精戒断形式，表现为粗大震颤、发热、意识障碍、幻觉妄想和激越，幻视多为恐怖性场面。可以发展为高热和呼吸循环衰竭，甚至死亡。治疗效果较差可能转为慢性谵妄、Korsakoff 综合征等。

（四）酒精所致其他精神障碍

1. 酒精所致其他精神障碍　包括酒精所致精神病性障碍、情感障碍、焦虑障碍、睡眠障碍等，可发生在酒精依赖期间或停饮之后，也常存在与其他精神疾病共病情况。

2. Korsakoff 综合征　表现为近记忆障碍、虚构和错构、定向障碍三大特征。

3. Wernicke 脑病　典型症状为眼球运动异常、眼球震颤、眼肌麻痹、眼球不能外展、共济失调，常伴有明显的意识和记忆障碍，可发展为不可逆性痴呆。

（五）酒精所致躯体损害

1. 消化系统

（1）消化道疾病：食管炎、上消化道出血、食管癌等。过度饮酒后 6~12 h，可出现急性胃炎及急性胃溃疡，表现为心口部疼痛、恶心、呕吐甚至呕血等。长期饮酒可致慢性胃炎，表现为消化不良、食欲不佳、贫血等。

（2）肝病：最为常见。发病初期通常表现为脂肪肝，逐渐发展成酒精性肝炎、酒精性肝纤维化和酒精性肝硬化，严重者可并发肝衰竭。

（3）胰腺炎：典型症状为饮酒后剑突下和左季肋部强烈疼痛，向背部放射，前屈位疼痛减轻，常伴有恶心、呕吐、便秘。

2. 心血管系统　饮酒后可诱发心绞痛、冠心病、心肌梗死等。长期大量饮酒可引起酒精性心肌炎，表现为左心室扩大、心肌肥大，主要症状为呼吸困难、水肿等心功能不全症状。还可出现心律不齐、传导阻滞、期前收缩，甚至心脏停搏、猝死。

3. 神经系统　常见末梢神经炎，临床表现为左右对称性四肢无力、感觉麻木、针刺样或烧灼样的感觉。

五、诊断及鉴别诊断

（一）诊断

依据 ICD-11 标准，诊断条目如下：

1. 酒精过量中毒　酒精过量中毒是一种具有临床显著性的短暂性障碍，发生于酒精使用期间或使用后不久，表现为意识、认知、感知觉、情感、行为或协调性的紊乱。这些症状是由酒精已知的药理作用所致，其严重程度与酒精使用量密切相关。症状持续时间短，且随着酒精从体内的清除而逐渐减轻。症状表现可包括：注意力受损、不适当的或攻击性的行为、情绪不稳、判断力受损、协调性差、步态不稳、语言含糊不清等。中毒严重时可能会出现昏迷。

2. 酒精的有害性使用模式　使用酒精的模式，对个体的躯体或精神健康造成损害，或饮酒所致行为问题对他人的健康造成伤害。如果是间断性的饮酒模式，则该饮酒行为明显持续至少 12 个月，如果是持续性使用，则该饮酒模式持续至少 1 个月。对个体健康造成损害的原因来自以下 1 种或几种：①与酒精过量中毒相关的行为；②对躯体器官和系统的直接毒性或继发性毒性效应；③有害的给药途径。对他人健康的伤害包括任何形式的躯体伤害（如创伤），或是诊断为酒精有害性使用模式的个体的酒精过量中毒导致的行为造成的精神障碍。

3. 酒精依赖　酒精依赖是由反复或持续性饮酒所致的失调节性障碍。核心表现为对酒精的强烈内在驱动力，导致控制使用的能力受损、酒精使用优先于其他活动以及尽管已经因为饮酒导致伤害或不良后果却仍然持续使用，常伴随主观上对饮酒的强烈渴望，也可出现躯体性依赖，包括对酒精耐受性增加。戒断症状因减少或停止饮酒而出现，需反复使用酒精或药理学上类似的物质以减轻戒断症状。这些依赖的特征通常明显持续至少 12 个月，但如果酒精使用是持续的（每天或几乎每天），则至少 1 个月即可进行诊断。

4. 酒精戒断　酒精戒断是一组临床显著的症状、行为和生理特征，其严重程度和持续时间各不相同，发生于酒精依赖或长期 / 大量使用酒精的个体停止或减少使用酒精后。症状表现可包括：自主神经活动增强、双手震颤、恶心或呕吐、失眠、焦虑、精神运动性激越，可有短暂的幻视、幻触或幻听，注意力分散。少数情况下可能有痫性发作。戒断状态还可能发展为严重的谵妄，其特征是意识障碍和定向障碍、妄想以及持续时间较长的幻视、幻触或幻听。

5. 酒精所致谵妄　酒精所致谵妄在酒精过量中毒、戒断的期间出现，或之后不久出现，也可在饮酒时出现。表现为急性的注意、意识状态的紊乱，伴谵妄的特征性表现。酒精所致谵妄的特征为伴有意识受损、定向障碍、生动的幻觉和错觉、失眠、妄想、易激惹、注意紊乱、震颤以及酒精戒断的生理症状。有些酒精的戒断可能发展为严重的谵妄。上述症状不能由某种原发性精神障碍及其他物质的效应（包括戒断效应）来解释，也不能用某种不属于精神、行为及神经发育障碍的疾病或健康情况更好地解释。

6. 酒精所致精神病性障碍　以精神病性症状群（如错觉、幻觉、思维、行为紊乱而缺乏组织性）为特征，在酒精戒断、酒精过量中毒期间或其后不久出现。症状的强度或持续时间，实质性地超出酒精过量中毒或戒断中出现的知觉、认知或行为的精神病样紊乱。

酒精用量和持续时间足以能够导致精神病性症状产生，这些症状不能用某个原发性精神障碍（如精神分裂症、伴精神病性症状的心境障碍）更好地解释，类似情况如：精神病性症状在酒精使用前已经出现；症状在完全停止使用酒精或戒断症状消失一段时间后仍持续存在；或有其他证据提示存在伴精神病性症状的某种既有的精神障碍（例如，既往存在与饮酒无关的发作史）。此时不能诊断酒精所致精神病性障碍。

（二）鉴别诊断

应考虑到低血糖、低氧血症、肝性脑病、混合性酒精与药物过量等情况，需获得充分的病史、详细查体及辅助检查予以鉴别。部分患者使用酒精后出现幻觉妄想等症状应与精神分裂症、偏执性精神病、偏执型人格加以鉴别，主要鉴别要点为前者有酒精依赖史，症状发生在戒酒后，病程短暂，预后较好。另外，还应关注是否共病其他精神障碍、多药滥用、躯体疾病等问题。

六、治疗和预后

（一）急性酒精中毒的治疗

轻度无需特殊治疗，注意保暖，保持安静环境，多饮水等。严重者催吐、洗胃，监测生命体征，加强代谢，纠正水电解质紊乱等。可使用纳洛酮肌内注射，每次 0.4 ~ 0.8 mg，甚至更高剂量；也可用 1.2 ~ 2.0 mg 溶解在 5% 的葡萄糖溶液中静脉滴注，可重复使用至患者清醒。

（二）戒断症状的治疗

1. 治疗原则　一次性完全停酒，使用苯二氮䓬类药物替代，大量补充 B 族维生素，纠正水电解质紊乱。

2. 戒断症状的处理　及时足量给予苯二氮䓬类药物替代治疗，戒断期过后及时减停。以地西泮为例：剂量一般为每次 10 mg 口服，3 ~ 4 次 / 日。用药时间不宜超过 5 ~ 7 天，以免发生药物依赖。住院患者，如无法耐受口服或戒断症状严重，可静脉给予地西泮，缓慢推注或静脉滴注，密切观察患者意识、呼吸等生命体征变化，以防过度镇静、呼吸抑制等不良反应。其他苯二氮䓬类药物可以与地西泮进行等量换算。老年人和有明显肝损害者，可使用奥沙西泮或者劳拉西泮替代治疗。

3. 癫痫发作的处理　使用苯二氮䓬类药物或抗癫痫药处理。

4. 震颤谵妄的处理

（1）大剂量使用苯二氮䓬类药物：如地西泮 100 mg/d，必要时可静脉滴注。推荐使用长效苯二氮䓬类药物。

（2）支持治疗：补液、纠正水电酸碱平衡紊乱、补充 B 族维生素和复合维生素、补充叶酸、防治低血糖及预防感染。

（3）抗精神病药辅助治疗：氟哌啶醇肌内注射或第二代抗精神病药对症处理精神症状。

（三）Wernicke 脑病和 Korsakoff 综合征的治疗

关键是要在急性期使用大剂量维生素 B 预防。目前对应用维生素 B 的最佳剂量、剂型、治疗时间或日剂量仍无一致定论。推荐对那些怀疑为 Wernicke 脑病的患者，至少给予 100 ~ 200 mg 维生素 B 肌内注射连续 5 天。

（四）酒精所致其他障碍的治疗

对症治疗酒精所致的精神病性障碍以及心境障碍等其他障碍。

（五）预后

酒精依赖是一种慢性复发性脑病。预防酒精依赖复发应采取多学科综合治疗的方法，药物治疗应与认知行为治疗、自助 / 互助团体等方式相结合。纳曲酮和托吡酯对预防复发可能有一定疗效。纳曲酮通过阻断内源性阿片受体，减弱物质所致的欣快反应，治疗剂量为 50 ~ 150 mg/d。托吡酯阻断 Na 通道，增强 GABA 效应，治疗剂量为 100 ~ 200 mg/d。

第三节　酒精依赖患者的护理

对于酒精依赖的患者护理主要分为戒断期的护理及康复期的护理两部分。

一、护理评估

（一）戒断期护理评估

戒断期护理评估重点关注患者的戒断症状，患者的情绪状态如有无焦虑抑郁情绪及有无幻觉、妄想等精神病性症状。酒精依赖患者戒断期的护理评估至关重要，通过护理评估准确判断出患者的护理问题，制定切实可行的护理措施是患者顺利度过戒断期，保证生命安全的第一步。

1. 生理状况评估

（1）生命体征：体温、呼吸、脉搏、血压，是反应患者生理状况变化最直接的反应。

（2）患者的饮食情况、营养状况：如果患者明显消瘦，必要时计算患者的体重指数。

（3）排泄情况：便秘、腹泻及大便失禁、排尿困难、尿潴留、尿失禁。

（4）患者的睡眠状况。

（5）一般生活自理能力：生活是否能自理或需他人协助。

（6）各项实验室检查结果有无异常。

2. 戒断症状评估

（1）意识状态：患者在醉酒、减酒及停酒的过程中都会出现不同程度的意识障碍。意识障碍的评估主要从时间、地点、人物几方面进行，如果患者出现意识障碍时，自杀、冲动、外走、摔伤等风险明显增加，护士应密切观察及评估患者的意识状态，严防安全意外的发生。

（2）自主神经功能障碍症状：包括心慌、手抖、出汗、呕吐、恶心、静坐不能、肢体震颤等戒断症状。

（3）精神病性症状：评估患者是否出现幻听、幻视、嫉妒妄想、被害妄想等精神病性症状。患者出现精神病性症状时，要详细评估患者对精神病性症状的应对方式，出现自杀、冲动、伤人、摔伤等不同患者护理风险的等级也不同。

（4）有无癫痫发作史：5% ~ 15% 的患者在戒断时出现癫痫大发作，一般发生在停酒、减酒后的 6 ~ 48 h，一般既往停酒、减酒期间有过癫痫发作、原发癫痫病史、头部有外伤史、低血钾的患者为高危患者，应密切观察，防止由于癫痫发作导致意外的发生。

（5）情绪状态：患者在戒断期常常出现情绪不稳定，主要表现为情绪易激惹，易激动，甚至冲动行为，部分患者停饮后会出现情绪低落、兴趣减退、自责、觉得对不起家人甚至有自杀的想法等抑郁症状。

（6）躯体状态：评估患者有无各种躯体并发症及各种躯体疾病。

3. 心理社会的评估

（1）患者的家庭环境，家庭成员的关系如何，经济收入如何。

（2）患者社会功能的情况，工作、学习、人际交往是否受到影响，影响的程度如何。

（二）康复期护理评估

经过戒断期治疗后，患者戒断症状缓解，躯体状况逐渐恢复，患者进入康复期，康复期护理评估的重点内容为患者的心理社会支持系统、对酒精依赖的知识及如何长期保持不饮酒状态的能力。

1. 戒酒动机的评估

（1）患者停止饮酒的动机是什么？动机是否强烈？

（2）患者是否主动住院戒酒，第几次住院？

2. 对疾病认知的评估

（1）患者如何看待自己的饮酒行为，对饮酒所造成的危害是否有充分的认识。

（2）患者是否认为自己的饮酒行为是一种疾病，是自己不能控制的。

（3）患者对戒酒的治疗是否了解。

（4）患者对"瘾"的有效应对方法是否了解。

3. 心理社会支持系统的评估

（1）患者家庭支持系统如何，患者出院后和谁生活在一起，是否能对患者保持长期不饮酒提供足够的心理社会支持及影响。

（2）患者的家属对酒精依赖相关知识了解多少？家属对参与患者治疗的动机及意愿如何？

二、常见的护理问题

（一）戒断期护理问题

1. 急性意识障碍　与戒断症状有关。

2. 有暴力行为的危险　与戒断症状有关。

3. 有摔伤的危险　与戒断症状、药物的不良反应有关。

（二）康复期护理问题

个人应对无效　①与戒断症状有关。②与人际关系及渴求酒时不知如何应对有关。

三、护理措施

（一）戒断期护理

1. 基础护理

（1）饮食护理：酒精依赖患者戒断期饮食护理是重要的护理措施之一，是安全、顺利度过戒断期的基础保障。患者长期饮酒进食不规律，胃肠功能紊乱，营养吸收较差，造成患者消瘦，营养不良，电解质紊乱。同时戒断期患者出现胃肠道症状，如没有食欲、部分患者出现恶心、呕吐、腹泻等症状，在饮食护理上给予患者清淡、易消化、高营养的饮食，必要时遵医嘱给予静脉补液，以维持水、电解质的平衡，保证患者入量。

（2）皮肤护理：患者由于长期饮酒造成神经系统不同程度的损害，部分患者出现手部、面部，脚部及其他部位皮肤红肿溃烂，对于皮肤溃烂的患者要注意受损皮肤的清洁与干燥，及时消毒处理，预防感染，对于卧床的患者，要注意皮肤的观察，防止压疮的发生。部分患者会出现双下肢麻木、感觉减退等神经系统病变，给患者沐浴或洗漱时要注意水温，防止烫伤。

（3）生活护理：患者停酒后出现不同程度的戒断反应，如手指颤抖、出汗、心慌、脉搏增快、头昏、走路不稳等症状，护士应协助患者完成洗漱、进食、沐浴、如厕等基本生活护理。加强陪护宣教，以免发生安全意外。

（4）睡眠护理：部分患者伴有失眠、睡眠质量差或昼夜节律颠倒的现象，在药物调整的基础上，鼓励患者白天尽量不卧床，保证安全情况下适量活动，保证晚上有充足的睡眠动力。

2. 安全护理　除基础护理外，患者安全护理也是戒断期重要的护理措施，在戒断期患者会出现如意识障碍、认知障碍、情绪障碍、人格改变以及戒断症状等问题，针对不同的问题我们应采取具有针对性的、可行的护理措施。

（1）出现意识障碍，如震颤、谵妄状态时，及时向医生汇报并给予相应的处理，同时采取恰当的护理措施，将患者隔离于单人房间，设专人护理，必要时加床挡。限制患者的活动空间，必要时给予保护性约束。

（2）出现幻觉、妄想症状时遵医嘱给予对症处理，保证患者的安全，同时做好交班记录。

（3）出现焦虑抑郁情绪，或伴有不同程度的人格问题，如激惹性增高、冲动、违反规章制度等，接触患者时要注意方式、方法、理解患者的情绪状态，鼓励患者采取正确的行为处理自己的情绪，在处理患者的冲动行为时要避免直接冲突，应注意保护自身及患者的安全。

（4）部分患者合并不同程度的躯体疾病时，除做好基础护理外，要密切观察躯体症状并监测生命体征。

3. 心理护理

（1）与患者建立良好的、可信赖的、治疗性的护患关系，根据患者具体情况制定心理护理策略，并贯穿于患者治疗护理的全过程中。

（2）尊重患者的人格，理解患者目前的成瘾行为是精神疾病的一种，尤其对反复复饮、多次住院戒酒治疗的患者，采取接纳、理解的态度，对患者的就医行为给予积极的肯定，并鼓励患者树立治疗的信心。

（3）指导并教会患者呼吸放松或肌肉放松的方法，当患者情绪不稳、渴求酒时能运用此方法缓解其焦虑情绪或转移患者对酒的渴求。

4. 药物护理

（1）观察患者服用或注射苯二氮䓬类药物后有无头昏、双腿无力等不适症状，为患者安排靠近门口的矮床，嘱患者起床、活动缓慢，不做剧烈的活动，穿防滑鞋，严防摔伤。

（2）对服用抗精神病药物的患者，要根据服用药物的种类及剂量观察有无不适症状，若出现不适症状要及时评估患者的生命体征、不适程度，遵医嘱给予相应的处理，处理后观察是否缓慢。

（二）康复期护理

1. 对于康复期的患者主要是启发患者建立治疗的动机，使患者主动寻求长期康复的环境及支持系统。

2. 认知性干预有助于患者重新获得对生活的控制力，采用小组的模式指导患者认识酒给自己、家庭及工作带来的危害。停饮后自己生活状态有哪些改善，使患者增强戒酒的信心，调动其主观能动性。

3. 鼓励患者参加戒酒互助会的活动，并帮助患者逐步建立健康的生活方式和行为习惯，培养兴趣爱好，以转移对酒的渴望。

4. 帮助患者通过各种方法进行有效的情绪调控，克服焦虑、抑郁等情绪，调动其心理动力。

5. 鼓励患者参加集体活动及各种康复治疗，并给予支持与肯定。

6. 帮助患者寻找自己的支持系统，取得家庭、亲友及社会的支持。

7. 向患者家属介绍互助会对患者康复的帮助，并鼓励家属参加家属的互助会，以加强对患者的长期帮助。

四、健康指导

（一）对患者的健康指导

1. 系统地向患者讲解酒精依赖的疾病知识。

2. 利用团体的形式，深入讨论酒精依赖对患者身体和心理的危害，以及对家庭和社会带来的严重后果，进一步强化患者戒酒动机。

3. 指导患者认识复饮的高危因素及应对的有效方法。

4. 指导患者有效地回避既往常一起饮酒的人、地点、事情，最大限度地降低那些触发渴求进而有可能导致复饮的环境刺激。

5. 指导患者使用建设性方法缓解工作、生活带来的压力，不使用酒精来暂时麻痹自己。

6. 指导患者建立新的价值观和社会关系。

7. 指导患者建立健康的生活方式和行为习惯，培养兴趣爱好，以代替使用酒。

8. 指导患者认识自己性格上的弱点，协助患者正确处理心理问题。

9. 指导患者当出现饮酒欲望时，主动寻求工作人员帮助。在戒酒过程中出现饮酒欲望是很正常的，减轻病耻感、自责。

10. 出院前指导患者制订具体的出院后生活计划。远离饮酒环境。患者如果再次复饮，鼓励其及时回到医院获取帮助。

（二）对家属的健康指导

1. 利用家属小组的方式对家属进行疾病知识的宣教，使家属能了解酒精依赖是一种疾病，不是患者的道德品质问题，增加家属对患者的理解，给患者鼓励和支持。

2. 和家属一起讨论哪些方法能有效地帮助患者建立良好的人际关系。

3. 和家属一起讨论在和患者的互动中哪些方面能促进患者的康复。

4. 注意诱发饮酒的环境，及时给予正面干预。

（董　平　柳学华）

参考文献

［1］许冬梅，马莉．精神卫生专科护理［M］．北京：人民卫生出版社，2018.

［2］许冬梅，杨芳宇．精神科护理学［M］．北京：北京大学医学出版社，2015.

［3］姜小鹰，郑翠红，孙海燕，等．福建省精神科护理学学科发展研究报告［J］．海峡科学，2016（01）：113-118.

［4］郭延庆．精神障碍护理学［M］．北京：北京大学医学出版社，2016.

［5］曹新妹，黄乾坤，金小丰．护理心理学：临床案例版［M］．武汉：华中科技大学出版社，2015.

［6］杨莉，王玉凤，钱秋谨，等．注意缺陷多动障碍患儿的临床分型初探［J］．中华精神科杂志，2001，（04）：15-18.

［7］陆林．沈渔邨精神病学［M］．6版．北京：人民卫生出版社，2018.

［8］杨德森，刘协和，许又新．湘雅精神医学［M］．北京：科学出版社，2015.

［9］游倩，侯朝铭，高静．精神分裂症患者暴力行为预防及管理的最佳证据总结［J］．现代预防医学，2022，49（24）：4482-4489.

［10］马莉，柳学华．精神科护理评估技术手册［M］．北京：北京大学医学出版社，2017.

［11］宋京瑶，王皋茂，李振阳．青少年非自杀性自伤治疗的研究进展［J］．神经疾病与精神卫生，2020（9）：643-646.

［12］刘哲宁，杨芳宇．精神科护理学［M］．5版．北京：人民卫生出版社，2022.

［13］赵靖平，施慎逊．中国精神分裂症防治指南［M］．2版．北京：中华医学电子音像出版社，2015.

［14］Morrison P，Taylor M，McGuire P．Maudsley精神病处方实用指南［M］．司天梅译．北京：人民卫生出版社，2022.

［15］Taylor D，Paton C，Kapur S．Maudsley精神科处方指南［M］．12版．司天梅，译．北京：人民卫生出版社，2017.

［16］郑毅，陶国泰．儿童少年精神医学［M］．江苏：江苏凤凰科学技术出版社，2023.

［17］柯晓燕．孤独症谱系障碍早期识别与早期诊断的现状与挑战［J］．中国儿童保健杂志，2023，31（03）：238-240.

［18］毕小彬，范晓壮，米文丽，等．ICD-11和DSM-5中孤独症谱系障碍诊断标准比较［J］．国际精神病学杂志，2021，48（02）：193-196.

［19］郑毅．中国注意缺陷多动障碍防治指南［M］．北京：中华医学电子音像出版社，2015.

［20］王玉凤．注意缺陷多动障碍［M］．北京：北京大学医学出版社，2019.

［21］斯塔尔．Stahl 精神药理学精要：神经科学基础与临床应用［M］.3 版．司天梅，黄继忠，于欣，译．北京：北京大学医学出版社，2011.

［22］郑毅．抽动障碍新观念及诊疗进展［J］.中国儿童保健杂志，2006，14（2）：111-112.

［23］吴家骅．抽动障碍的分类、诊断及病情严重程度评估［J］.中国实用儿科杂志，2002，17（4）：2.

［24］钟佑泉，吴惧，谢晓丽，等．耶鲁抽动症整体严重度量表对抽动障碍患儿的临床评估［J］.中国实用儿科杂志，2006，21（3）：3.

［25］于欣，方贻儒．中华医学会精神学分会．中国双相障碍防治指南［M］.2 版．北京：中华医学电子音像出版社，2015.

［26］刘哲宁，杨芳宇．精神科护理学［M］.4 版．北京：人民卫生出版社，2017.

［27］雷慧，岑慧红．精神科护理学［M］.4 版．北京：人民卫生出版社，2021.

［28］李凌江，马辛．中国抑郁障碍防治指南［M］.2 版．北京：中华医学电子音像出版社，2015.

［29］陈林，韩根东．孕产期全面心理健康促进共识——理论与实践［M］.北京：北京大学出版社，2020.

［30］于欣．精神科住院医师培训手册——理念与思路［M］.北京：北京大学出版社，2011.

［31］世界卫生组织．国际疾病分类第十一次修订本（ICD-11）［EB/OL］.［2022-06-19］.http：//icd11.pumch.cn.

［32］司天梅，杨彦春．中国强迫症防治指南［M］.北京：中华医学电子音像出版社，2016.

［33］郝伟．陆林．精神病学［M］.8 版．北京：人民卫生出版社，2018.

［34］郝凤仪，张道龙．分离障碍的核心特征与治疗［J］.四川精神卫生，2018，31（2）：163-165.

［35］陆林．睡眠那些事儿［M］.北京：北京大学医学出版社，2017.

［36］孙伟．失眠疗愈［M］.西安：世界图书出版西安有限公司，2018.

［37］郭延庆．精神障碍护理学［M］.北京：北京大学医学出版社，2009.

［38］中国痴呆与认知障碍指南写作组，中国医师协会神经内科医师分会认知障碍疾病专业委员会．2018 中国痴呆与认知障碍诊治指南（一）：痴呆及其分类诊断标准［J］.中华医学杂志，2018，98（13）：965-970.

［39］纪勇，李延峰．认知障碍患者全程照护与管理［M］.北京：中国协和医科大学出版社，2023.

［40］Dabiri M，Dehghani F，Yang K，et al. Neuroimaging in schizophrenia：A review article［J］.Front Neurosci，2022，16：1042814.

［41］Förster K，Horstmann RH，Dannlowski U，et al. Progressive grey matter alterations in bipolar disorder across the life span - A systematic review［J］.Bipolar Disord，2023，25（6）：443-456.

［42］Luciano M，Di M，Mancuso E，et al. Does the brain matter？Cortical alterations in pediatric bipolar disorder：a critical review of structural and functional magnetic resonance studies ［ J ］. Curr Neuropharmacol，2023；21（6）：1302-1318.

［43］Hammen C. Stress and depression ［ J ］. Annual Review of Clinical Psychology， 2004.1 （1）：293-319.

［44］Jobe-Shields L，Alderfer MA，Barrera M，et al. Parental depression and family environment predict distress in children before stem cell transplantation ［ J ］. J Dev Behav Pediatr，2009. 30（2）：140-6.

［45］Kaufman J，Birmaher B，Brent D，et al. Schedule for affective disorders and schizophrenia for school-age children-present and lifetime version（K-SADS-PL）：initial reliability and validity data ［ J ］. J Am Acad Child Adolesc Psychiatry，1997，36（7）： 980-8.

［46］Wang QW，Hou CL，Wang SB，et al. Frequency and correlates of violence against patients with schizophrenia living in rural China ［ J ］.BMC Psychiatry，2020，20（1）：286.

［47］NICE.Self-harm quality standard ［ EB/OL ］.（2013-06-28）［2022-02-20］. www.nice. org.uk/ guidance/qs34.

［48］WULF RÖSSLER. Psychiatric rehabilitation today：an overview ［ J ］. World Psychiatry， 2006，5（3）：151－157.

［49］Cipriani A，Furukawa T A，Salanti G，et al. Comparative efficacy and acceptability of 12 new-generation antidepressants：a multiple- treatments meta-analysis ［ J ］. Lancet （London，England），2009，373（9665）：746-758.

［50］Haddad P M，Correll C U. The acute efficacy of antipsychotics in schizophrenia：a review of recent meta-analyses ［ J ］. Therapeutic advances in psychopharmacology，2018，8 （11）：303-318.

［51］Leucht S，Cipriani A，Spineli L，et al. Comparative efficacy and tolerability of 15 antipsychotic drugs in schizophrenia：a multiple-treatments meta-analysis ［ J ］. Lancet （London，England），2013，382（9896）：951-962.

［52］Malhi G S，Outhred T. Therapeutic mechanisms of lithium in bipolar Disorder：recent advances and current understanding ［ J ］. CNS drugs，2016，30（10）：931-949.

［53］Salvador-Carulla L，Bertelli M. 'Mental retardation' or ' intellectual disability'：time for a conceptual change ［ J ］. Psychopathology，2008；41（1）：10-6.

［54］Matson JL，Bamburg JW，Mayville EA，et al. Psychopharmacology and mental retardation： a 10 year review （1990-1999）［ J ］.Res Dev Disabil，2000，21（4）：263-96.

［55］Bai D，Yip BHK，Windham GC，et al. Association of genetic and environmental factors with autism in a 5-country cohort ［ J ］. JAMA Psychiatry，2019：76：1035.

［56］Hirota T，King BH. Autism spectrum disorder：A review ［ J ］.JAMA，2023，329（2）： 157-168.

［57］Maenner MJ，Warren Z，et al. Prevalence and characteristics of autism spectrum disorder among children aged 8 years - autism and developmental disabilities monitoring network， 11 Sites，United States ［ J ］. 2020.MMWR Surveill Summ，2023，72（2）：1-14.

［58］Simon, Viktória. Prevalence and correlates of adult attention-deficit hyperactivity disorder: meta-analysis［J］. British Journal of Psychiatry, 2009, 194（3）: 204-211

［59］Posner J, Polanczyk GV, Sonuga-Barke E. Attention-deficit hyperactivity disorder［J］. Lancet, 2020, 8; 395（10222）: 450-462.

［60］Li F, Cui Y, Li Y, et al. Prevalence of mental disorders in school children and adolescents in China: diagnostic data from detailed clinical assessments of 17, 524 individuals［J］. J Child Psychol Psychiatry, 2022, 63（1）: 34-46.

［61］Tripp G, Wickens JR. Neurobiology of ADHD［J］. Neuropharmacology, 2009 Dec, 57（7-8）: 579-89.

［62］Johnson KA, Worbe Y, Foote KD, et al. Tourette syndrome: clinical features, pathophysiology, and treatment［J］. Lancet Neurol, 2023 Feb, 22（2）: 147-158.

［63］Huang Y, Wang Y, Wang H, et al. Prevalence of mental disorders in China: a cross-sectional epidemiological study［J］. Lancet Psychiatry, 2019, 6（3）: 211-224.

［64］GBD 2019 Mental Disorders Collaborators. Global, regional, and national burden of 12 mental disorders in 204 countries and territories, 1990-2019: a systematic analysis for the Global Burden of Disease Study 2019［J］. Lancet Psychiatry, 2022 Feb, 9（2）: 137-150.

［65］Herrman H, Patel V, Kieling C, et al. Time for united action on depression: a Lancet-World Psychiatric Association Commission［J］. Lancet, 2022, 399（10328）: 957-1022.

［66］Penninx BW, Pine DS, Holmes EA, et al. Anxiety disorders［J］. Lancet, 2021, 397（10277）: 914-927.

［67］Schiele MA, Domschke K. Epigenetics at the crossroads between genes, environment and resilience in anxiety disorders［J］. Genes Brain Behav, 2018, 17: 1-15.

［68］Stephen M. Stahl. Stahl's Essential Psychopharmacology: Neuroscientific Basis and Practical Applications［M］. USA: Cambridge University Press, 2021.

［69］Stein DJ, Costa DLC, Lochner C, et al. Obsessive-compulsive disorder［J］. Nat Rev Dis Primers, 2019, 5（1）: 52.

［70］Dimsdale, J.E. Somatic symptom disorder: an important change in DSM［J］. J Psychosom Res, 2013, 75（3）: 223-228.

［71］Cao, J. Prevalence of DSM-5 somatic symptom disorder in Chinese outpatients from general hospital care［J］. Gen Hosp Psychiatry, 2020, 62: 63-71.

［72］Denk F, McMahon SB, Tracey I. Pain vulnerability: a neurobiological perspective［J］. Nat Neurosci, 2014 Feb, 17（2）: 192-200.

［73］Rief W, Broadbent E. Explaining medically unexplained symptoms-models and mechanisms［J］. Clin Psychol Rev, 2007, 27（7）: 821-841.

［74］Sheppes G, Suri G, Gross JJ. Emotion regulation and psychopathology［J］. Annu Rev Clin Psychol, 2015, 11: 379-405.

［75］Li Q, Xiao Y, Li Y, et al. Altered regional brain function in the treatment-naive patients with somatic symptom disorder: a resting-state fMRI study［J］. Brain Behav, 2016, 6

（10）: e00521.

［76］ van Eeden AE, van Hoeken D, Hoek HW. Incidence, prevalence and mortality of anorexia nervosa and bulimia nervosa. Curr Opin Psychiatry, 2021, 34（6）: 515-524.

［77］ Javaras KN, Runfola CD, Thornton LM, et al. Sex- and age-specific incidence of healthcare-register-recorded eating disorders in the complete swedish 1979-2001 birth cohort［J］. Int J Eat Disord, 2015, 48（8）: 1070-81.

［78］ Suokas, JT, et al. Suicide attempts and mortality in eating disorders: a follow-up study of eating disorder patients［J］. Gen Hosp Psychiatry, 2014, 36（3）: 355-357.

［79］ Hoek, HW. Incidence, prevalence and mortality of anorexia nervosa and other eating disorders［J］. Curr Opin Psychiatry, 2006, 19（4）: 389-394.

［80］ Arcelus J. Mortality rates in patients with anorexia nervosa and other eating disorders. A meta-analysis of 36 studies［J］. Arch Gen Psychiatry, 2011, 68（7）: 724-731.

［81］ Duncan L. Significant Locus and Metabolic Genetic Correlations Revealed in Genome-Wide Association Study of Anorexia Nervosa［J］. Am J Psychiatry, 2017, 174（9）: 850-858.

［82］ Watson, HJ. Genome-wide association study identifies eight risk loci and implicates metabo-psychiatric origins for anorexia nervosa. Nat Genet, 2019, 51（8）: 1207-1214.

［83］ Zhu Z, Guo KD, Wu YH, et al. Clinical phenotypes of patients with obstructive sleep apnea-hypopnea syndrome: a cluster analysis［J］. Chin Med J（Engl）, 2021, 134（18）: 2240-2242.

［84］ Perlis ML, Posner D, Riemann D, et al. Insomnia［J］. Lancet, 2022, 400（10357）: 1047-1060.

［85］ Antelmi E, Lippolis M, Biscarini F, et al. REM sleep behavior disorder: Mimics and variants［J］. Sleep Med Rev, 2021, 60: 101515.

［86］ Matar E, McCarter SJ, St Louis EK, et al. Current Concepts and Controversies in the Management of REM Sleep Behavior Disorder［J］. Neurotherapeutics, 2021, 18（1）: 107-123.

［87］ Kalmbach DA, Sen S, Drake CL. Poor sleep is a health crisis for physicians and nurses［J］. Sleep Med, 2020, 67: 256-257.

［88］ Huang Y, Wang Y, Wang H, et al. Prevalence of mental disorders in China: a cross-sectional epidemiological study［J］. Lancet Psychiatry, 2019, 6（3）: 211-224.

［89］ Albert MS, DeKosky ST, Dickson D, et al. The diagnosis of mild cognitive impairment due to Alzheimer's disease: recommendations from the National Institute on Aging-Alzheimer's Association workgroups on diagnostic guidelines for Alzheimer's disease［J］. Alzheimer's Dement, 2011, 7: 270-279.

后 记

经全国高等教育自学考试指导委员会同意，由医药学类专业委员会负责高等教育自学考试《精神障碍护理学》教材的审定工作。

本教材由北京大学司天梅教授担任主编，全书由司天梅教授统稿。

本教材由中山大学陶炯教授担任主审，北京回龙观医院许冬梅教授参审，提出修改意见，谨向他们表示诚挚的谢意。

医药学类专业委员会最后审定通过了本教材。

全国高等教育自学考试指导委员会

医药学类专业委员会

2023 年 12 月